联合国教科文组织
《人类非物质文化遗产代表作名录》

中医针灸传承保护丛书

传承集粹

主编　杨金生　王莹莹

中国中医药出版社
·北京·

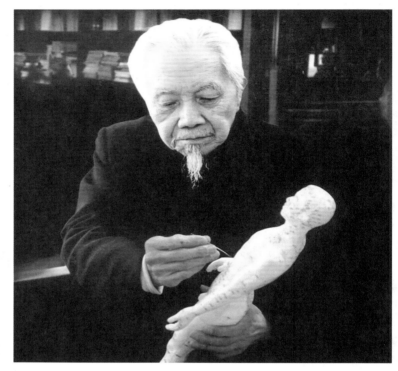

程莘农在经络模型上
示范针刺手法

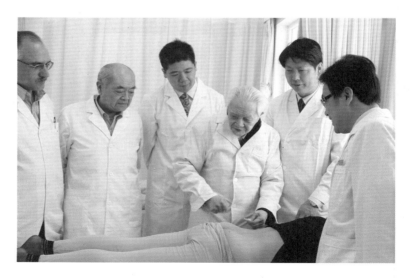

程莘农院士（右三）
示范针刺手法

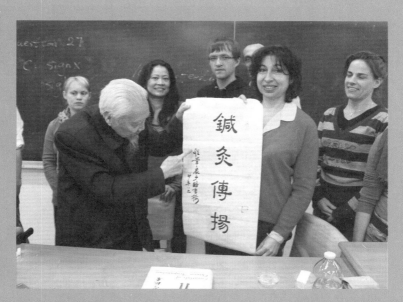

程莘农院士（前排左一）赠送北
京国际针灸培训中心外国学员亲
笔书写的『针灸传扬』书法作品

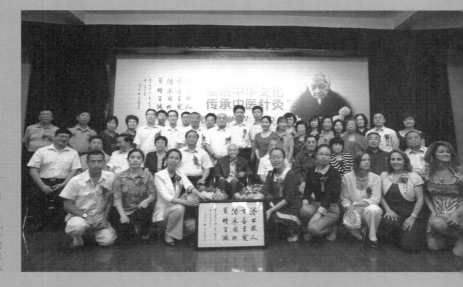

2012年8月26日，『国医大
师程莘农院士学术思想传承
大会』在北京国子监举行

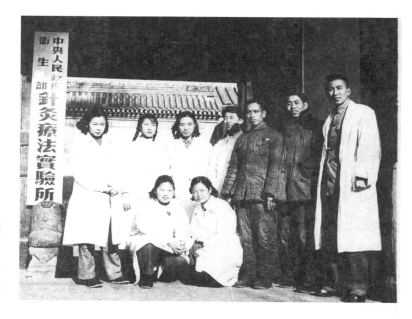

1953 年冬，中央人民政府卫生部针灸疗法实验所部分医疗人员合影

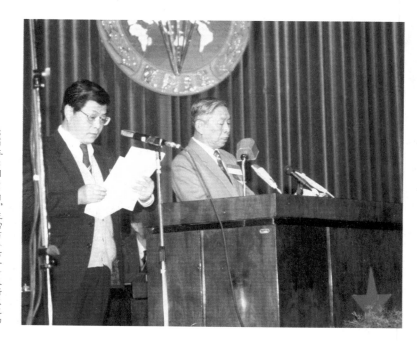

1987 年 11 月 23 日，王雪苔（右一）以新成立的世界针灸学会联合会秘书长的名义，在第一届世界针灸学术大会开幕式上宣告世界针联成立

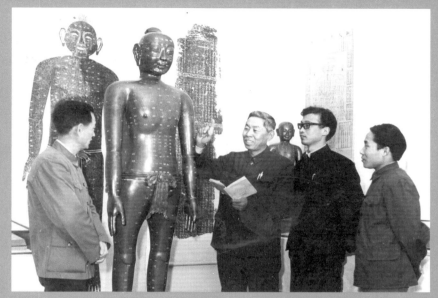

著名针灸学家王雪苔教授（右三）用针灸铜人为研究生授课

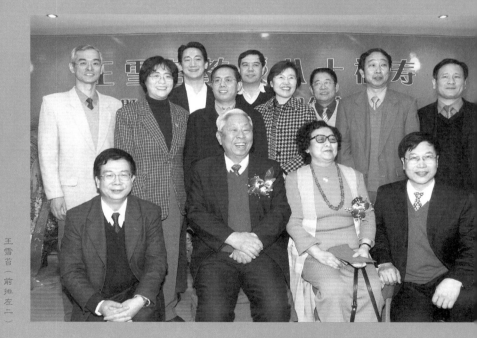

王雪苔（前排左二）与部分学生合影

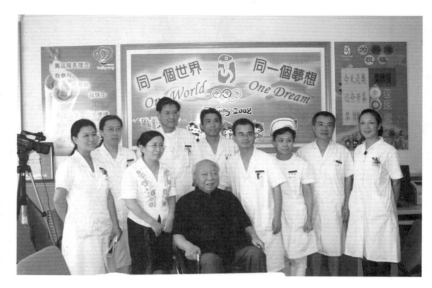

2008 年奥运期间贺普仁教授（前排左三）与科室同事合影

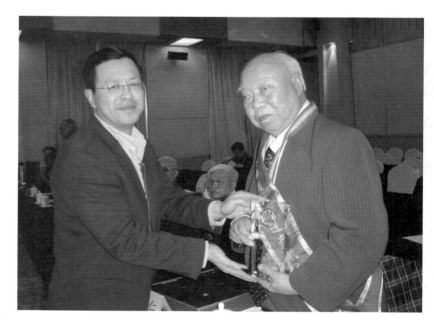

2008 年贺普仁教授（右一）参加国家级非物质文化遗产代表性传承人颁授典礼

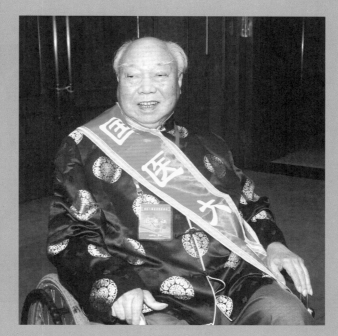

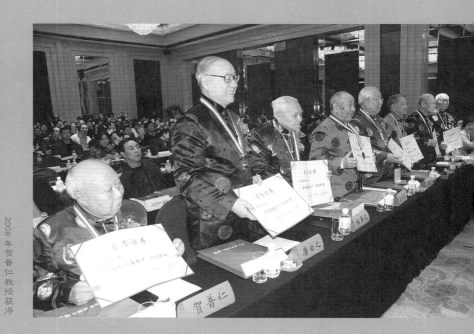

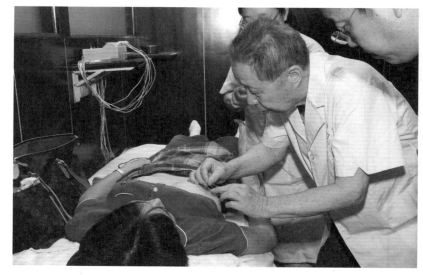

郭诚杰教授为患者诊治

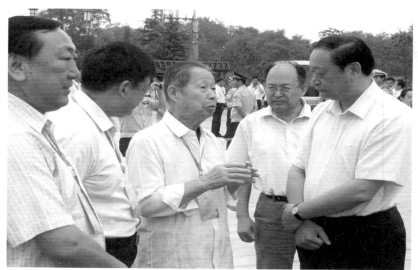

郭诚杰教授（左三）参加中医药全国论坛

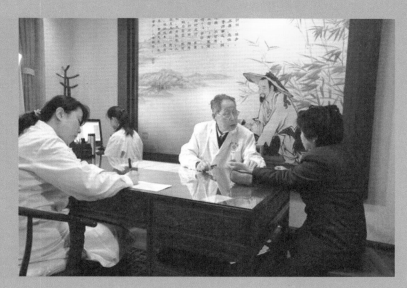

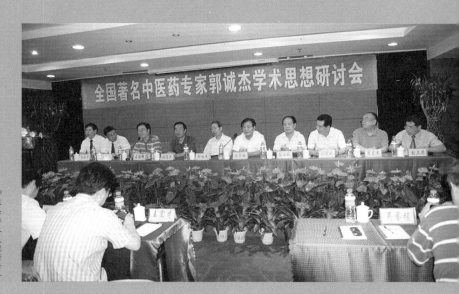

全国著名中医药专家郭诚杰学术思想研讨会

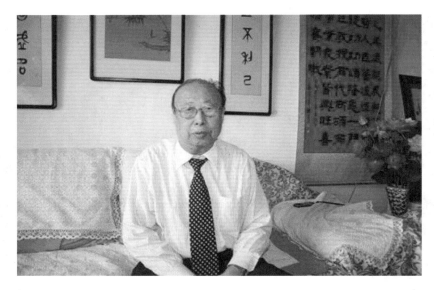

张缙近照

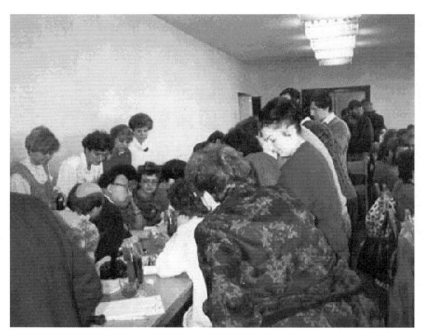

1985 年在匈牙利讲学时，张缙教授（中）为学员演示针刺手法

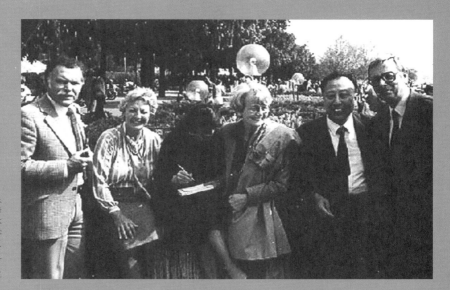

张缙教授（右二）在
瑞士讲学（1985年）
时与医师们合影

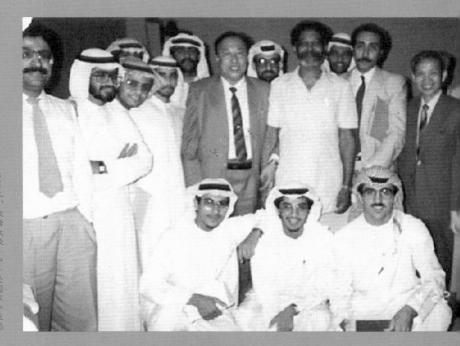

1987年，张缙教授（中）受国家中医药
管理局委托，作为中国中医药代表团团
长，访问阿联酋，与阿联酋医师们合影

针灸传揭

程莘农敬题

国医大师、中国工程院院士
程莘农教授题词

传承集粹

容铁 书

孙序

　　正本清源，源清流自畅；求真务实，实录文必珍！故将中医经典理论原则与临床实践治养典型案例进行梳理、整合、研究以启迪广大执业者，既是中医药学界的历史使命，又是中医药出版界的责任担当。《中医针灸传承保护丛书》的陆续问世，就是中医学者和专业出版者共同执行历史使命、履行责任担当的结晶。

　　中医，是中华民族原创的以阴阳平衡、天人合一的基本理论为指导，以望闻问切"四诊"为主要手段采集临床资料，通过四诊合参，运用辨证论治诊断疾病及其证候，采用天然药物组方或采用非药物疗法，实施预防、治疗、保健的医学行为主体；中医药学，是一门具有人文特性的自然科学，是中华民族医药学行为人在认识自然、认识生命、防治疾病、健身延年与卫生保健活动中原创、应用、传承、发展的医药学体系。而中医针灸，无疑是中医的具有代表性的非药物疗法；针灸学是中医药学的重要组成部分。

　　《针灸大成》曰："夫医乃人之司命，非志士而莫为；针乃理之渊微，须至人之指教。先究其病源，后攻其穴道，随手见功，应针取效。方知玄里之玄，始达妙中之妙。"自《黄帝内经》肇始，数千年来历代针灸医家精诚治学，辨病证、析病因、究病机、明经络、选穴位、探手法、观疗效，不断传承针灸理论，不断丰富针灸技术，针灸著作层出不穷，针灸技术屡有创新。近现代以来，历经中国针灸学者共同探索，将针灸技术更予以规范化、标准化。三百多年来，特别是自 20 世纪 80 年代以来，针灸逐步走出国门，走向世界，走进了人类医疗保健领域，逐渐赢得五洲四海的认同与欢迎，各个国家的人民群众经过临床体验认识到针灸是致力于人类医疗保健的成本低、疗效高、创伤小、副作用少的具有中医优势、中国特色的医疗技术之精华。因之，"针灸"，于 2006 年由国务院公布为我国第一批《国家级非物质文化遗产名录》；"中医针灸"于 2010 年入选联合国教科文组织《人类非物质文化遗产代表作名录》。

如何使之"方知玄里之玄，始达妙中之妙"？这就需要沉潜于中医针灸典籍大海中深入探讨，秉持尊重历史、尊重文化、尊重原创的原则，认真厘清思想、厘清方法、厘清经验。为此，杨金生、王莹莹两位专家矢志不渝、克难前行，围绕《人类非物质文化遗产代表作名录》"中医针灸"项目的传承与保护，从中医针灸的历史渊源和基本内容、代表性传承人学术思想和临床经验、中医药文化与养生保健、经络腧穴的传统文化内涵和具体应用以及中医针灸的代表性流派和传承等方面，阐述"中医针灸"的理论体系、丰富多彩的治疗技法、异彩纷呈的各家流派和深厚的文化内涵，主持编写了《中医针灸传承保护丛书》，溯源头、明原理、究方法、谈养生、论治疗、辑经验、述流派，形成《中医针灸》《传承集粹》《文化养生》《经穴内涵》《代表流派》等系列著作，由中国中医药出版社出版发行，实乃值得广大中医工作者和中医爱好者研读与珍藏之针灸著作之精品。尤其杨金生教授，有志于中医针灸的传承与保护工作，自 2005 年以来，一直负责和参与针灸的申遗和保护工作，承担了文化部、国家中医药管理局等多项非遗研究课题，开展传承和保护工作，对非物质文化遗产的传承和保护有着较深的理解和经验，担任中国中医科学院针灸研究所副所长，兼任中国针灸学会秘书长、世界针灸学会联合会司库以来，在全世界范围内，每年组织中医针灸申遗纪念和世界针灸周系列宣传活动，如"相约北京——中医针灸展""首届皇甫谧故里拜祖大典""中医针灸澳洲展"等，对中医针灸的宣传普及，凝聚行业共识，提高民众的认知度，做出了卓有成效的工作。

习近平总书记明确指出："中医药学是中国古代科学的瑰宝，也是打开中华文明宝库的钥匙，要切实把中医药这一祖先留给我们的宝贵财富继承好、发展好、利用好，在建设健康中国、实现中国梦的伟大征程中谱写新的篇章。"国务院发布了《中医药发展战略规划纲要 (2016—2030 年)》，这就标志着发展中医药事业纳入了国家战略，标志着发展中医药事业步入了快车道，让我们中医人团结奋进，保护人类非物质文化遗产，继承好、发展好、利用好，发挥中医药的特色优势，在实现中华民族伟大复兴的"中国梦"的征程中，贡献中医人的智慧和力量！

是，为之序。

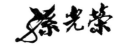

2016 年 12 月 19 日于北京

孙光荣，第二届国医大师，北京中医药大学中医药文化研究院院长，中医药现代远程教育创始人之一。现任中央保健专家组成员、国家中医药管理局改革与发展专家委员会委员、全国中医药文化建设与科普专家委员会委员、中医药继续教育委员会委员，中华中医药学会常务理事、学术委员会副主任委员等。

王序

联合国教科文组织设立《人类非物质文化遗产代表作名录》，其目的就是要确保非物质文化遗产在全世界的重要地位，保护文化的多样性。所谓"人类非物质文化遗产"是指历史悠久、具有独特的文化价值和民族价值的文化遗产，它是一种荣誉性的称号，能够把某一个国家或地区的文化上升为全人类的文化遗产，彰显遗产持有者的国际地位，是国家在政治、经济、军事以外寻求大国地位的一种诉求方式。保护非物质文化遗产是国家文化发展战略的重要内容，也是实施国家文化战略的重要途径和方式。

2006年5月20日，国务院公布了我国第一批《国家级非物质文化遗产名录》，包括民间文学、民间音乐、民间舞蹈、传统戏剧、曲艺、杂技与竞技、民间美术、传统手工技艺、传统医药、民俗10个门类，共518个项目。其中传统医药作为第9大类进入国家名录，包括"中医生命与疾病认知方法""中医诊法""中药炮制技术""中医传统制剂方法""针灸""中医正骨疗法""同仁堂中医药文化""胡庆余堂中药文化""藏医药"共9个项目。这不仅是我国文化事业的一件大事，凸显我国非物质文化遗产保护工作的里程碑意义，更是我国中医药事业的一件大事，昭示中医学是具有自然科学和人文科学双重属性的传统医学。

　　文化，主要是文字、语言和风俗、教化。千百年来，中医药文化同儒家文化、道家文化和佛教文化一起，共同构成中华民族传统文化的主体。中医药承载并丰富了中华文化，是非物质文化遗产的典型代表。针灸是中医药的重要组成部分，也是中医药走向世界的先导。中医针灸是在中国起源、形成、发展起来的一个具有悠久历史，带有鲜明中国文化特质并代代相传的传统医学知识体系，闪烁着中华民族关于人、自然界和宇宙关系的认知实践的智慧光芒，有着深厚的传统文化底蕴，是中华文化的重要组成部分，是人类非物质文化遗产中不可或缺的一部分。

　　按照联合国教科文组织的《保护非物质文化遗产公约》中的表述，非物质文化遗产分为：口头传说和表述，表演艺术，社会风俗、礼仪、节庆，传统的手工艺技能，有关自然界和宇宙的知识及实践5大类。2010年11月16日，由中国申报的"中医针灸"项目正式通过联合国教科文组织保护非物质文化遗产政府间委员会审议，被列入《人类非物质文化遗产代表作名录》，"中医针灸"属于"有关自然界和宇宙的知识及实践"领域。

中医针灸以天人合一的整体观为基础，以经络腧穴理论为指导，运用针具与艾叶等主要工具和材料，通过刺入或熏灼身体特定部位，以调节人体平衡状态而达到保健和治疗的目的，为中华民族的健康繁衍发挥了巨大的作用，凝聚着中华民族的智慧和创造力，是人类有关自然界和宇宙的知识及实践总结，目前不仅在中国广泛应用，并流传于世界许多国家和地区，已成为我国具有世界影响的文化标志之一。但随着现代科学技术方法的引入，针灸传统技法却越来越少地被现代针灸医生所运用，各种散落在民间的家传针刺技法、绝技也大多后继乏人，逐渐濒临失传、绝迹的危险……中医针灸成功申遗，是对中国传统医学的认可，有利于促进"中医针灸"的传承、保护和发展，提高国际社会对中华民族优秀传统文化的关注和认识，增进中国传统文化与世界其他文化间的对话与交流，保护文化多样性。

针灸入选国家级"非物质文化遗产名录"近10年了，国家中医药管理局在有关部门的大力支持下，进一步落实《国务院关于扶持和促进中医药事业发展的若干意见》中对中医非物质文化遗产保护工作提出的规划，"做好中医药非物质文化遗产保护传承工作，加大对列入国家级非物质文化遗产名录项目的保护力度，为国家级非物质文化遗产中医药项目代表性传承人创造良好传习条件"。2007年以来，国家中医药管理局把文化与中医医疗、保健、教育、科研、产业共同列入中医药"六位一体"全面发展的战略规划中，大力推动中医药文化建设，不断发展中医药文化产业。发掘了博物馆、文化节等一大批中医药文化资源，创作了科学准确、通俗易懂、贴近生活的中医药文化科普著作，打造了数字出版、移动多媒体、动漫等新兴文化影视作品，并依据《中国公民中医养生保健素养》开展健康教育，将中医药知识纳入基础教育，同时借助海外中国文化中心、中医孔子学院和侨团组织等平台，推动中医药文化国际传播，尤其是发布了首批64家全国中医药学术流派传承工作室建设单位，旨在发掘整理的基础上，培育一批特色优势明显、学术影响较大、临床疗效显著、传承梯队完备、辐射功能较强、资源横向整合的中医学术流派传承群体，进一步展现中医药学术流派传承工作的影响力和重要性。在总体掌握现代条件下中医药文化传承规律的基础上，遵循正确的保护理念和保护原则，使中医药传承整理和保护传扬工作取得了长足的进步，充分发挥非物质文化遗产在实现我国文化发展战略中的重要作用。

中医药是中华民族的传统医药，强调整体把握健康状态，注重个体化，突出治未病，临床疗效确切，治疗方式灵活，养生保健作用突出，是我国独特的卫生资源、潜力巨大的经济资源、具有原创优势的科技资源、优秀的文化资源和生态资源，在经济社会发展的全局中有着重要的意义。中国针灸学会和中国中医科学院针灸研究所作为"中医针灸"非物质文化遗产的保护单位，近几年做了大量工作，不仅通过组织"相约北京——中医针灸展""祭拜针灸鼻祖皇甫谧""中医药文化和养生保健展览"等大型海内外文化科普宣传活动，提高中医针灸的认知度；同时积极开展针灸代表性传承人的流派渊源梳理、学术思想凝练、临床经验总结、医德医风弘扬等传承工作，保护针灸流派的多样性，并取得了可喜的成就。

非物质文化遗产代表性传承人的主要工作首先是传承，传承是为了更好地创新。传承是非物质文化遗产保护的核心和宗旨，中医药非物质文化遗产是一种富含生命气息的活态文化，其传承和保护必须随着新的历史条件和新的社会语境的出现，不断创新和发展。对程莘农、王雪苔、贺普仁、郭诚杰、张缙等5位针灸代表性传承人的学术思想和临床经验进行系统总结和创新，不仅是中医针灸传承和保护的需要，也是指导针灸医疗实践和引领中医药走向世界的需要。

杨金生、王莹莹两位博士，有志于中医针灸的传承与保护工作，自2005年以来一直负责和参与针灸的申遗和保护项目，对非物质文化遗产的传承和保护有着较深的理解和经验。他们领衔编著的《中医针灸传承保护丛书》，不仅用通俗的语言诠释中医针灸的文化内涵和科学价值，全面反映中医针灸非物质文化遗产传承保护工作的全貌；同时客观总结和提炼了中医针灸代表性传承人的学术思想、学术成果、临床经验、教书育人和医德医风等，这也是对联合国教科文组织承诺的工作内容之一，对于"中医针灸"项目的传承保护具有重大意义。该丛书内容集学术性、知识性与实用性于一体，是迄今国内第一套完整系统地介绍中医针灸代表性传承人学术思想和临证经验的典籍。在是书即将付梓之时，愿略数语以为序，祝愿他们在非物质文化遗产中医针灸的传承和保护上，取得更优异的成绩、做出更突出的贡献。

国家卫生和计划生育委员会副主任
国家中医药管理局局长
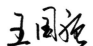
2015 年 5 月 6 日

刘序

中医药承载并丰富了中华文化，是非物质文化遗产的典型代表，针灸是中医药的重要组成部分，也是中医药走向世界的先导。中医针灸是在中国起源、形成、发展起来的，具有悠久历史，是中华民族关于人、自然界和宇宙关系的认知智慧和实践，有着深厚的传统文化底蕴，是中华文化的重要组成部分，是人类非物质文化遗产中不可或缺的一部分。

联合国教科文组织设立《人类非物质文化遗产代表作名录》，其目的就是要确保非物质文化遗产在全世界的重要地位，保护文化的多样性。我国于 2004 年加入《保护非物质文化遗产公约》，2006 年 5 月 20 日，国务院公布了我国第一批《国家级非物质文化遗产名录》，传统医药作为第 9 大类进入国家名录，包括"中医生命与疾病认知方法""中医诊法""中药炮制技术""中医传统制剂方法""针灸""中医正骨疗法""同仁堂中医药文化""胡庆余堂中药文化""藏医药"共 9 个项目，这不仅是我国文化事业的一件大事，凸显我国非物质文化遗产保护工作的里程碑意义，更是我国中医药事业的一件大事，这也说明中医学是具有自然科学和人文科学双重属性结合的传统医学。2010 年 11 月 16 日，由中国针灸学会、中国中医科学院针灸研究所组织，代表我国申报的"中医针灸"项目正式通过联合国教科文组织保护非物质文化遗产政府间委员会审议，入选《人类非物质文化遗产代表作名录》。

中医针灸申遗成功是对中国古代传统医学的肯定，更是对中医针灸工作者的鞭策。目前，我国中医药发展迅速，尤其是针灸临床服务量逐年增长，研究质量也不断提高，针灸标准化研究成果显著，这些都对针灸现代化与国际化起到了重要作用。2014年世界针灸学会联合会调研结果显示："183个国家和地区有针灸应用，20多个国家有相关立法，59个国家和地区承认针灸合法地位。"这些数据说明中医针灸已经走向了国际，已经成为"世界针灸"，针灸是中医开启世界之门的敲门砖，可以成为中医药走向世界的助推器，以针带医、以针带药、以针带服务，推动中医药走出去，以中医针灸带动中华文化走向世界。

可以看出，中医针灸是鲜活的，是一个活态的非物质文化遗产，对它最好的保护就是在实践中发挥它的最大作用。随着2015年屠呦呦荣获诺贝尔生理学或医学奖，中医药在世界掀起新的热潮，推动中医药走向世界得到中国政府重视，我们倍受鼓舞。同时，我们也清醒地看到针灸发展面临严重的挑战，在中国国内，针灸服务模式不能满足临床的需求，一些针灸理论脱离临床实际，临床研究缺乏客观评价，基础研究成果未能转化，人才结构欠合理；在国际上，针灸发展面临着对传统针灸理论的挑战，发展的异化和去中国化，以及针灸立法的双刃剑，甚至国外学者对针刺疗法的起源、机制、效果提出异议等。如何发挥中医针灸的作用？我们行业人要创新发展针灸的理论体系、改变以疗法分科的服务模式、开展大样本临床验证性研究、加强针灸技师的培养，通过构建新的以穴位刺激为核心的体表医学体系，推动针灸未来进入家庭、进入社区，不仅在国内的健康服务业，也在国外的健康管理、研发产业中发挥重要作用和影响,使中医针灸在中医药医疗、保健、教育、科研、产业、文化和对外合作与交流这七个方面"七位一体"全面发展中发挥更大的作用。

随着我国政府文化遗产保护工作的加强,中国针灸学会作为国家级非物质文化遗产"针灸"项目和世界非物质文化遗产"中医针灸"项目的传承保护单位,在中医针灸的非物质文化遗产保护工作方面做了大量工作,并取得了可观的成就。如每年组织开展全国大学生针灸操作技能大赛、全国中青年针灸推拿学术研讨会、中医针灸临床特色疗法交流,以增强中青年人才的培养,增加中医针灸的代际传承能力;举办"国际针灸学术研讨会"、中国针灸学会学术年会等,加强中医针灸的学术交流;并开展了针灸鼻祖皇甫谧的祭拜与认同,以提升认知,凝聚行业共识。此外,每年还开展中医针灸申遗成功和"世界针灸周"的各种宣传纪念活动,如"中医药文化与养生保健巴黎展""中医针灸澳洲展""相约北京——中医针灸展"等,提高了针灸的国内外知名度。世界针灸学会联合会作为与世界卫生组织建立正式工作关系的非政府性针灸团体的国际联合组织,对于促进中医针灸学科发展,提升中医药在海外的接受度和影响力也具有重要的作用,如开展了"'一带一路'针灸风采行"、建设中医针灸专科和传承基地等活动,有力地宣传和促进了中医针灸的国际交流。

杨金生、王莹莹二位博士,有志于中医针灸的传承与保护工作,自 2005 年以来一直负责和参与针灸的申遗和保护项目,对非物质文化遗产的传承和保护有着较深的理解和经验,在文化部、国家中医药管理局、世界针灸学会联合会、中国针灸学会、中国中医科学院针灸研究所等多家单位的支持和课题资助下，他们组织编写了《中医针灸传承保护丛书》，包括：《中医针灸》《传承集粹》《文化养生》《经穴内涵》和《代表流派》。这不仅有助于提升中医针灸的认知度，也是我们对联合国教科文组织承诺的工作内容之一，对于"中医针灸"项目的传承保护具有重大意义。《中医针灸传承保护丛书》阐述历史悠久的中华文化和中医药传承记忆、独具特色的中医药文化和中医药认知智慧、科学实用中医药养生理念和保健常用技术，以及常见病自我养生调理的方法，是一套集文化性、知识性与实用性于一体的全面介绍中医药文化的书籍。在是书即将付梓之时，愿略数语以为序，勉励他们在非物质文化遗产中医针灸的传承和保护上，取得更加辉煌的成绩。

世界针灸学会联合会主席
中国针灸学会会长
中国中医科学院首席科学家
2017 年 2 月 18 日

前言

　　中华文化源远流长，中华医药博大精深。中国作为世界文明古国之一，在人类发展的漫漫历史长河中，形成和积淀了独具特色的中国传统文化。中医药文化是关于人与自然及生命与健康、疾病的独特认知智慧与结晶，是人类灿烂文明的重要组成部分，为人类的生存繁衍做出了重大贡献。中医药不仅是我国独特的医疗卫生资源、潜力巨大的经济资源、具有原创优势的科技资源，而且是重要的生态资源和优秀的文化资源。中医药以其独特的民族性、地域性、传承性、包容性和认同感在世界文化中独树一帜，成为中华文化走向世界的名片和向导。

　　联合国教科文组织设立《人类非物质文化遗产代表作名录》，其目的就是要确保文化特性、激发创造力和保护文化多样性，确保不同文化相互包容、相互尊重和协调发展，确保非物质文化遗产在国际社会的重要地位。所谓"人类非物质文化遗产"是指历史悠久、具有独特的文化价值和民族价值的文化遗产，它是一种荣誉性的称号，能够把某一个国家或地区的文化上升为全人类的文化遗产，彰显遗产持有者的国际地位，是国家在政治、经济、军事以外寻求大国地位的一种诉求方式。申报《人类非物质文化遗产代表作名录》不仅能被世界瞩目，还能被更好地保护传承。

　　中医药文化就是中华民族千百年来的医药保健的具体实践，是人们的情感认同和行为习惯的智慧结晶，它同儒家文化、道家文化和佛教文化一起，共同构成中华民族传统文化的主体。文化不简单是文字、语言和风俗、教化，更是一个国家和民族的灵魂。保护非物质文化遗产，是国家文化发展战略的重要内容，也是实施国家文化战略的重要途径和实施方式。2006 年 5 月 20 日，国务院公布了我国第一批《国家级非物质文化遗产名录》，包括民间文学、民间音乐、民间舞蹈、传统戏剧、曲艺、杂技与竞技、民间美术、传统手工技艺、传统医药、民俗 10 个门类，共 518 个项目。其中传统医药作为第九大类进入国家名录，包括"中医生命与疾病认知方法""中医诊法""中药炮制技术""中医传统制剂方法""针灸""中医正骨疗法""同仁堂中医药文化""胡庆余堂中药文化""藏医药"共 9 个项目，这不仅是我国文化事业的一件大事，凸显我国非物质文化遗产保护工作的里程碑意义，更是我国中医药事业的一件大事，昭示中医学是具有自然科学和人文科学双重属性的传统医学。由中国针灸学会和中国中医科学院针灸研究所联合申报的针灸项目成功入选。为有效保护和传承国家非物质文化遗产，鼓励和支持项目代表性传承人开展传承教习活动，针灸项目评选出了 2 位代表性传承人，分别为王雪苔和贺普仁，列入第一批国家级非物质文化遗产项目代表性传承人名单。

按照联合国教科文组织的《保护非物质文化遗产公约》中的表述，非物质文化遗产分为口头传说和表述，表演艺术，社会风俗、礼仪、节庆，传统的手工艺技能，有关自然界和宇宙的知识及实践 5 大类。2010 年 11 月 16 日，由中国申报的"中医针灸"项目正式通过联合国教科文组织保护非物质文化遗产政府间委员会审议，被列入《人类非物质文化遗产代表作名录》，"中医针灸"属于"有关自然界和宇宙的知识及实践"领域。按照《保护非物质文化遗产公约》和《申报指南》的要求，中国推荐了程莘农、贺普仁、郭诚杰、张缙 4 位为传承人代表。中医药承载并丰富了中华文化，是非物质文化遗产的典型代表，针灸是中医药的重要组成部分。中医针灸是在中国起源、形成、发展起来的一个具有悠久历史，带有鲜明中国文化特质并代代相传的传统医学知识体系，闪烁着中华民族关于人、自然界和宇宙关系的认知实践的智慧光芒，有着深厚的传统文化底蕴，是中华文化的重要组成部分，是人类非物质文化遗产中不可或缺的一部分。

传承是根，创新是魂，传承是非物质文化遗产保护的基本特点，而传承人是非物质文化遗产保护与传承的重要组成部分，是非物质文化遗产保护的核心载体。传承人担负着非物质文化遗产的保护与传播的权利与义务，在非物质文化遗产传承保护中充分发挥这一群体的作用至关重要。传承也是中医学术发展的规律，创新是维系中医学术发展的生命力。"中医针灸"的代表性传承人，或为国医大师、国医名师，或为国家级著名中医药专家，是将中医理论与当今临床实践相结合的典范，是中医学术和临床发展较高水平的代表。对传承人的学术思想和临证经验进行传承，不仅有助于推动中医针灸科学的思维、方法和工具的创新，也是中医药人才培养的重要途径。

中国针灸学会和中国中医科学院针灸研究所作为国家级非物质文化遗产"针灸"项目和人类非物质文化遗产"中医针灸"项目的传承保护单位，积极开展中医针灸传承保护工作，因此组织参加针灸申遗工作的专家团队和代表性传承人的学术继承人团队，联合编写了《中医针灸传承保护丛书》，包括《中医针灸》《传承集粹》《文化养生》《经穴内涵》《代表流派》等系列著作，以期推进对中医针灸非物质文化遗产的传承与保护。

为保持丛书的完整性，全面诠释中医针灸的文化内涵和学术特色，各分册将从不同角度进行描述，内容上各册之间略有交叉，以便读者全面理解和把握。

《中医针灸》主要介绍了中医针灸的历史渊源、传承发展、基本理论、器具模型、技术方法以及申遗和保护等内容，全面展示中医针灸的发展概况和基本内容。

《传承集粹》主要介绍了代表性传承人的学术思想、学术成果、临床经验、教书育人和医德医风等，全面展示中医针灸传承人的医源、医理、医术、医德和医脉。

《文化养生》主要介绍了历史悠久的中华文化、独具特色的中医药文化、常用养生保健技术和方法，全面展示"天人合一"的中医药认知智慧和养生理念。

《经穴内涵》主要介绍了经络穴位的起源演变、命名定位、功能作用以及经络挂图、针灸铜人、经穴歌诀等，全面展示经络穴位的文化内涵和传承印迹。

《代表流派》主要介绍了世界、国家、省级非物质文化遗产项目的代表性传承人以及国家级针灸学术流派和指导老师，全面展示针灸学术流派的认同感和归属感。

本书由文化和旅游部非物质文化遗产保护专项"中医针灸"项目和国家中医药管理局"中医药非物质文化遗产标准"课题资助。本书在编写过程中，得到了文化和旅游部、国家中医药管理局、中国针灸学会、中国中医科学院针灸研究所和世界针灸学会联合会等单位的领导和专家的指导，在此对他们付出的辛苦劳动表示衷心的感谢。

仅以此书纪念"中医针灸"入选联合国教科文组织《人类非物质文化遗产代表作名录》！献给热爱健康、热爱中医针灸、热爱中华文化的人们！

《中医针灸传承保护丛书》编委会

2019 年 10 月于北京

目 录

第一章

概　述

传承是非物质文化遗产保护的基本特点，而传承人是非物质文化遗产保护与传承的重要组成部分，是非物质文化遗产保护的核心载体。传承人担负着非物质文化遗产的保护与传播的权利与义务，在非物质文化遗产传承保护中充分发挥这一群体的作用至关重要。

一、中医针灸代表性传承人

2006 年 5 月 25 日，中国公布了首批国家级非物质文化遗产名录 518 个，其中包含 9 个中国传统医药项目，由中国中医科学院针灸研究所和中国针灸学会联合申报的针灸项目列为其中之一。为有效保护和传承国家非物质文化遗产，鼓励和支持项目代表性传承人开展传承教习活动，针灸项目评选出了两位代表性传承人，分别为王雪苔和贺普仁，列入第一批国家级非物质文化遗产项目代表性传承人名单。

2010 年 11 月 16 日，由中国申报的"中医针灸"项目正式通过联合国教科文组织保护非物质文化遗产政府间委员会审议，被列入《人类非物质文化遗产代表作名录》。按照《保护非物质文化遗产公约》和《申报指南》的申报要求，中国推荐了程莘农、贺普仁、郭诚杰、张缙 4 位为传承人代表。

传承也是中医学术发展的规律，创新是维系中医学术发展的生命力。"中医针灸"的代表性传承人，或为国医大师、国医名师，或为国家级著名中医药专家，是将中医理论与当今临床实践相结合的典范，是中医学术和临床发展较高水平的代表。对传承人的学术思想和临证经验进行传承，不仅有助于推动中医针灸科学的思维、方法和工具的创新，也是中医药人才培养的重要途径。

二、著名中医药专家学术思想传承的要点

1. 把握学与术和传与承的辩证统一

著名中医药专家学术思想的传承如同非物质文化遗产保护一样，"传承"是核心，是灵魂。传承既是一个重要的理论问题，又是一个与现实紧密相关的实践问题。正确理解传承语义及内

涵，对于著名中医药专家学术思想总结研究及传承保护有重要的理论与实践意义。深刻认识、理解传承，深入研究传承，是做好著名中医药专家学术思想这项非物质文化遗产保护工作的关键所在。

（1）学与术的含义

"学术"是当今使用率颇高的、吾辈为之而奋取的、也常借此来相互吹捧或自我标榜的词汇。然而，究竟何谓"学术"？它不是一个单纯的词语，而是一个并列词语，是科学和技术的简称。亦可以简言之，"学术者，学＋术也"。梁启超先生1911年在《学与术》一文中写道："学也者，观察事物而发明其真理者也；术也者，取所发明之真理而致诸用者也。例如以石投水则沉，投以木则浮。观察此事实以证明水之有浮力，此物理也。应用此真理以驾驶船舶，则航海术也。研究人体之组织，辨别各器官之机能，此生理学也。应用此真理以疗治疾病，则医术也。学与术之区分及其相关系，凡百皆准此。"可以这样理解，"学"是揭示事物的真理和规律，而"术"则是这种理性认识的具体应用。即"学者术之体，术者学之用"。

严复在《原富》一书的按语中写道："盖学与术异，学者考自然之理，立必然之例。术者据已知之理，求可成之功。学主知，术主行。"可见"学术"作为一个联称词，正如"学问"一词一样，有其特定内涵。就像"道""学""术"诸字展转假借皆可互注一样，"学术"一词是不能截然分开的。

以上可以看出，学与术连用，学的内涵在于能够提示出研究对象的因果联系，形成在累积知识基础上的理性认知，在学理上有所发明；术则是这种理性认知的具体运用。"学术"一词包涵了理论与技术的辩证统一，两者既有相对独立的发展脉络，又在结合与交融中相互促进、不断进步。今天我们总结著名中医药专家的学术思想，其学与术不可混淆，更不可分离，这对于兼有人文学科特色和社会实践性质的中医药学而言，尤为重要。中医药学作为一种医学科学，不能单靠人文学科所普遍采用的文本分析的方式，而应该更注重社会实践和技术动态，从更深层次上把握学术与传承之间的关系。我认为：所谓著名中医药专家的学术思想，就是他们的学问和贡献，是知识的探索、学问的追求、智慧的洞观和技术的践行，以及体现在这些研究中的思想方法论的有机统一。说得简明些，学术就是知识、学问、智慧、技术和方法论的统一。

（2）传与承的含义

传，《说文解字·人部》："遽也。"段玉裁注云："按传者如今之释马，释必有舍，故曰传舍。又文书亦谓之传。引申传速之义，皆凡辗转引申之称皆曰传，而传注、流传皆是也。"承，《说文解字·手部》："奉也，受也。"段注云："受者，相付也。凡言承受、承顺、承继，皆奉之训也。"

传承，《现代汉语词典》解释为：传授与继承。传授：把学问、技艺教给别人。继承：泛指把前人的作风、文化、知识等接受过来。可见"传承"一词包含着"授"与"受"两个方面，是一个连续的过程。传承与传播不尽相同，传承更多强调的是一种纵向延续，传播则侧重于横向扩展；传播似乎带有外加的影响，显示出一种"强势文化"的不对等力量，传承则主要出自内心的接受，体现了一种"薪火相传"的息息生机。

古代医学的传承，也同"经学"的传承一样，是师徒相授的，经书要有经师来传授，医经也是由老师来讲解传授，一代传一代，学者们传训话而已。传承虽然可以通过"口传心授""言传身教"等方式来进行，但更主要的还是通过文字、书本来获得更广泛、更久远的传承。

程莘农学术思想传承研究不仅要通过直面访谈和临床示范来"口传心授"和"言传身教"，更要借助程莘农及所指导过的学生的论文、论著文本中所承载的基本元素来整理研究，文本挖掘和整理是传承学术思想的又一方式与手段。

（3）学术因"承"而"传"才具有继承性

现代信息学认为：信息在传递过程中会不断衰减而失真，为实现长程通讯，须设立一定数量的中转站，使衰减的信息得到增强。文化的传承和传播也表现出这样的规律，作为中华民族传统文化主流的儒家思想，之所以能够历千年而不堕，正是因为孔子的学说不断地为后世所继承并发扬光大，孔子有七十子及其后学，此后各朝各代都有斯人，传孔门之学，故使儒学之影响至今不绝。

中医学能够传承至今，同样离不开历代医家的继承。《内经》原本早已不存，依托唐代王冰、杨上善的注本和林亿、史裕的校本才得以传世；张仲景的《伤寒杂病论》，倘若没有王叔和的整理编次，没有宋臣的校正，没有金代成无己的注释，没有明代赵开美的复刊，恐怕也已湮没无传。

中国人有一句俗语："一日为师，终身为父。"尊师重教是中华民族的传统美德，更是一种绵延了几千年的淳美风俗，尊师风俗是在一定社区、群体之间认同的教育行为，并通过以人为载体来传播、传承。这种风俗不仅能建立对族亲关系的认同感，又能规范人们的思想和行为，以达到对学术有一个公认的把握模式和尺度。在中医学发展的历史长河里，师徒传递承载着文明火种的延续，流派纷呈的学术创新，充分体现着师徒共同开拓进取的足迹。扁鹊脉学，《素》《难》理论，仲景经典，金元学派，温病争鸣，都有学术传承。师傅开创，徒弟继承，不断创新，融会各家，自成流派，生机盎然，绵延至今。

2. 学术见解在理论层面的原创性

中医学是中华民族文化的瑰宝，是一门兼备人文与自然科学双重属性的医学，是中华民族对生命及其与自然关系认知的智慧结晶。对不同时代著名中医药专家的学术见解进行总结，在很大程度上取决于继承人的中医理论和临床水平。如西汉名医淳于意就是在得到公乘阳庆所传授的一批医学经典并"受读解验之"后，医学造诣和临证水平才得以大幅度提高的，可见学术见解在理论层面的原创性是中医学术传承中的核心。

中医药学理论体系，首先表现为对中国传统文化成果的吸纳和贯彻。《素问·上古天真论》明确提出"法于阴阳，和于术数"。中医学的内容在《汉书·艺文志》的分类中属于"方技"，而方技与数术在古代常常相提并论，合称为"方术"，这两类知识也往往是相互渗透、彼此交叉的。中医学理论构建中融汇了佛、儒、道等历代诸子百家学说，吸取了古代气、阴阳、五行、形神、天人关系等重要的哲学概念，把哲学理论与医学理论有机联系，经过数千年的发展，形成了一门以天人合一整体概念、阴阳五行动态平衡、经络腧穴藏象学说和三因制宜辨证论治为特点的理论体系，并有丰富诊疗和养生方法的传统医学，将其作为统摄经验知识的骨干和框架，从而使中医学的理论体系具备了某种形式上的系统完整性和原创性。

中医药学作为我国独有的医学科学，具有丰富的原创思维。数千年来，历代医家通过不断深入观察与反复临床实践，采用与其他医学不同的视角和思维方式，全面总结对人的健康与疾病的认识，形成了系统的理论与技术方法，建立了独特的医学体系。中医药学原创思维的主要内涵是：以整体观念为核心，注重科学与人文的融合，强调天人合一、形神统一，从整体联系的角度、功能的角度和运动变化的角度，把握人的健康与疾病的规律，它体现了中华民族文化的底蕴和思维，在这一思维模式指导下，中医药在长期的临床实践中不断丰富和发展，形成了鲜明的特点。

今天，我们开展著名中医药专家的学术思想研究，就是要研究这些著名中医药专家在自己的医疗实践发展过程中，是否在不断吸收和融合本时期先进的技术与人文思想，是否在不断创新发展中医药理论体系，是否在临床上用新理论指导医疗技术方法的发明和应用。学术见解在理论层面的原创性不仅仅是对中医药学理论体系的继承，更重要的是对中医药学理论体系注入与时俱进的科学思想，只有这样，著名中医药专家的学术思想研究才能真正成为沟通传统与现实的一座桥梁。

因此，在著名中医药专家的学术思想研究工作中，要遵循中医药自身发展的规律，坚守其本质精神，传承其学术精华，加强中国文化研究和教育，主动吸收、融合现代科学技术和方法（包括现代西医学），保持学术见解在理论层面的原创性，是发扬中医药特色和优势的根本，是培养高素质中医药临床、科研人才，提高临床疗效，促进中医药学术创新发展的关键。

3. 经验技术在实践层面的实用性

中国传统的文化思想特征就是"重实践、讲实用"。《论语》即是一部通过孔门师生一些日常具体的言行表述儒家思想的经典著作。"格物致知"更是儒家有关认识论的重大命题，《礼记·大学》"致知在格物，格物而后致知"，即认为接触事物、动手实践是获得可靠知识的前提。后世派生出的"经世与致用"，则是明清之际士林学界所尊崇的普遍风气，并一直延续到近现代。

中医药学是一门实践性很强的应用科学。中医药学的理论也主要靠临床信息的反馈、积累、修正、提炼而形成。远古即有神农氏身体力行、亲尝百草而创兴医药。《伤寒杂病论》的问世，既离不开仲景"勤求古训，博采众方"的学习，更离不开其在长期临床实践中的亲身验证和潜心总结。纵观历代杰出医家，亦无不效法神农、仲圣，坚持在临床医疗保健实践中去体验、探索、研究中医药，不断地积累经验，修正错误，融汇新知，创新发展。可以说，临床实践才是中医药学创新发展的不竭动力和源头活水。

中医药学在实践层面的实用性，主要体现在中医的用药经验、针灸按摩技术和养生保健方法等方面的继承、创新应用。例如：中药不仅仅依靠传统的寒热温凉、升降沉浮和酸苦甘辛咸五味以及独特的"炮制"工艺，制成饮片及膏、丹、丸、散等各种药品，来纠正身体疾病之偏性，调整阴阳平衡；如今，中药材的规范化、剂型的多元化、品种的多样化以及现代药理、药化等实验科学研究，增强了中医药的安全性，提高了临床治疗效果，扩大了中医药的实用性。

传统针灸技术也是如此，在中医理论指导下，采用取类比象的方法，将人体比作一个小宇宙，自然界一年有 12 个月 365 天，人体相应有 12 条联系内外上下的经络通路和 365 个脏腑气血输注于体表的腧穴部位，运用针具与艾叶等主要工具和材料，刺入或薰灼身体相关的经络腧穴部位，以调节人体平衡状态而达到保健和治疗的目的。回顾针灸学近百年的发展之路，科技的创新与进步推动了针灸技术在应用层面的实用性，如不锈钢针扩大了针灸的临床使用，针刺手法治疗仪更加规范了针刺手法，电针仪则明显提高了针灸的临床疗效。

著名中医药专家学术思想研究，就是要在实践层面上，挖掘整理具有科学内涵和实用价值的中医药用药经验、针灸按摩新技术和适宜的养生保健方法等，在广泛实用、安全、有效的基础上扩大中医药的使用率。

4. 传承研究在历史层面的科学性

（1）在文化的氛围中理解中医药

中医学是中国古代科学和中华传统文化的重要组成部分，传承至今已成为中华民族文化精神的"安身立命"之所。当代名哲李泽厚先生曾敏锐地指出："中国四大文化（兵、农、医、艺）与培育中国智慧形式有关系。中国兵书成熟极早，中国医学至今有效，中国农业之精耕细作，中国技艺的独特风貌，在世界文化史上都是重要现象。兵、农、医、艺涉及极为广泛的社会民众性和生死攸关的严重实用性，并与中国民族的生存保持直接的关系。"有鉴于此，我们把握中医学术之特点，也应着眼于文化、历史的全景，使之在中华民族传统的大背景下得以浮现。

从古到今，大凡有中医药文化底蕴的人，都要熟读经典勤临证。这与传统文化的"尊古"之风在中医药领域的渗透有关。凡学医之人，必熟诵《内经》《伤寒论》《脉经》等经典著作。人们凡要论述自己的观点，必须在经典中寻找理论依据，借用经文来阐述、表达自己的学术思想……凡遇解释不通或与己见有悖之处，宁可提出古书有错简或字句有衍脱之误，也很少自立新说。清代医家陈修园曾说："儒者不能舍圣贤之书而求道，医者岂能外仲景之书以治疗。"在尊古思想影响下，中医界形成了一种学医必寻宗，言理必论经，以经典的注释为研究医学、表达学术思想的治学方式，"习医之人，必以研读医经为首务"。

尊古是中华文化的表现之一，在中医药的传承中也不例外，虽然有利于中医药的传承，但也无形地制约着中医药的创新。《礼记·曲礼下》有"医不三世，不服其药"，孔颖达疏曰："又说云：'三世'者，一曰黄帝《针灸》，二曰神农《本草》，三曰素女《脉诀》，又云夫子《脉诀》。若不习此三世之书，不得服食其药。"《内经》中经常提到"先师之传"，可证其渊源自有。《素问·著至教论》："上通神农，著至教，疑（拟）于二皇。"意思是说，不通经书、不是三代行医的医生，不能服他开的药。强调就医学而言，必须上通天文，下通地理，中知人事，才能长久流传下去，用以教导群众，也不致发生疑惑，只有这样的医学论篇，才能传于后世而作为宝贵的遗产。正因为如此，中医学的连续性与包容性造就了中医学这种"百川汇海"式的兼收并蓄，而非一种"截断众流"式的新旧更替。虽然中医历史上有很多的学术争鸣，却常常表现为各家各派彼此交融会通，后来者包容、涵盖了此前对立的各派。在这种中国文化影响下，才使得中医学的知识能够日积月累，随时代推移不断丰富，成为一个蕴藏前世无尽智慧的伟大宝库。

（2）在历史的语境下认识中医药

一种学术主张的提出和开创，需要经受历史和实践的检验，也需要不断完善与拓展，往往不能由一个人在短时期里完成，这就需要后来者的继承与创新。只有这样承前启后，才能提炼学说，形成流派。否则，再好的学术主张，也只能是一人之言，一家之说，一时之学，而不是一派之学。名师与高徒的学术传承，应当是积极总结过去，又放眼探索未来，把当代中医学术的精华，沉淀下来，流传下去，发扬光大，形成辐射，带动中医药在新的时代不断向前发展。

　　"所有的历史都是当代史。"因为历史都是当代人写前代人的事情，因此所有的"历史"必然会烙上当代人的印记，换句话说，"历史"是经过选择和过滤的，我们看到的中医药也不可避免地打上了历史的烙印，今天的中医药就隐含着历史的影子。著名中医药专家作为中医学术的载体，不仅是前人智慧的结晶、古代文明的成果，而且是一种当代可以不断开发利用的宝贵文化资源，蕴藏着极其巨大的医学智慧。现代社会正在从工业化向信息化过渡，中医学处在这样一个科技蓬勃发展的时代，传承与创新已成为中医学发展的主题。传承是发展的基础，是创新的源泉，只有站在历史的高度和角度，大力开展著名中医药专家学术思想传承事业，才能推动中医学术创新发展。

　　（3）在科学的氛围里研究中医药

　　"创新是中医学可持续发展的必由之路。"一门学科对过去继承得再好，内容继承得再完备，终归是旧的东西在延续。对中医经典背诵得烂熟于心，对古圣哲理论解释得淋漓尽致，也只不过是知识的储存器罢了。古希腊哲学家赫拉克利特有一句名言："博学并不能使人智慧。"仅仅继承知识还不一定就能使人变得聪明，只有将渊博的知识和创新方法结合起来，才能在历史的层面促进中医药的科学发展。

　　随着中医教学、科研、临床的发展和产业开发的深入，中医药学术发展和传承创新势在必行。一是要继续加强对中医药理论的整理规范和现代诠释。面对浩瀚的中医药古代文献，对那些艰涩难解、牵强冗泛而相互矛盾的内容以及理论和临床脱节的问题，在全面梳理、广泛吸收的基础上，对中医理论精髓进行规范、清晰、通俗的现代诠释，更为确切有效地指导临床实践，并为现代人所理解和接受。二是充分吸收和运用现代科学技术和方法，促进中医药的创新发展。中医临床实际要和现代医学结合，为中医理论注入新的科学内涵的基础上，在中医药名词术语当代化、诊疗技术规范化和疗效评价客观化的基础上，逐步实现中医医疗技术的安全性、有效性和效益性，这样才能从根本上顺应科技和社会进步的潮流，推动中医学术传承创新发展。

三、著名中医药专家学术思想的基本内容

开展著名中医药专家的学术思想传承研究，就必须从著名中医药专家的理论认识、实践经验、思辨特点、认知方式、道德修养等多个方面，正确把握著名中医药专家学术经验传承中的关键——医理、医术和医德。

1. 医理

医理，是名老中医传承研究可持续发展的基点。一是传承中医理论知识和名老中医的学术思想。学术思想是指名老中医在长期从事中医临床、科研与教学活动过程中，对中医学术某一方面或某一领域的问题，经过理性的思考与总结而形成的学术观点、学术见解或学术理论。医理传承就是在跟师学习过程中，不断加深对中医理论知识的掌握与理解，总结归纳、领会感悟名老中医的学术思想，并将其用于指导实践的可持续发展。二是传承名老中医独特的认知方法。研究名老中医的临证思辨特点，掌握其临床思维模式及洞察疾病的能力。临证思辨特点是指名老中医在长期临证实践过程中形成的各具特色的认识病证、辨析病证、判断病证、治疗病证的特点，涉及诊察、辨证、论治的全过程，内容包括四诊采集、病因病机推求、辨证分型、确立治则治法、处方用药等方面。

所谓传承医理，是指继承老中医学术思想体系和衣钵（它包括老中医学术思想体系、独特中医理论见解和临床疾病诊治经验等），继承者将来成为老中医学术思想的传人，通过传承，徒弟系统掌握中医基础理论，对中医理论有独到认识和理解，能够形成自身的学术思想体系，不但能够继承老中医学术思想，成为学术继承者，而且可以创立新学说，形成自己的理论体系，并用这一

理论体系指导中医临床诊治疾病，成为一代宗师。

2. 医术

医术，是名老中医传承研究最为直接的内容。主要是传承名老中医的临床诊疗经验、独特的技术手法等。传承医术是指继承老中医行之有效的临床疾病诊治经验，不同流派的医疗经验及特色手法等，即实用医疗技术（它包括：老中医行之有效的方剂，如祖传验方、单方、外用膏药等，针灸的特殊穴位，针刺手法，推拿按摩技巧和接骨手法等），这些在书本上很难学到，只能由掌握者口传心授，手把手地去教，才能科学地传承并不断创新。

所谓传承医术，是指通过师徒间的口传心授，反复实践，掌握名老中医的临床用药经验、独特的技术手法等。继承者将来成为名老中医学术思想的传人，能够在临床实践中再现名老中医的独家技术。中医学是一门实践性、经验性很强的学科，名老中医在长期的临床实践过程中，积累了丰富的临床经验，形成各具特色的诊疗技术。临床诊疗经验和技术手法的传承，必须坚持以临床实践为主要途径，师徒传授的师承教育在医术传承方面具有明显的、独特的优势。

3. 医德

中医药传承强调"以德载术，以术宏德"。当前一个重要现象，就是轻道重术，或者说有术无道。没有高尚的医德、良好的医风和敬业精神，专业技术就不可能达到精湛的水平，名老中医都是德艺双馨的大师和"大医精诚"的典范，我们应该加强医德教育和专业思想教育，这样培养出来的徒弟才能够掌握中医的精髓，成为真正的中医。

四、中医针灸流派传承的关键

传统医药非物质文化遗产保护工作中的重要问题，是解决好流派传承问题，这对传统医药非物质文化遗产保护及中医学术发展和传承具有重要意义。在开展中医针灸传承保护时，应从理论认识、实践经验、思辨特点、认知方式、道德修养等多个方面，正确把握中医针灸流派传承的关键——医源、医理、医术、医德和医脉。

1. 医源是学术渊源、流派的根

流派是非物质文化遗产多样化的表现形式，流派必须有学术渊源，至少有 100 年以上的历史，才勉强算是"祖传"，并保持特色性、传承性和地域性。中医针灸孕育于中国传统文化土壤，延绵数千年传承至今，不仅是一种保健和治病的实践技术，而且是人类有关生命与自然界和宇宙的知识及实践最具代表性的文化表现形式之一，凝聚着中华民族的智慧和创造力，已成为我国具有世界影响的文化标志之一，是优秀的世界非物质文化遗产代表。面对现代医学的冲击，中医针灸如何在安全性、有效性、实用性的基础上，实现科学表达、客观评价和规范操作，以保持其特殊性和多样化，是我们面临的任务。

2. 医理是传承研究可持续发展的基点

医理是中医针灸传承研究可持续发展的基点。医理传承就是在跟师学习过程中，不断加深对中医针灸理论知识的掌握与理解，总结归纳、领会感悟针灸名医的学术思想，并将其用于指导实践的可持续发展；学术思想不是一般意义上的一病一证、一法一方的个人诊疗观点、看法、想法、经验、体会、心得等，而是贯穿于理论→实践→又理论→再实践的"理法方药（穴术）"系统性的内在联系，并被大家公认的结论，才能够称得上是学术思想。

3. 医术是诊治经验、特色技法

中医学是一门实践性、经验性很强的学科。传承医术是指继承老中医行之有效的临床疾病诊治经验、用药特色、不同流派的医疗经验及特色手法等。中医针灸作为实用医疗技术，如针灸的特殊针刺手法、特定穴位认知，以及特殊针灸器具使用等，这些在书本上很难学到，只能由掌握者口传心授，手把手地去教，才能科学地传承并不断创新。正所谓"名师带高徒"，不是什么人都能收徒，也不是什么人都能当徒弟。

4. 医德强调"以德载术，以术弘德"

当前有一个重要现象就是轻道重术，或者说有术无道。没有高尚的医德、良好的医风和敬业精神，专业技术就不可能达到精湛的水平，名老中医都是德艺双馨和"大医精诚"的典范，加强医德教育和专业思想教育，培养出来的徒弟才能够掌握中医针灸的精髓，成为真正的中医。

5. 医脉是指继承传播，后备人才

继承者将来成为老中医学术思想和针灸技法的传人，通过传承，徒弟系统掌握中医基础理论，对中医针灸有独到认识和理解，能够形成自身的学术思想体系，不但能够继承老中医思想，成为继承者，还可以创立新学说，形成自己的理论体系，并用这一理论体系指导中医临床诊治疾病，成为新一代宗师。

中医针灸作为一种古老医术，至今仍在临床广泛应用，本身就是一个奇迹，而其独特的思维方式和实践价值在与现代西方医学的交融中，又不断被重新发现和认识，充分显示了文化的多元性。传承是人类文化创新和科技创新的基石与智慧源泉，这就需要我们加强对中医的保护和传承，并不断创新技术，提高临床治疗效果，实现中医药的人类共享。

参考文献

[1] 梁启超. 清代学术概论 [M]. 北京：中国人民大学出版社，2006：71.

[2] 王栻. 严复集 [M]. 北京：中华书局，1986：885.

[3] 顾漫.中医古籍整理与学术传承 [D]. 北京：中国中医科学院，2007：5.

[4] 李泽厚.新版中国古代思想史论 [M].天津：天津社会科学院出版社，2008：241.

[5] 刘理想.试论尊古主义在当代中医发展中的新表现 [N].中国中医药报，2005-3-4.

[6] 徐春波，王思成，贺兴东，等.名老中医传承研究模式与研究方法 [J].世界中医药，2009，4（6）：342-344.

[7] 王泓午，马融，李新民.谈名老中医经验传承的3个层次和方法 [J].天津中医药，2005，22（6）：459-461.

第二章

程莘农

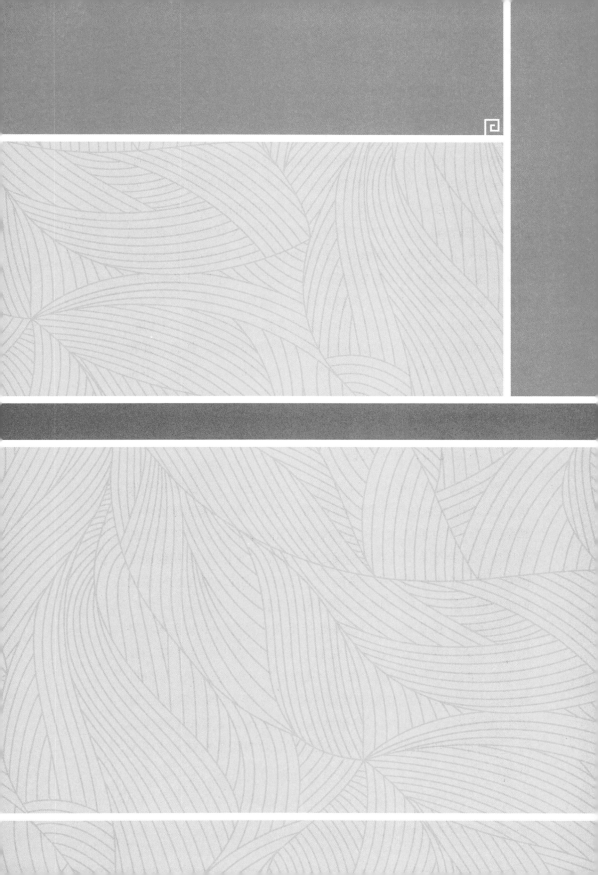

一、成才之路

程莘农，中国中医科学院名誉首席研究员、教授、主任医师、博士研究生导师、中国工程院院士、中央文史研究馆馆员，第六、七、八届全国政协委员，享受国务院政府特殊津贴专家，首届国医大师，联合国教科文组织《人类非物质文化遗产代表作名录·中医针灸》代表性传承人、北京国际针灸培训中心名誉主任、中国中医科学院针灸医院名誉院长、中国中医科学院针灸研究所原经络临床研究室主任、针灸教学研究室主任。

程莘农出生于变革年代，10岁涉足杏林，16岁拜师研习中医，19岁挂牌悬壶济世，后在江苏省中医进修学校学习、任教，并转攻针灸，之后奉调北京，从事临床、科研和教育培训工作。本章通过讲述程莘农非凡的经历、艰苦的磨砺和不懈的努力，希望对中医药从业者的成才有所帮助。

1. 不为良相，便为良医

程莘农于1921年8月24日出生于江苏淮阴（今江苏省淮安市）。父亲程序生为清代末期最后一次科举的秀才，是当地有名的私塾先生，当时淮阴大多的士绅名流多出自其门下。晚年得子的程序生一心要把儿子培养成栋梁之材，取名"希伊"，希望他能像伊尹一样"不为良相，便为良医"。根据这个名字，姓王的一位世伯给他取了号"莘农"，取意"根在有莘之伊"。

按家规，程莘农6岁时即开始接受文化教育，由父亲亲自讲授四书、五经等书，并在父亲要求下开始悬臂端肘学习写字、读念识文。四书、五经的儒学底子为其医学学习奠定了良好的基础。程莘农10岁起，其父便亲自教读《医学三字经》《汤头歌诀》《脉诀》《黄帝内经》《难经》《本草纲目》《本经疏证》等中医经典著作。家庭的熏陶和孩童时期的传统文化教育与程莘农的成才密不可分。

2. 拜师学医，少年悬壶

父亲虽通中医学，但临证少，于是决定让程莘农拜淮阴当地最有名的医生陆慕韩为师。陆慕韩为祖传业医，其父陆耀堂曾师从周金杨。陆氏三代均为治疗温病的专家。

程莘农在陆慕韩的精心栽培下，打下了扎实的中医临证基本功，同时还继承了陆慕韩在内科、妇科、温病等方面的丰富经验。陆慕韩临证注重舌诊，著有《验舌辨证歌括》一卷，后经崔金哲收集其病案百十则，最后经程莘农整理为《养春草堂方案偶存》一卷。

1939年，当日军进入淮阴后，陆慕韩因家破忧愤而病逝。陆慕韩辞世后，只有19岁的程莘农便开始独立挂牌行医，每日应诊者常有二三十人。程莘农追随陆慕韩临证风格"富贵不跌价，贫贱不轻视"，一切以病人为重。热心感恩的病友特此赠送了一块"陆慕韩亲授程莘农先生医道"的牌匾。1946～1949年，程莘农先后担任了淮阴仁慈医院文职兼护士学校国文教员、镇江仁慈医院院务委员兼秘书等职，于1947年获得了"中华民国"考试院颁发的医师证书。

3. 矢志中医，转攻针灸

1955年3月13日，程莘农考入江苏省中医进修学校。第一学期程莘农在中医班学习。第二学期，学校将大部分学员进行专科培养。鉴于程莘农具有针灸临床操作技术的功底，学校将程莘农分配到针灸组，由江南针灸名师李春熙、孙晏如教授等带教，程莘农担任学生小组组长。时年34岁的程莘农，一切从头开始，专攻《黄帝内经》《难经》《针灸甲乙经》《铜人腧穴针灸图经》《针灸大成》等针灸专籍。只要学校图书馆有的藏书，他都一部不落地通读和摘录，以扩大针灸知识面与提高技能。在攻读十四经腧穴时，由于岁数渐大，记忆力较差，熟读背诵经穴歌诀感到困难，于是程莘农将经穴歌诀用京剧唱腔演练清唱，在两星期内就记完了十四经腧穴。在学习期间，程莘农主要跟随针灸学教研组组长李春熙教授学习点穴。李春熙将自己长期从事针灸的经验，手把手地教给了程莘农。同时他还得到了孙晏如教授的指导，获其亲身教诲诸多临床经验。

通过努力学习，程莘农由学生转为老师，并担任针灸学科教研组组长，从此完成了他由"用药"到"用穴"的转变。

4. 编写教材，拓荒教育

江苏省中医进修学校建校之初，为落实当时国家的卫生工作方针，在浩如烟海的古籍中整理发掘，组织编写了新中国高等教育第一套中医教材和教学大纲。程莘农到针灸学科教研组以后，首先对江苏省中医进修学校针灸学教研组编著的《针灸学》讲义进行修改补充，一改过去的编写体例，从肯定中医传统理论入手，直接增加针灸经典文献的注解，举出《黄帝内经》《难经》《针灸甲乙经》《备急千金要方》《千金翼方》《外台秘要》《铜人腧穴针灸图经》《针灸大成》和《循经考穴编》等文献的经文释义，对有关经络腧穴的内容进行系统分析和补正，理顺了经络循行、腧穴部位和主治病症的关系，从而解释了"经络所通，主治所及"的规律。从文献的角度，客观论述了腧穴主治规律的经络联系，使经络学说的临床应用更有生机。

《难经语释》是程莘农早期的一本著作。《难经语释》及程莘农以后撰写的《难经概论》，从释义和理论上对《难经》这部中医学的著名论著进行了科学的提炼和概括，特别是针对《难经》辨证施治的实践和理论体系进行了应用性的提高，促进了中医古籍语译工作的开展。之后，大量语译的中医专籍相继问世了。

5. 奉调北京，热血奋斗

1956年，经党中央、国务院批准，成都中医学院（今成都中医药大学）、上海中医学院（今上海中医药大学）、北京中医学院（今北京中医药大学）、广州中医学院（今广州中医药大学）相继创办，把中医教育纳入国家高等教育的轨道。为响应政府号召，支持北京的中医事业，选调程莘农、董建华、王绵之等40余人进入北京中医学院工作。程莘农任北京中医学院针灸教研组组长，负责教学工作。

1962年，虽然北京中医学院已经培养出第一批中医大学生，但各科教材亟须修订。因此由当时的卫生部牵头，组织北京、南京、上海、广州和湖北几家中医学院共同编制第2版中医教材。其中，针灸学教材就是由程莘农、裘沛然、邵经明等中医针灸大家审稿、定稿。第2版针灸学教材中最突出的一点就是增加了穴位处方的方解。程莘农认为，中医处方用药有君臣佐使可依，且有《医方集解》等专门的著作来论述，而针灸的选穴除《灵枢》中提到过的七方外，就很少有人提及。于是在第2版教材中大胆创新，引入针灸方解，改变了长期以来针术秘而不宣、习者无所适从的境况，成为公认的最好的教材之一。为了推进教学，程莘农还积极审定编写针灸挂图等教学用品，对针灸学的继承和发展起了积极的示范和推动作用。1963年，卫生部办理主任医师的审批工作，程莘农被卫生部批准为主任医师，又被任命为科室副主任，后又当选为东直门医院工会主席。

6. 临床科研，客观务实

除从事针灸临床外，程莘农还被组织安排从事针灸经络的研究，他在二六二医院的协作下完成的"体表循行81例研究"是我国早期经络研究的佳作之一。将测验的64例经络感传路线和《灵枢·经脉》对照核查，其循行路线基本和《灵枢》中描述的一致，得出了经络是客观存在的科学判断。此后，程莘农被任命为针灸研究所临床经络研究室主任，继续进行研究，开始了他人生的第二个黄金时代。1990年，"经络的研究"被列入国家"攀登计划"，程莘农被聘为首席科学家，主持"循经感传和可见经络现象的研究"，从人群普查、生物学指标及现代物理学（如声、光、电、热、磁、核等）研究等方面进一步证明了经络的客观存在。

他在研究过程中把主观感觉现象的描述和客观指标的记录结合起来，切实注意理论联系实际，基础结合临床，体现了中医的理论特色，在医学和生物学研究工作中开拓了一个新的领域，发现了许多重要的现象和规律，这些现象和规律为国内外其他学者反复证实，具有重要的科学价值，为进一步阐明经络实质奠定了可靠的基础，对于探讨针灸针麻原理具有重要意义。程莘农作为总课题组组长和总设计人、第一作者，获国家中医药管理局科技进步乙等奖。其研究成果由程莘农与胡翔龙编著成《金针之魂——经络的研究》，于1997年由湖南科学技术出版社出版发行。

程莘农还非常重视腧穴的研究，与杨甲三合作撰写《经络腧穴研究》《十四经穴点穴法》，后者被拍摄成科教电影，于1985年由北京科技电影制片厂摄制发行，并获卫生部科技成果二等奖。

7. 培训教育，针灸传扬

为满足针灸国际教学和交流需要，1974年8月由卫生部、外交部、外经贸部联合报请国务院批准在中国中医研究院开展"外国医生针灸学习班"。此后，卫生部将三个国际针灸班（基地）改为中国北京、中国上海、中国南京国际针灸培训中心，扩大了对外交流。程莘农身为培训中心主任，在针灸的教学和培训工作中，既要组织管理、研究带教、编写教材，又要亲自培训授课、临床实习带教，将中医基础理论和针灸临床实践结合，使外国学员在言传身教中体会中医针灸的博大精深。

几十年来，程莘农始终坚持为每一届结业的外国学员们赠送他亲手书写的书法作品——针灸传扬。他期冀"针灸传扬"这四个大字，能把医者的责任与精神传及后学，也鞭策他们继续将针灸事业发扬光大，造福人类。

8. 大医精诚，修身养性

在中国中医科学院专家门诊部，程莘农出诊的几十年里，患者挂程莘农的号只需花1元钱，只是一个普通号的价格。按照国家关于医院门诊挂号费规定，主任医师 5 元，副主任医师 3 元，普通医师 1 元。当问及程莘农为什么要实行 1 元钱的普通挂号费价格时，他表现出对患者的无限同情，说："病人得病已经很痛苦了，减轻些负担总是好的！"一语道出了一位针灸专家的高尚医德。

生活中，程莘农是一个和蔼亲切、多才多艺的老人。他从六七岁起就开始修习书法，亦医亦文，或篆或针，笔若蛟龙，神韵无穷。于 1948 年加入中华全国美术会，之后又加入上海市中国画会为外埠会员。1979 年加入中国书法家协会，之后又加入北京市中国画研究会。1996 年为国家中医药管理局杏林书画会名誉顾问，1997 年担任卫生部老干部书画研究会名誉副会长。

程莘农从医 70 多年，始终以"大医精诚"为座右铭，经历和见证了中医药事业的发展。他特殊的家学渊源和丰富的求学经历，积淀了深厚的文化底蕴和渊博的医学知识；他坚信"非仁爱不可托也，非聪明理达不可任也，非廉洁淳良不可信也"的医训，对病人倾心相助、精益求治、大爱在心；他坚信"书山有路勤为径，学海无涯苦作舟"的至理名言，对学术刻苦钻研、严谨治学、客观务实、无私奉献。非凡的经历、艰苦的磨砺、不懈的努力，成就了他中国工程院院士、国医大师和中医针灸代表性传承人等美誉，他用自己的言行为后学者指引了一条光明的成才之路。

二、学术思想

著名中医药专家学术思想经验是重要的非物质文化遗产，传承研究著名中医药专家的学术思想是继承中医药独具特色的理论体系，培养造就新一代名医，进而推动中医学术进步和理论创新的需要。本节通过"依经据典，发古解难，发微经络腧穴理论""创立理、法、方、穴、术的针灸辨证施治体系""改良三才针法，强调得气至上以提高针灸临床疗效""擅长治疗各种痛症，分清部位归经，六纲活用""编著《中国针灸学》，开拓针灸国际教育"五个方面介绍程莘农的学术思想贡献。

1. 依经据典，发古解难，发微经络腧穴理论

（1）阐述经络腧穴研究的本质

程莘农主张现代经络实质研究要客观务实，应用历史和科学的眼光看待经络学说，区别对待"经络"现象与经络学说，客观认识经络与现代解剖生理结构的相关性，同时还应与临床结合，重视腧穴、病症在经络实质研究中的地位。

程莘农认为研究经络，首先要端正主导思想，要客观务实，研究出什么就是什么，不要事先被"虚无"或"神圣"所左右。"经络客观存在"这一重大研究成果的重要意义不言而喻，也是毋庸置疑的，但是通过一系列的经络研究，程莘农得出的学术观点才更是后人研究经络的指向标，为我们今后的经络研究提出了全方位的思考。

1）区别对待"经络"现象与经络学说

"经络"现象是指在实践经验的基础上，经过长期的观察体验和反复医疗实践所发现的人体相关生理功能和病理变化的一种客观存在，而经络学说是对这一现象的解释。古代不同时期、不同地域、不同学派发现了不同的人体特定部位之间的联系规律，即"经络"。古人给予我们的只是经络存在的"事实"，并用经络学说给出了相关的"解释"，其中掺杂了许多不同时期中国传统文化哲学观念。如早期的经脉循行线是比较简短的，为了完成经脉循环流注，古人延长和扩大了人体各部位之间的联系规律，并据此绘制了经脉体表循行图。

程莘农认为："当今的经络研究，要区别对待'经络'现象与经络学说，明确经络研究的研究对象，重要的是要探讨古代经络学说中所揭示的人体上下内外联系规律的科学价值与现代生命科学之间的关系，而不能完全只对经络学说中的理论进行验证，更不能'按图索骥'寻找曲折跌宕的人体经脉循行线路。如果我们孤立地研究经络的循行轨迹，就忽视了经络的整体系统性，得出的结论只是片面的。"

2）用历史和科学的眼光看待经络学说

经络学说是中国古代医家在当时的文化背景和生产力发展水平下，对人体关联现象的认识和概括，是古人用直观、感性的方式对生命活动的体悟和解释。经络理论体系的形成包含着"天人相应"文化观念的融合，包含着粗浅的客观观察和深刻的主观推理，其内容渗透着人文科学的内容，并非纯粹意义上的自然科学范畴。作为中国传统文化的有机组成部分，中国古代的经络学说与其他传统文化一样，既有糟粕的成分，也有精华的部分；既有迷信的因素，也有科学的成分；既有消极的因素，也有积极的作用，应该科学分析、科学对待。

程莘农认为："在经络学说的科学表达之前，应该首先分清哪些是客观的存在，哪些是主观的臆测，认识经络精髓之所在。如果在研究中过分地强调使用客观的实验数据来寻找古典经络的实质，其结果会有悖于经络的真实含义。"

3）客观认识经络与现代解剖生理结构的相关性

经络实质的研究对生命科学有着极大的影响和拓展，经络循行路线显示和循经感传等研究结果，肯定了经络存在的客观性和普遍性，但无法对经络实质或物质基础做出实质性的科学解释。目前还提出了大量与经络传导有关的"通道"，如循经低电阻通道、光通道、声通道、化学"梯度/分子"通道、中枢通道等，但均无法建立完整的吻合经典经络的"传导通道"，因为显示这些通道的参数与经络之间没有特异的对应关系，并不能说明经络的功能和物质基础。现代研究还认为，其循经感传的形成必然要涉及神经系统从外周到中枢的各个环节。从这些研究结果可以看出，经络体现的是一种生命的整体效应，表现形式多种多样，是生命物质之间相互作用的复杂活动的综合反映，不是某种物质结构的单一功能所能解释的。

程莘农认为："经络学说是在现代解剖和神经生理等学科之前，人类对自身生命科学现象的概括认识，也许是这些现代科学认识的萌芽状态，是以观察而不是实验数据为依据形成的理论。

经络是人体气血运行的通道，是整个人体上下、内外相互沟通联系的路径，但不是简单地能够使某种形质与其功能直接对应，要客观对待经络与现代解剖生理结构的相关性，应用经络学说的研究成果科学地解释经络现象。"

4）经络研究应该与临床（腧穴）研究结合

以经络腧穴为基础产生的经络理论，是在长期的针灸临床实践中形成的关于人体有机联系的科学理论，指导用针灸治疗临床疾病。经络研究的结果只有回到临床才能得到检验，并只有在临床中才能获得新的生机。然而从研究的结果看，经络研究投入了如此之多的人力、物力及财力，但令人遗憾的是迄今为止还没有见到一项能够指导针灸临床应用的成果。近年来我国在腧穴研究方面取得了一些进展，尤其是在腧穴特异性研究方面，然而腧穴功效主治研究开展甚少。

程莘农认为："必须彻底改变为经络研究而研究的现象，经络的研究要与临床相结合，重视经络研究对针灸临床的指导作用。腧穴是针灸施治的有效部位，是针灸疗法的作用点。经络的研究还要重视腧穴临床治疗作用的研究，与现代理论相结合，腧穴可能与局部神经、血管、淋巴管乃至组织液等人体多种形态结构和功能有关，验证腧穴的功效和发现新的腧穴，使经脉腧穴理论能够切实指导临床实践。"

（2）归纳《黄帝内经》针灸处方特点

对于《黄帝内经》的学术内容，程莘农认为《灵枢》和《素问》两书绝大部分内容是针法。《黄帝内经》仅记载了10余张方剂和20余味药物，用药的处方为10多张，而针灸处方达412张。《黄帝内经》在治疗手段上也主要以针刺疗法为主，对药物和方剂的论述不多。他对整个《黄帝内经》运用针灸治病的情况用统计学的方法进行了分析，总结归纳了针灸处方特点，尤其是十二经病变及其针灸治疗规律。

1）针灸处方的组成

取穴配伍是组成针灸处方的要素，《黄帝内经》中针灸处方因取穴方法的不同，程莘农将其归结为循经取穴的处方、以痛为腧的处方、专病专方、对证专方、取背俞穴的处方及取俞募穴和前后对应穴的处方六类。其中以循经取穴的穴位为最多（356 个，占86.40%），其次是以痛为腧的处方（19 个，占 4.61%）、专病专方和对证专方（各 13 个，各占 3.16%），其余均不足 10 个。

2）针灸处方取穴要点

首在辨病位。《黄帝内经》中针灸处方取穴的特点之一就是重视病位的辨别。首先辨明病位之所在，据此再予以处方取穴。《黄帝内经》的针灸处方中，为数最多的是循经取穴和以痛为腧的处方，其取穴都是以病位的辨别为前提的。另外，常常同一处方，既用于虚证，亦用于实证，如"肠中不便，取三里，盛泻之，虚补之"。可见，针灸处方的拟定首先应考虑病位的辨别。

其次依据经络理论。针灸作为治疗疾病的手段，都是通过对经络的调整而达到治愈疾病之目的。当病位确定之后，则针灸处方的拟订和选用穴位的依据主要依靠经络理论为指寻。《黄帝内经》中 356 个循经取穴的处方都是依据经络理论来确定的，另外《黄帝内经》中也有不少针灸处方只指出取之某经而无穴名，即所谓"宁失其穴，勿失其经"。因此，掌握经络理论在针灸处方取穴中具有极其重要的意义。

第三，专方。在《黄帝内经》中共有专病专方和对证专方 26个。这是一种比较少见的处方形式。它们无特定的取穴配伍规律，但对某些特殊的疾病有一定的治疗作用，这是普遍规律之外的特殊形式。专方的存在表明虽然腧穴的主治功能有其普遍性，如某经的经穴一般能治疗相应经脉或脏器的疾患，但某些腧穴则具有特殊的治疗作用或性能，尤其是对疾病的选择性治疗作用。后世不少针灸医家都较注重专方的运用，如古代很多脍炙人口的针灸歌赋，其中不少是以专方的形式出现的，在临床工作中，运用专方有时会取得更突出的效果，研究专方有着广阔的前景，特别是注重对穴位特异性治疗作用的研究，不但能提高针灸临床疗效，而且简便易行。

3）针灸处方的基本原则——治病求本

在《黄帝内经》的针灸处方中，常常可以看到同一病可用数个乃至数十个处方治疗。如腰痛，其用以治疗的处方竟有 33 个之多；心痛一病，其方亦有 16 个之众。如此种种，不胜枚举。虽然有"病在腰者取之腘"的取穴原则，但治疗腰痛的处方却有 33 个，《素问·刺腰痛》还专门论述了各种腰痛的治疗方法和相应的处方，详论了各种原因、各个脏器、经脉、支脉等所致腰痛的辨证要点和诊断，根据病位在于某经、某脏而予以处方取穴，体现了"治病求本"的论治精神。《黄帝内经》的针灸处方是灵活多变的，是有法可循的，即强调病位的辨别，遵循"治病求本"的基本原则。

4）手法最能体现针灸的补泻

虽然《黄帝内经》多处强调虚者补之、实者泻之，但《黄帝内经》的针灸处方在取穴上，通常没有补泻之分，针灸处方的取穴往往是对病而言，即以辨病位为主来拟定的，对疾病的虚实寒热则在治疗时予以不同的施术方法。同是一组腧穴所组成的处方，既可用于虚证，亦可用于实证，一般无特定的补虚泻实之特性。因此，在处方拟定之后，掌握相应的施术方法就是治疗的关键所在了。即便处方精确，倘若施术不当，也会导致"补泻反则病益笃"的后果。这就提示我们，人体的腧穴一般具有双向性的调节作用，而不是单一的，主要是对疾病发生的部位具有选择性。有人观察，在合谷穴上分别采用不同的手法，可引起血管的舒张或收缩反应，并经统计学处理具有显著的差异，从而也说明了穴位的双向性调节作用是客观存在的。

（3）概括《黄帝内经》十二经病候证治规律

经络辨证是以经络学说为理论基础，概括了经络病变的临床表现及经络、脏腑病变时的相互影响，是对病变时表现的一般规律的总结。所以，程莘农十分强调针灸辨证论治的经络辨证，指出以经知脏，是其捷径。

1）总结《黄帝内经》十二经病候特点

《黄帝内经》中有关病候的记载，内容非常广泛，《灵枢·经脉》中记载病候220个，阴经病候96个，阳经病候124个。阴经病候以脏腑病候为主，为阴经总病候数的52.08%，其次为四肢、头面五官、颈项躯干等部位的病候，这也印证了"阴主内"。阳经病候以外经病候为主，其中头面五官、颈项躯干、四肢部病候最多，分别为35、27、32个，计94个，约占阳经病候总数的75.81%，内脏病候仅有11个，只占阳经病候总数的8.87%，这也印证了"阳主外"。十二经病候对于针灸临床具有重要意义，"能别阴阳十二经者，知病之所生。候虚实之所在者，能得病之高下"。掌握了十二经病候，临证之时，方能随时应变，进行恰当的治疗。

2）论述《黄帝内经》十二经病候针灸治疗规律

《黄帝内经》有关十二经病候针灸治疗规律主要是突出辨经论治，以循经取穴为主，体现了"经络所通，病候所在，主治所及"的指导思想。通过总结十二经病候处方，发现外经病候多取阳经经穴治疗，脏腑病候多取阴经经穴治疗，神志病候常阴阳两经并取。

程莘农认为，十二经病候中，内脏病候与其经脉内属脏腑的生理病理特点有关，外经病候与其经脉循行部位一致。临证之时，抓住经络这条线索，将病候按十二经进行分类归经，结合其他辨证方法，就可以循其内外，复杂的病候也就有所归属，据此可辨明病因、病位、病性，指导临床。古人根据当时的人体知识和长期积累的丰富临床经验，把大量常见病候与经脉的循行规律，结合经脉所络属的脏腑生理病理特点，以及经气的逆顺和调作了广泛的联系，进行定经归类，分属于十二经脉。这一归类具有重要的临床意义，据此可初步诊断出疾病的部位和性质，即病在何经（络）何脏（腑），属虚属实，从而为治疗提供依据，如选择穴位和手法，如同根据药物的归经规律按经选药一样。

程莘农认为，经络、腧穴、病候同为经络学说的重要内容。人们对经络、腧穴已进行了大量的观察和研究，但至今仍不能圆满解释经络之实质。中医关于经络脏腑等组织器官的概念，是从整体功能上进行观察和归纳的，如果从十二经病候着手或结合十二经病候加以考虑，或许会有益于经络实质的研究。

（4）总结五输穴的特点

1）五输的名称

"五输"的名称数见于《黄帝内经》。如《灵枢·九针十二原》曰："二十七气所行，皆在五输也。"《灵枢·本输》曰："五输之所留，六府之所与合。"《灵枢·官能》曰："明于五输徐疾所在，屈伸出入，皆有条理。"但是这几篇所说的五输包括了两种含义：一是指五脏的井、荥、输、经、合二十五穴而言；一是指五脏六腑的井、荥、输、原、经、合全部穴位而言。我们现在通称的五输是取后者的含义。

2）五输穴的数量

《灵枢·九针十二原》曰："五脏五输，五五二十五输，六腑六输，六六三十六输。"总合起来，只有61个穴。《灵枢·本输》列举出五脏六腑的井、荥、输、原、经、合的穴名，其中无心经井、荥、输、经、合五输穴，代以心包络经的中冲、劳宫、大陵、间使、曲泽五穴，至皇甫谧《针灸甲乙经》始有心经五输穴（少冲、少府、神门、灵道和少海）的记载，合起来66个穴。

3）五输穴的五行属性

程莘农认为，《灵枢·本输》在列举五输穴名时，凡属阴经井穴下皆加一"木"字；凡属阳经井穴下皆加一"金"字，其余不论阴经阳经的荥、输、经、合穴下皆无五行属性。《难经·六十四难》曰："阴井木、阳井金、阴荥火、阳荥水、阴输土、阳输木、阴经金、阳经火、阴合水、阳合土。"由是五输穴才全部有了五行属性的记载。《难经·六十四难》解释为具有刚柔（阴阳）之义。张隐庵谓："五脏之输出于井木者，五脏合地之五行，以应生长化收藏之气，帮从木火土金水而顺行；六腑之输出于井金者，六腑应天之六气，六气生于阴阳而初于地，故从秋冬而春夏，此阴阳逆顺之气也。"

4）五输的循行路线

五输的循行路线，皆由四肢指（趾）端走向肘、膝，而十二经脉循行路线，有从内脏达四肢，有从四肢达内脏，内外相贯，如环无端，二者相左为何？程莘农认为，五输不独是十二经脉之气流行其中，即十五络脉之气亦流行于其中，经络血气均经大络行于五输。正如《灵枢·九针十二原》载："黄帝曰：愿闻五脏六腑所出之处。岐伯曰：五脏五输，五五二十五输，六腑六输，六六三十六输，经脉十二，络脉十五，凡二十七气以上下，所出为井，所溜为荥，所注为输，所行为经，所入为合，二十七气所行，皆在五输也。"又如张隐庵说："水谷所生之血气从大络而出于皮肤，复从五输而注于经脉，故曰二十七气所行，皆在五输也。"由此可知，五输和经络是有密切关系的，但由于五输循行皆到肘、膝处和经脉会合，因此通称五输全部穴位，为手不过肘、足不过膝的 66 个穴。

程莘农认为，经络血气均经大络行于五输。如《灵枢·经脉》曰："脾之大络，名曰大包……此脉若罗络之血者，皆取之脾之大络脉也。"十二经及任、督脉各有一络，为什么脾又多一大络呢？杨上善解释曰："脾为中土，四脏之主包裹处也，故曰大包也。"丁德用解释曰："脾之大络者，脾象土，主中宫，王四季，分养四脏，故曰脾之大络……"张隐庵解释曰："……罗络之血者，谓大络之血气，散于周身之孙络皮肤，若罗纹之纵横而络于身也，夫脾之有大络者，脾主为胃行其津液，灌溉于五脏四旁，从大络而布于周身……而血络之若罗纹，以络于周身。"以上所引三家的解释，不但让大家明了脾之大络的作用，并且更能进一步了解经络和五输的联系。

5）阴经亦有原穴

程莘农认为，阴经亦有原穴。一般主张五输中阴经无原穴，而阳经多一原穴。《难经·六十二难》说："脏井荥有五，腑独有六者，何谓也？然，腑者，阳也，三焦行于诸阳，故置一俞名曰原，腑有六者，亦与三焦共一气也。"《难经·六十六难》说：

"三焦所行之俞为原者何也？然，脐下肾间动气者，人之生命也，十二经之根本也，故名曰原。三焦者，原气之别使也，主通行三气，经历于五脏六腑，原者，三焦之尊号也，故所止辄为原。"由于为三焦之气所过之处，故阳经多一原穴，称为"所过为原"。实际上阴经亦有原穴。《灵枢·九针十二原》提到肺原太渊、心（包络）原大陵、肝原太冲、脾原太白、肾原太溪，正是五输阴经的俞穴，故有"阴经无原，以俞代之"和"俞、原并过"的说法。

（5）考证"八会穴"

程莘农认为，八会穴的确立，依据了脏腑的生理功能、中医的解剖知识、某些部位的生理特性、穴位与经络的联系等中医学基本理论，既有充分的理论依据，又有一定的临床实用价值，是针灸学中必须研究的课题。

"八会"作为一组腧穴的称号，首见于《难经·四十五难》，曰："经言八会者，何也？然，腑会太仓，脏会季胁，筋会阳陵泉，髓会绝骨，血会膈俞，骨会大杼，脉会太渊，气会三焦，外一筋直两乳内也。热病在内者，取其会之气穴也。"

1）八会穴的组成

根据《难经》所述，可以明确"八会穴"是八个会穴的总称，即脏、腑、气、血、筋、骨、脉、髓八个会穴。《难经》问世以后，历代医家为之注解者，不下数十家，诸家对八会穴穴名的注解，绝大多数遵循着《难经》的说法。但由于各种《难经》版本记载上的差异和个别穴名有着不同的别名及少数医家的不同说法，从而使某些会穴的穴名尚有争议。

孟世忱提出了另一组八会穴。其内容是："经言八会者，何谓也？然，八会者，腑脏筋脉肉脂皮骨之总会也。腑会中脘，任脉经也。脏会身柱，督脉经也。筋会俞府，厥阴经也。脉会通谷，少阴经也。肉会周营，太阴经也。脂会瞳子髎，少阳经也。皮会颊车，阳明经也。骨会睛明，太阳经也。"这种指腑、脏、筋、脉、肉、脂、皮、骨之八会的说法仅见孟氏一人。这一说法不但与《难经》旨意几乎完全不同，而且不符合孟氏本人所言该八穴为"六经手足交会穴"的观点，故未被人们所采用。

据此，程莘农认为，"八会穴"应为《难经》中所述，为脏、腑、气、血、筋、骨、脉、髓八个会穴。

2）骨会、髓会穴名考

关于骨会、髓会之穴名，各文献有不同记载。其中，骨会有三种说法。《难经》《难经本义》《难经悬解》及《针灸大成》等30种文献均认同"骨会大杼"的说法，《白云阁原本难经》《难经章句》及《类经图翼》等6种文献则记载为"骨会大椎"，再者《针灸医学》《脉诀难经太素评林》等认为"名曰大杼，而实指大椎"。通过文献梳理，程莘农认为大椎穴有一别名为大杼，其原因是大椎骨又名杼骨，因而骨会应为大椎。

《难经》原文中已经明确指出髓会为绝骨穴，但有极少数《难经》注解者认为是枕骨穴。程莘农认为，根据八会穴的理论，分析髓会之处，应与髓直接有关联。脑为髓海，但脑部的腧穴繁多，将髓会定为枕骨穴，理由不够充分。枕骨穴在枕骨下，枕骨"在项后脑骨下，适当枕处者，有势无液"。所以髓会不应在无液的枕骨处，而绝骨穴的特点，决定了髓会所在。因而髓会应以《难经》原文中所说的绝骨穴为是。

2. 创立理、法、方、穴、术的针灸辨证施治体系

程莘农之师孙晏如教授，毕生重视中医基础理论的研究，特别强调："要精通针灸，必须重视中医基础理论的研究。"他指出针灸疗疾要在辨证论治的基础上贯彻理、法、方、穴、术的统一，即"缘理辨证、据证立法、依法定方、明性配穴、循章施术"，五者统一，方能事半功倍，游刃有余。

（1）理——掌握经脉循行，归经辨证，以诊断为基础

程莘农认为，针灸治疗疾病，虽不同于药物，但选穴处方和施术手法，同样离不开中医学诊疗疾病的基本原则——辨证论治。缘理辨证、据证立法，准确辨证是取得疗效的前提。临证时尤其重视经络辨证，他认为经络辨证是以经络学说为理论基础，概括

经络病变的临床表现及经络、脏腑病变时的相互影响，总结出病变表现的一般规律，实现以病归经，以经知脏，准确诊断。施术时强调"宁失其穴，勿失其经"，表现了对经络的高度重视，在具体诊断和辨证施治过程中，主要掌握以上要点，才能有的放矢，提高诊治疗效。

程莘农认为，只有熟记经络循行，认清病候归经，才能够准确地进行经络辨证。经络循行和病候归经在经络辨证中具有重要作用。"有诸内必形之于诸外"，任何疾病都以一定的"病候"表现于外，"经络所通，病候所在，主治所及"，各经脉病候与其经脉循行特点密切相关。通过对病候进行分析，判断病在何经、何脏（腑），据此进行处方配穴，或针或灸，或补或泻。虽然十二经病候与脏腑病候有很多相似之处，但十二经病候以经脉循行部位的病变较多，而脏腑病候则以内脏病变较多。如胸肺部胀满、咳喘、缺盆中痛、肩背寒痛、臑臂内前廉痛、口渴、心烦、恶寒发热、汗出等病候常从肺经论治。尽管十二经病候常有交叉，如心烦，可见于手太阴肺经、足阳明胃经、足太阴脾经、足少阴肾经及手厥阴心包经病变，但可根据其他症状来判定。若其他症状为足少阴肾经病变，则心烦属足少阴肾经。将病候按十二经进行分类归经，结合其他辨证方法，就可以循其内外，复杂的病候也就有所归属，以辨明病因、病位、病性而立法处方。他强调进行经络辨证时，除应重视十二经病候规律外，还应注意经脉循行部位的病变，尤其是局部的疼痛、发热等感觉变化，以及拘挛、屈伸活动和转侧受限等功能障碍症状，如脾经通过腹部，故腹部胀满属脾，前头痛属阳明经、偏头痛属少阳经、头顶痛属厥阴经等，都是依据经脉循行路线进行经络辨证。"凡刺之理，经脉为始"，只有熟记经络循行才能循经取穴，辨证施治。

（2）法——据证立法，树补、泻、温、清、升、降六法

程莘农指出，临床中应严格根据辨证，确定相应的治则治法。临床治病如攻城守地的战役，治则治法则如同一场战役中的战略意图，是大方向、大原则，法一立，则排兵布阵、选穴定方，一

气呵成，顺势而就，因此，临床上治则治法具有高度的指导意义，既要明确，也要坚持。辨证益精，立法益明，治疗益专，坚持守法治疗，不宜轻易变更，因为治疗疾病有量变到质变的过程，慢性病更需坚守原方治疗较长时间才能获效，故临床立法后，力求持之以恒，恒而有效。

针灸治法是通过经络腧穴的选取、针灸方法的运用而实现的。程莘农根据《黄帝内经》等有关记载及临床运用情况，将针灸治法概括为补、泻、温、清、升、降六法。

1）补法

补法，是用针灸扶助正气、补益人体阴阳气血和脏腑虚损的一类治法，适用于虚证。《灵枢·经脉》记载："虚则补之。"《灵枢·官能》记载："阴阳皆虚，火自当之。"这些都是指针灸补法的应用。

临床常用的补法，例如补益肾气，常取肾俞、关元、太溪等，针刺用补法或灸法，用于治疗肾气虚证；补中益气，常取中脘、气海、足三里等，针刺用补法或灸法，用于治疗脾胃气虚证；补益气血，常取脾俞、膈俞、足三里、三阴交等，针刺用补法或灸法，用于治疗气血两虚证；补益肾阴，常取太溪、照海、志室等，针刺用补法，治疗肾阴虚证。

邪气实不宜用补法，邪气未净不宜早用补法，虚中夹实不宜单用补法。

2）泻法

泻法，是用针灸驱除邪气、消除积滞，以利于恢复正气的一类治法，适用于实证。《灵枢·经脉》记载："盛则泻之。"《灵枢·九针十二原》记载："凡用针者……邪胜则虚之。"《素问·阴阳应象大论》记载："血实宜决之。"这些都是描述泻法的应用。

临床常用的泻法，例如疏风解表，常取风池、合谷等穴，针刺用泻法，用于治疗表实证；泄热通便，常取曲池、天枢、丰隆，针刺用泻法，用于治疗里实证；破瘀活血，常取有关腧穴，用针刺泻血法以治血瘀证；消食化滞，常取建里、足三里、四缝，针刺用泻法，以治疗食积证等。

虚证不宜用泻法，虚实夹杂不宜单用泻法。

3）温法

温法，是用针灸温经通络、温养阳气、温中散寒、回阳救逆的一类治法，适用于寒证。《素问·至真要大论》记载："寒者热之。"《灵枢·经脉》记载："寒则留之。"《灵枢·官能》记载："结络坚紧，火所治之。"《灵枢·阴阳二十五人》记载："凝涩者，致气以温之。"《灵枢·禁服》记载："血寒，故宜灸之。"这些都是描述温法的应用。

临床常用的温法，例如温通经络，可根据寒邪所在部位循经取穴，留针或用灸法，用于治疗寒凝经络证；温中散寒，常取中脘、足三里，留针或用灸法，以治疗胃寒证；回阳救逆，常取关元、神阙，用灸法以治疗阳气衰微、四肢厥逆证。

热证不宜用温法，阴虚证慎用灸法。

4）清法

清法，是用针刺清解热邪、泄热开窍的一类治法，适用于热证。《素问·至真要大论》记载："温者清之。"《灵枢·经脉》记载："热则疾之。"《针灸大全》记载："有热则清之。"这些都是描述清法的应用。

临床常用的清法，例如清解热邪，常取大椎、曲池、合谷，针刺用泻法，治疗热证；一般脏腑热证常取本经井、荥穴，用毫针泻法或点刺出血治疗；泄热开窍，常取人中、十二井穴，针刺用泻法或点刺出血，用于治疗热蒙清窍证。

体质虚弱者禁用清法。

5）升法

升法，是用针灸升阳益气、提举下陷的一类治法，适用于清阳不升、中气下陷等证。《素问·至真要大论》记载："下者举之。"《灵枢·经脉》记载："陷下则灸之。"《灵枢·官能》记载："上气不足，推而扬之。"这些都是描述升法的应用。

临床上常用的升法，除近部取穴外，可配用百会、气海、关元、足三里等穴，针刺用补法，并用灸法，以治疗清阳不升、头晕目眩、中气下陷、内脏下垂、脱肛、久痢等病证。

阴虚阳亢者不宜用升法。

6）降法

降法，是用针灸降逆、潜阳的一类治法，适用于气、阳上逆等证。《素问·至真要大论》记载："高者抑之。"《灵枢·阴阳二十五人》记载："气有余于上者，导而下之。"《灵枢·四时气》记载："取三里以下。"这些都是描述降法的应用。

临床常用的降法，例如和胃降逆，常取膻中、中脘、内关、足三里，针刺用平补平泻法，治疗胃气上逆证；平肝潜阳，常取风池、太冲、涌泉，针刺用泻法，治疗肝阳上亢证等。

虚证、上虚下实证不宜用降法。

（3）方——依法定方，君臣佐使，大小缓急奇偶复

1）八纲既定，守方不移

程莘农认为，外感病与内伤病不同，外感病是感受外邪六淫，自外向内转变，如伤寒按六经传变，温病按卫气营血传变。初起多为急性发热，传变迅速，几乎每日症状都会变化，辨证、立法、处方亦应随之而变。程莘农主张急性外感病，每日都应更方，才能符合病情。内伤病多因饮食劳倦、七情等因素缓慢发病，逐渐加重，一旦形成，症情稳定，变化较少，某些症状可持续数月、数年。所以应抓住病因、病机，确立脏腑、寒热、虚实。一旦确诊，选穴配方，则守方不移，平时只有随症加减，变化不大。如治疗中风病，基本守方不变，由量变到质变，如中药效不更方，自信不疑。

2）君臣佐使，针药同理

程莘农认为，针灸处方配穴规律与方剂的君、臣、佐、使配伍原则基本相似，有共同的理论基础，配穴乃某穴之特性与他穴之特性互相佐使，而成特效之用，犹之用药，某药为主，某药为辅，相得益彰也。

例如，"补中益气"用药则用补中益气汤（黄芪、党参、白

术、炙甘草、当归、陈皮、升麻、柴胡、生姜、大枣），用穴则用百会、关元、气海、阳陵泉、足三里、三阴交、曲池。方中气海、关元补益元气，调补下焦气机而振奋中阳，功似党参、黄芪；百会升清举陷，功似升麻；阳陵泉疏肝利胆，功似柴胡；足三里、三阴交健脾和胃，调补气血，功似白术、甘草、当归等，亦能取得补中益气之功效；曲池疏风解表，调和营卫，功似生姜、大枣。"心肾不交"方剂选用交泰丸以交通心肾，以黄连为君，肉桂为臣，而针灸即可选取心经和肾经原穴，神门为君，太溪为臣，还可取心包经八脉交会穴内关和足三阴经交会穴三阴交，又可取背部的心俞和肾俞，此乃穴药殊途同归之理。

3）组方以证为凭，以精为准，以适为度，以效为信

程莘农认为，针灸临床取穴的多少亦应以证为凭，以精为准，以适为度，以效为信，取穴多少，当以大、小、缓、急、奇、偶、复为原则，不能胶柱鼓瑟，故临床取穴时，少则一二穴，多达十几、二十几穴。

大——选用的腧穴较多，适用于脏腑经络病变范围较广的病证，如治疗精神疾病的 13 鬼穴：水沟、少商、隐白、大陵、申脉、风府、颊车、承浆、劳宫、上星、会阴、曲池、舌下中缝刺出血，取穴较多，属大方之类。

小——取穴少，针对性强，一般 3 ~ 5 穴，广泛适用于临床常见病证治疗，如治疗失眠基本方为神门、太溪和心俞；再如治疗脾胃疾病常用中脘、天枢、足三里。

缓——病情轻重不同，治疗的周期长短也不同，针对许多慢性疾病，病程日久，气血不足，体质虚弱，难以速效，需缓和起效。灸即缓方，对人体阳气虚损、寒凝经脉之证，如腹冷痛经、关节冷痛、消化不良、虚劳羸瘦等，灸有独特的疗效，正如《医学入门》所载："药之不及，针之不到，必须灸之。"

急——程莘农应用针灸对许多急病进行抢救性治疗并积累了很多经验，如刺水沟苏厥、刺百会开窍、刺人迎降压、刺尺泽治疗急性吐泻等。另一方面，急方也形象地表现了针灸起效的迅速，

如少商刺血治疗咽喉肿痛，往往针下血出则咽痛立减。

奇——有专用一个穴位的，可称为奇方，如取郄门治疗心痛、水沟治疗腰脊痛、攒竹止呃逆、至阴矫正胎位不正等。

偶——取双穴配伍，可称为偶方，如俞募穴相配、原络穴相配、八脉交会穴的上下配穴等。例如，程莘农临床中使用的"四关调神法"中的合谷、太冲，两穴皆为本经之原穴，合谷属阳，太冲属阴，两穴相配，符合"阴阳互根"和"孤阴不生""孤阳不长"的理论；又合谷善调气，阳明经乃多气多血之经，太冲主调血，肝经少气多血，肝藏血，体阴而用阳。两穴一阳一阴，一腑一脏，一上一下，一气一血，相互依赖，相互制约，相互为用，升降协调，阴阳顺接，相得益彰，有疏通经络、调气和血、活血化瘀、平肝潜阳、息风止痉、镇静安神、祛风止痛、疏肝解郁、养血柔筋之功，故临床常配合应用。

复——是指用两组或两组以上有不同治疗作用的腧穴，适用于病情复杂，有两种或两种以上同时存在的病证，如头痛与腹泻同时出现，治疗时可用治疗头痛和治疗腹泻的基本方复合使用。

（4）穴——掌握穴位主治，明性配穴，随机应变

程莘农认为，只有明晰穴性，临床上才能正确、精确地选穴处方。程莘农早年为中医专家，对于中药的药性有比较透彻的认识，后学习针灸，对腧穴与中药、中药处方与针灸处方做到了融会贯通。他强调临证处方选穴，首先应掌握穴位主治和腧穴的特性，就像中医大夫不仅要熟记方剂，而且要掌握每味中药的功效主治。

1）穴性与药性类比

程莘农认为，用药用穴都是在中医学基础理论指导下进行的，穴位和中药的作用常有异曲同工之妙。他通过数十年临床经验的不断积累，对腧穴主治与药物功能理论做了相应探索。例如，太渊养阴补肺，功似沙参；列缺宣肺止咳，功似桔梗、杏仁；尺泽清泄肺热，功似黄芩；曲池祛血中之风，功似荆芥；大椎调和营卫，功似桂枝、白芍；风门疏散风寒，功似紫苏；风池既能疏散

外风，又能平息内风，功似防风、钩藤；足三里大补元气，功似人参、黄芪；阳陵泉疏肝利胆，功似柴胡、竹茹等。

虽然程莘农主张腧穴与药物一理，但他又强调腧穴作用又多优于药物，一穴具有多方面功能和双向调节的作用，这些是药物所不具备的优点。如关元穴补气之功似人参，但又能行气活血化瘀，对妇科月经病有很好的疗效，较之人参又有泻的作用。"腧穴所在，主治所及。"每个腧穴可以治疗所在部位的浅表和内脏疾患，即近治作用，如太溪位于内踝处，能主治内踝肿痛。除此以外，每一个腧穴还有不同的属性和特性，即属于同一条经的腧穴，在主治上都有共同点，属于哪经的穴位，都可以治疗本经的疾病，例如前面提到的太溪穴，由于它归属于足少阴肾经，且为肾经之俞穴、原穴，经气输注之处，肾经又通向脊柱，故太溪除了可以治疗内踝痛外，还可治疗腰脊痛。另外每一腧穴在治疗上除共同点外，还有其特殊作用，即特性，如合谷为汗穴，内关为吐穴，丰隆为痰穴，膻中、气海、关元为补气之穴，足三里为保健穴等。

2）多法配穴，随机应变

程莘农认为，一个针灸大夫对每种病症至少要会开3张方子，治疗时方可随机应变，左右逢源。他常用的取穴方法有据证按经取穴、审证选穴、压痛选穴、病证结合选穴、原络配穴和俞募配穴法等。

如前面介绍的交通心肾，方剂选交泰丸，以黄连为君，以肉桂为臣，针灸可选心经原穴神门为君，肾经原穴太溪为臣；拓展一下思路，则还可以选择心的背俞穴心俞为君，选择肾的背俞穴肾俞为臣；再拓展一下，心包经掌心处的劳宫与肾经足心处的涌泉，心包经的内关与足三阴经交会的三阴交等。

（5）术——循章施术，虚实补泻，因人而异

1）病有虚实，针有补泻

程莘农认为，针刺得气后，依据病性及患者体质，施以适当的补泻手法，亦是针刺取效的重中之重。如《备急千金要方》所言："凡用针之法，以补泻为先。"对于气血虚弱，身体羸弱诸虚

病证，施用补法，以鼓舞人体正气，使某种低下的机能恢复旺盛的作用；而对于高热疼痛，邪气亢盛诸实病证，则用泻法，以使某种亢进的机能恢复正常。他常用的补泻手法有捻转补泻法、提插补泻法、平补平泻法。程莘农指出强刺激即为泻，弱刺激即为补，捻针时要有方寸，捻转一圆周为强刺激（泻法），捻转半圆周为中刺激（平补平泻法），捻转不到半圆周为弱刺激（补法）；提插时要有深浅，提插1cm以上者为强刺激（泻法），0.5cm左右者为中刺激（平补平泻法），0.2cm以下者为弱刺激（补法）。捻转、提插法可以单用，亦可联合使用。他还指出针刺补泻的运用，还要结合腧穴的主治性能。例如针刺足三里、气海、关元、肾俞等穴，可促进人体机能旺盛，即为补；而针刺十宣、中极、委中、曲泽等穴，退热祛邪，即为泻，所以针刺时正确地选用腧穴，也是实现补泻的一个重要方面。他认为针刺补泻作用的效果，与机体的机能状况有着密切的关系。某些体质虚弱的患者，医生虽经多次行针引导经气，针下仍感虚滑，这种往往疗效缓慢。凡正气未衰，针刺易于得气者，收效较快；如果正气已衰，针刺不易得气者，则收效较慢。如腹部疼痛的病人先针远端穴，待疼痛缓解后，再针腹部的局部穴。

2）进针深浅，因人而异

程莘农认为，针刺浅深问题，是毫针刺法的重要技术指标之一，直接决定疗效。三才进针手法既以浅中深"三才"为主，又要仔细体会手法与针感的关系、针尖所到之处及得气时持针手指的感觉，并要求做到进针无痛、针身不弯、刺入顺利、行针自如、指力均匀、手法熟练、指感敏锐、针感快现。

针灸的辨证论治不但要运用在辨证取穴上，而且要运用在针刺手法上。对于怕针者，或初次来诊者，手法宜轻，进针宜浅，穴位宜少。因为他们对针的感觉敏锐、怕痛，所以医生绝不可鲁莽从事，否则要么病人不能坚持治疗，要么病人不能很好地配合治疗，从而影响疗效。

关于针刺的深浅运用，主张当深则深，当浅则浅，并非对每一穴位的刺针深度必须达到三部。病有表里、寒热、虚实、阴阳之分，刺有浅深之异。在表者浅刺，在里者深刺。如治疗外感表证时刺风池宜浅，进针 7 ~ 12mm 即可，而治中风语言謇涩之里证则深刺风池，可直刺达 20 ~ 30mm；寒性胃痛刺中脘进针深，而热性胃痛则浅刺之。此外，针刺浅深还应与所取腧穴相对应，随腧穴所在部位不同而异，腹腰、四肢内侧等阴部腧穴刺之宜深，头面、胸背、四肢外侧等阳部腧穴刺之宜浅。

综上可以看出，决定针刺浅深的因素是多方面的，但是病情是决定针刺浅深的关键，腧穴所在部位是决定针刺浅深的基础，患者年龄、体质是决定针刺浅深的重要条件。总之，在掌握针刺浅深时，要因病、因穴、因人而异，既要与患者年龄、体质相适应，又要与病情属性相适应。否则，就会产生深则邪气从之入，浅则邪气不泻的后果。

3）针具尺寸，区分材质

程莘农认为，针具的选择要根据患者年龄、性别、职业、体质、病情等方面情况考虑，选择适当粗细、长短的针灸针。一般来说老人、小孩、女性、体质弱或慢性病者宜用较细、较短的针，反之则用较长的针具。同时选择适当的体位，有利于腧穴的正确定位，便于针灸的施术操作和较长时间的留针，避免针刺以后发生意外。以直径 0.30 ~ 0.35mm、长 25 ~ 75mm 的针具最为常用，针体必须光滑锋利、挺直，易于进针，手感好，针尖具有"尖中带圆，圆而不钝"的特点，必须达到刺棉花拔出不带纤维，挑木板不起毛勾的境地，施针痛感才小。进针后针柄必须与皮肤留有 1 ~ 2 分距离，避免进针太深，针尖受损，针身容易弯曲导致断针的发生。

4）诸法配合，联合应用

程莘农认为，针灸方法的使用也要因病而异，单独或配合进行。针刺不是疗疾的唯一方法，常常配合艾灸和药物等，其目的在于扶正祛邪，促进康复。针刺的补法和艾灸法都具有扶助正气的作用，针刺的泻法和放血疗法则具有祛除邪气的作用。临床应重视正与邪，采取多种方法扶正祛邪，促病痊愈。如治疗风寒湿痹的病证，多针、灸同时使用；治疗面瘫的病人，瘫侧用灸，健侧用针；治疗面肌痉挛的病人，痉挛侧用补法，健侧用泻法。

另外，应根据体质、病情及所取经络腧穴、节气来灵活掌握留针时间或配合使用电针，对体质虚弱和久病的患者，不应产生较强的针刺反应，而应以持续弱反应治疗，故留针时间宜短不宜长；对于热证患者不宜产生较强的升温作用，故留针时间宜短不宜长；对于寒证则留针时间宜长不宜短；对于顽症、痛症如针刺反应不够强，就不能达到治疗作用；阳经腧穴宜深刺而久留针，阴经腧穴宜浅刺而短留针甚至不留针；冬季可多留，夏季可少留。如用廉泉治各种原因引起的舌强语謇时，向舌根方向深刺 25 ～ 50mm，不留针，取针后轻按针刺处，避免出血；针刺天突、膻中治疗咳嗽、哮喘时，针天突多以针尖沿胸骨柄后缘，刺25 ～ 50mm，不留针，膻中针尖沿皮向下刺 7 ～ 12mm，留针，二穴取之要有针感则甚佳。

3. 改良三才针法，强调得气至上以提高针灸临床疗效

程莘农在 70 余年的临床实践中，形成了自己独特的针刺方法——三才针法，包括三才配穴、动手探穴、指实腕虚持针法、三才进针法、振颤补泻法和飞旋行气法，三才一体，得气为先。程莘农指出，针刺时要辨证确定针刺深浅，灵活掌握针刺方向，通过提插、捻转和振颤 3 种得气手法的配合，实现补泻、气至病所。

（1）以人为本，三才进针

重视临床疗效，得气为上、以用为本是程莘农的治病之道。他指出，针刺欲取得效果，首先必须得气。进针的最终目的是寻求针下得气，在运用手法的同时，更要注意针下得气，气至才能生效。得气之时病人有针感，医生手下也应该有得气感。针感以直接刺激的感觉为主，所以有时有针感不一定是得气，此时可停针待气，若为了单纯追求针感而反复提插，结果虽然有某种"针

感"，但却可能打乱气机的正常运行，疗效往往不佳。另外，医生若不细心体察针下情况，而以追问病人的感觉为主，这样，就会心中无底，疗效很难保证。

程莘农认为，医生临床要以病人为本，不仅重视疾病，更要关心病人。在患者体位、针具的选择及进针方法、针刺深浅等方面，既要确保疗效，又要注意患者能否接受，尤其是初次被针灸的人，进针的快慢、是否疼痛等因素，直接影响针灸的疗效。

程莘农在长期的医疗教学实践中，总结出了一种易学、易教、病人痛苦小的进针法，取名为"三才进针法"，取意天、人、地三才，进针轻巧而迅速，由浅入深，逐层深入，得气迅速，疗效显著。他强调持针要有"手如握虎"之力，方能"伏如横弓，起如发机"；运针讲究指实腕虚，专心致志，气随人意，方使针达病所，气血和调，正胜邪去。仅进针这一操作，就将点穴、押指、穿皮、进针等融合为一体，在一二秒钟内完成。这一针法确有无痛、快速等优点，同时使初学者便于掌握应用，深受患者和学生的好评，吸引了不少国内外的学者前来学习。

三才法源于《针灸大全·金针赋》，程莘农对传统三才进针法进行了改进和简化，使得针刺的时候更容易得气，补充了古人对于进针手法的不足。他强调针灸治疗时，进针手法的好坏关系到针灸的治疗效果，运针的指力，对疗效有直接影响，进针时指力和腕力必须配合好，悬指，悬腕，悬肘，切循经络，针随手入，并提出了极具特色的"指实腕虚运针法"，成为程氏三才针法的动作基础。

（2）取效之要，莫过得气

针刺"得气"主要是毫针刺法。因为毫针针刺一般都深入到穴位以内，并在穴位内部进行手法操作，能够较强地调动人体的经脉之气，从而可以产生"得气"的感觉。而三棱针刺法、皮肤针刺法等其他针刺方法，则因针刺用具不同，治疗目的不同，所造成的刺激也就不一样，所以较少产生得气的感觉。

一般来说，针感出现迅速，容易传导，疗效就较好，反之则疗效较差。金元代针灸名家窦汉卿曰："气之至也，如鱼吞钩饵之沉浮；气未至也，如闲处幽堂之深邃；气速至而速效，气迟至而不治。"这是对针下得气的最好描述。程莘农强调，这种沉涩紧的感觉要与因手法不当引起疼痛而造成局部肌肉痉挛或滞针严格区别开；若针刺后未能得气，常采用候气的方法摧气，或暂时留针，或再予轻微的提插捻转，有些患者不应单独强力行针寻找得气，可采用温和灸，或另配穴以引导经气；做捻转手法时，要做到捻转的角度大小可以随意掌握，来去的角度力求一致，速度快慢均匀，在捻转中也可配合提插；做提插手法时，要做到提插幅度上下一致，频率快慢一致，同时也可以配合捻转，这样才能得心应手，运用自如。

程莘农指出，现在针灸者不明留针、行针与得气的关系，多认为行针之目的乃为得气，而留针则是得气后将针留于穴位之内，以加强治疗效果。如详细分析《黄帝内经》原文，则会发现《黄帝内经》中的留针与得气之关系，留针是为得气，而得气之后，就要按补泻治疗目的的不同，采取不同的方式处置。《素问·离合真邪论》记载："呼尽内针，静以久留，以气至为故，如待所贵，不知日暮。其气以至，适而自护，候吸引针，气不得出，各在其处，推阖其门，令神气存，大气留止，故命曰补。"也就是说，如果未得气，则我们可采取多次针刺、手法行针，以达到加强刺激而使经气得至之目的，"刺之而气不至，无问其数"。程莘农临床中经常在针刺达到得气的目的之后就起针，不再继续进行针刺，正如《灵枢·九针十二原》曰："刺之而气至，乃去之，勿复针。"

程莘农根据自己多年的临证经验，认为影响针灸得气的因素与医生水平有关，针灸医生要熟练地掌握针灸知识，得气靠练习，靠临床经验，针刺时的选穴是否精确及针刺手法是否娴熟、运用是否恰当也很重要。尤其要在针刺的时候，正确地辨证论治、据证选穴、熟练针刺、行针，才能有得气的感觉。另外，医生本人要有浩然正气，有一颗誓愿普救含灵之苦的善心，如此，施针之时才能够快速得气，而唯有如此，毫针针刺才能取效于顷刻。

4. 擅长治疗各种痛症，分清部位归经，六纲活用

程莘农辨治思路缜密，诊治痛症颇有特色。他认为，中医从古到今对疼痛的认识都比较直观，主要指症状（自我感觉）而言，常把身体内外产生的一种难以忍受的苦楚称作疼痛，虽然有各种不同证型的疼痛，但通称为痛症。针灸治疗疼痛优势明显，除各种急性疼痛外，临床主要用于急性组织损伤消退后的持续疼痛，或反复发作的慢性疼痛，多见于某脏器或某一处软组织慢性劳损性疾病。程莘农强调这些慢性疼痛多数本身就是主症，也是一种疾病，如关节痛、颈肩痛、腰腿痛、三叉神经痛、偏头痛等，但不能把慢性疼痛简单地看作是其他疾病的症状。

疼痛有寒热虚实之分，如《证治准绳·杂病》所说："暴痛多实，久痛多虚，高者抑之，郁者开之，血热者凉血，气虚者补气，不可专以苦寒泻火为事。"临床治疗时，应根据不同的病因采取相应的治疗，才能收到事半功倍之效。对于疼痛的诊治要点，程莘农主要从以下几方面进行说明：

（1）分清部位

程莘农认为，诊治时应首先根据疼痛部位判断属于哪一个经络或脏腑。"经络所通，病候所在，主治所及"。各经病候与其经脉循行特点密切相关。只有熟记经络循行，认清病候归经，才能够准确地进行经络辨证，辨别归经。通过分析，判断病在何经、何脏（腑），据此进行处方配穴，或针或灸，或补或泻。进行经络辨证时，除应重视十二经病候规律外，还应注意经脉循行部位或所支配部位的病变，尤其是局部的疼痛、麻木等感觉变化和拘挛、屈伸活动、转侧受限等功能障碍症状，如脾经通过腹部，故腹部胀满疼痛属脾，多取三阴交；前头痛多取百会；偏头痛多取风池；头顶痛多取涌泉……都是依据经脉循行路线进行经络辨证。

王焘《外台秘要》曰："头项背痛，随身痛即灸，不在正穴也。"对于疼痛，程莘农按照"诊病之处即是治病之处"的规律，常常采用压痛选穴法，以压痛点作为针刺的治疗点，分穴位压痛

选穴和非穴位压痛选穴，前者常用的有募穴、背俞穴及四肢的穴位；后者又称阿是穴压痛选穴，广泛用于扭伤、痹证、落枕等病，如牙痛近取颊车、下关，远取合谷、内庭。

（2）判断虚实

程莘农认为，施行治疗时仅停留在病位的辨别是不够的，还必须进一步辨别其性质，从而予以虚者补之、实者泻之的不同治疗。导致疼痛的病理因素很多，但它们都有一个共同的病理基础，即"不通则痛"和"不荣则痛"，前者为实痛，后者为虚痛。因此，诊治痛症时应详判虚实，多从以下几方面辨别虚实：痛而胀闭者多实，不胀不闭者多虚；拒按者多实，喜按者多虚；喜寒者多实，喜热者多虚；饱则甚者多实，饥则甚者多虚；脉实气粗者多实，脉虚气少者多虚；新病年壮者多实，久病年衰者多虚；痛剧而坚，一定不移者多实，痛徐而缓，莫得其处者多虚；痛在脏腑中，有物有滞者多实，痛在腔胁而牵连腰背者，无胀无滞者多虚；补而不效者多实，攻而加剧者多虚。

程莘农认为，医者必须在对患者病情虚实掌握的基础上，选用适当的或善补或善泻的穴位，并相应施用补泻手法以加强补泻的效应，才能得到最佳的补泻效果。《备急千金要方》曰："凡用针之法，以补泻为先。"判别虚实是补泻有效果的最基本因素，选穴与应用补泻手法是在这个基础上展开发挥的。这三个因素中任何一个都能影响补泻的效果，而且任何一个因素都能影响另外两个因素。疼痛所在部位的腧穴，是决定针刺浅深的基础，病情虚实是决定针刺浅深的关键，对于顽症、痛症如针刺反应不够强，就需加大刺激，这要依患者的年龄、体质决定。对于腹腰、四肢内侧等疼痛，腧穴刺之宜深；头面、胸背、四肢外侧等疼痛，腧穴刺之宜浅。针刺得气后，依据病性及患者体质，施以适当的补泻手法，对于气血虚弱，身体羸弱诸虚病证，施用补法，以鼓舞人体正气，使某种低下的机能恢复旺盛的作用；而对于高热疼痛，邪气亢盛诸实病证，则用泻法，以使某种亢进的机能趋于正常。除常用的捻转补泻法、提插补泻法、平补平泻法外，针刺特定的穴位如足三里、气海、关元、肾俞等穴为补；而针刺十宣、中极、委中、曲泽等穴为泻。所以针刺时正确地选用腧穴，也是实现针灸虚实补泻的一个重要方面。

（3）细审寒热

寒热不合则痛。《素问·举痛论》记载："寒气客于经脉之中，与炅气相薄则脉满，满则痛而不可按也。寒气稽留，炅气从上，则脉充大而血气乱，故痛甚不可按也。"可以看出，寒热不合，气血失调而致痛。

程莘农认为，不论何种疼痛，由于寒的十常八九，由于热的十仅二三。其所以然者，寒主收引，主凝滞，无论其为有形的寒邪，或为无形的虚寒之邪，都容易使经脉发生收缩、牵引、绷急、稽滞、拘挛等病变，妨碍气血的运行而致痛。尤其是阳气亏损的虚寒病变，或血液虚少不足以营养经脉，或阳气衰微不足以温煦组织而致痛。凡寒邪盛者，往往出现气逆、胀满、强直、身重、拒按、不思食、舌苔白滑、脉弦紧有力诸症。凡属虚寒者，则每见恶寒、倦怠、气短、喜暖、喜按、时作时止、遇冷加剧、舌淡苔薄、脉沉细无力诸症。由于热盛的疼痛，则多有恶热喜冷、口渴思饮、烦躁不宁、大便燥结、小便短赤、苔黄少津、脉弦数、痛而不可近等，是由于热邪燔灼气血而致。还要区分寒热真假，应着重注意：脉象的有力与无力，舌质的淡与红，舌苔的润与燥，口渴与不渴，喜冷饮与热饮，胸腹是否温暖，小便的清与黄，不欲盖衣被等。

（4）辨别气血

程莘农十分重视调理气血，气血是构成人体和维持人体生命活动的基本物质。气血和则百病不生，气血失和而百病由生。《医宗必读》强调："气血者，人之所以赖以生者也，气血充盈，则有邪外御，病安从来？气血虚损，则诸邪辐辏，百病丛集。"气血循行全身，不断为全身组织器官提供丰富的营养，维持机体正常的生理活动。他认为疼痛的病机主要是气和血两个方面，尤其老年人的身体疼痛多因气血不足。凡属痛在气分的，多见胀而痛，时作时止，痛无常处。凡属痛在血分的，多见痛而硬满，疼痛部位相对固定，并呈持续性疼痛，多属于有形的血痛。其他如食积、痰滞等，亦属于有形的疼痛。

经脉是气血运行的通道。《灵枢·刺节真邪》曰："用针之类，在于调气。"气血辨证，有助于指导补泻手法的实施，气少之经不宜深刺，以免诛伐太过，耗伤正气；血少之经不宜出血，灸壮也不宜过大、过多，以防伤及阴血；多气多血之经可"出血""出气"，即可施行刺血疗法或针刺泻法；少气少血之经则"恶气""恶血"，即不宜采用泻法，应使用补法；多血少气之经可"出血""恶气"，即可刺血但不宜过分耗伤正气；少血多气之经可"出气""恶血"，即可用泻法引邪气外出，但不宜刺血。如偏头痛为少阳经循行所过，少阳经多气少血，多气则气逆而上，出现胀痛，选穴时必选引气下行的远端穴位，如足临泣穴等。

总之，疼痛是一种临床常见症状，很多病理性疼痛本身就严重影响患者的生活和工作，对人体的危害往往比其他疾病更大，世界疼痛大会将疼痛定位为继"体温、脉搏、呼吸、血压"之后的人类第五大生命指征，采用非药物的针灸治疗方法，成为人类战胜疼痛的又一个亮点。程莘农的痛症临床治疗原则，在病候归经的基础上，分清部位以远近取穴，判断虚实、细审寒热、辨别气血以指导补泻得气针法，为复杂的针灸治疗痛症开创了一种简易明了的治疗思路。

5. 编著《中国针灸学》，开拓针灸国际教育

随着中医药事业的不断发展，针灸在国际上的地位也越来越高，外国人来华学习针灸的人数日益增多，在国际针灸教学中，教材问题需首先解决。程莘农亲自带头撰写和主编了《中国针灸学》《针灸精义》《中国针灸学概要》《针灸学讲义》《针灸疗法》等国内外各种版本的初、中、高级针灸教科书。《中国针灸学》一经问世便风靡海内外，成为包括美国在内的许多国家针灸水平考试或针灸资格考试的指定教材。在内容上《中国针灸学》不但包

含了经络学、腧穴学、刺法灸法学及针灸治疗学的内容，而且包含了阴阳五行、脏腑、诊断、辨证等中医基础理论和中医诊断学的内容，极大地方便了国际针灸培训中心这种短期而全面的教学模式，是当时国内外水平最高的国际教学课本，是中医针灸的标准规范教材，起到了引领中医针灸走向世界的作用。

在长达20多年的时间内，由程莘农主编的《中国针灸学》再版了几十次，被译为英、法、西等多种语言，并一直是国内外针灸教学的教材，是欧美各国的中医学子们认识和学习针灸的入门向导，这使得程莘农和北京国际针灸培训中心闻名遐迩。自北京国际针灸培训中心成立，他就一直负责业务工作。在之后30年的发展中，北京国际针灸培训中心造就出了一支优秀的团队，拥有一支以院士领衔的结构合理的专职教师队伍，以及涉及英、意、德、日等7个语种的资深翻译团队。他们中大部分人被邀请赴德国、挪威、美国、英国、日本、法国、瑞士、荷兰等数十个国家从事针灸培训、医疗及学术交流等工作，并承担了中国外交部、国家中医药管理局等委派的许多重大的外事医疗任务，以及在中国中医科学院、国家中医药管理局等许多重大的针灸国际会议、外事活动中担任翻译工作。

在针灸国际培训教学中，程莘农主张实践与理论相结合，因材施教，在经络和腧穴的翻译中坚持使用中文名称，在教授医术的同时，要传承中国的文化和思想，强调在中医基础理论指导下的针灸临床实践。为推动针灸走向国际，扩大针灸在国际上的影响，自1975年开始程莘农便全心倾注于国际针灸教学工作。他每天上午坚持带教外国学员临床实习，先后为百余国家的数万名外国留学生传授针灸学术，如今这些人成为各国从事针灸教学、科研和临床的骨干力量。

程莘农在多年教学生涯中积累了丰富的经验，以满腔的热忱投入到国内外针灸教学工作中，为针灸教育事业做出了巨大的贡献。在教学中，程莘农总是耐心教诲，循循善诱，手把手地、毫不保留地传授自己的才智、技术和本领。他还特别注意在教书中育人，在育人中他把握三条：一是首重培养医德；二是以务实的精神研究，不尚浮夸；三是为病人全心全意服务。数十年的辛勤耕耘，使其桃李满园尽芬芳，学生遍及国内外各地。他于 1986 年获得中国中医研究院颁发的优秀教师证书、卫生部医学科学委员会颁发的荣誉证书，1988 年荣获中西医结合研究会荣誉教师证书。

三、临证特色

程莘农从医 70 余载，始终牢记医生之天职，以治病救人为己任，无论是从事科研还是教学，都始终坚持临床医疗工作，积累了丰富的临证经验，形成了自己独具的诊治特色，也创新了中医针灸对许多疑难病症的诊治思路。本节主要对程莘农临床辨证取穴特点、临床经络辨证特点及"三才针法"进行解析。

1. 临床辨证取穴特点

程莘农认为针灸疗疾，虽不同于药物，但选穴处方和施术手法同样离不开中医诊疗疾病的基本原则——辨证论治。在辨证方面，程莘农尤其重视据证选穴、压痛选穴、病证结合选穴、原络配穴、俞募配穴等。

（1）据证选穴

据证选穴，即审证选穴，是程莘农临床诊治经验的结晶。他指出，只要证穴相宜，治疗常获良效。他在临床上总结了许多据证选穴的经验。如"一窍开，百窍开，窍闭不开取百会""大凡风证取风池""迎风流泪，目闭不利取睛明""头目昏胀取攒竹""口苦取阳陵泉，口臭取大陵""痰中带血取尺泽""小儿弄舌取手三里""经络闭阻，不通而痛，上肢疼痛取合谷、外关""下肢疼痛取昆仑、悬钟""周身疼痛取曲池、大包""镇痛诸穴，刺宜泻法""筋脉失其气血濡润则拘急，四肢拘挛取尺泽、曲泉、阳陵泉""手足震颤取手三里、足三里""足跟疼痛取大钟""皮肤瘙痒取曲池、血海""人之所有者，血与气耳，合谷调气，太冲和血，调和气血取合谷、太冲""足三里补气，三阴交益血，补益气血取足三里、三阴交""脾约便秘取大横""阳虚自汗取内关、足三里以益气固表，阴虚盗汗取内关、复溜以敛阴止汗""气虚则麻，血虚则木，指趾麻木系中风先兆，上肢麻木取外关、后溪，下肢麻木取中渎、悬钟""尿检化验出现红细胞取血海，出现白细胞取大椎、足三里，出现蛋白取阴陵泉、三阴交"。

（2）压痛选穴

程莘农认为，中医从古到今对疼痛的认识都比较直观，主要指症状而言，常把身体内外产生的一种难以忍受的苦楚称作疼痛，虽然有各种不同证型的疼痛，但通称为痛症。针灸治疗疼痛优势明显，除各种急性疼痛外，临床还主要用于急性组织损伤消退后的持续性疼痛，或反复发作的慢性疼痛，多见于某脏器或某一处软组织慢性劳损性疾病。程莘农认为这些慢性疼痛多数本身就是主症，也是一种疾病，如关节痛、颈肩痛、腰腿痛、三叉神经痛、偏头痛等。

1）按压痛部位局部选穴

对于疼痛，程莘农按照《黄帝内经》中"以痛为腧"和"在分肉之间痛而刺之"的规律，常常采用压痛选穴法，分穴位压痛选穴和非穴位压痛选穴，前者常用的有募穴、背俞穴及四肢的穴位，如胃痛在胃的募穴中脘穴有压痛，胸痹在心的背俞穴心俞有压痛，阑尾炎常在阑尾穴有压痛等；后者又称阿是穴选穴，即压痛点既是穴位，也是有效的治疗点，广泛用于扭伤、痹证、落枕等病。

2）按压痛部位循经选穴

程莘农认为，诊治痛症时首先应根据疼痛部位判断属于哪一个经络或脏腑，"经络所通，病候所在，主治所及"。各经脉病候与其经脉循行特点是密切相关的。只有准确掌握了经络循行，病候归经，才能正确辨证，辨别归经。通过分析，判断病在何经、何脏（腑），然后再据此进行治疗。进行经络辨证时，除应重视十二经病候规律外，还应注意经脉循行部位或所支配部位的病变，尤其是局部的疼痛、麻木等感觉变化和拘挛、屈伸活动、转侧受限等功能障碍，如脾经通过腹部，故腹部胀满疼痛属脾，多取三阴交穴；前头痛属阳明经，多取手阳明大肠经合谷穴；偏头痛属少阳经，多取手少阳三焦经外关穴；头顶痛属厥阴经，多取足厥阴肝经太冲穴等，都是依据经脉循行路线进行经络辨证。

（3）病证结合选穴

程莘农始终主张将辨证与辨病有机结合起来，临床上首先要做到病证相参，然后再选穴治病。如中风急症昏迷不醒，选人中、内关、极泉、足三里、三阴交，益阴扶阳，醒脑开窍，人中刺法需令患者泪出，极泉刺法至肢体活动效佳；口眼㖞斜取睛明、四白、地仓、颊车；胸痹取内关、膻中，振奋心阳，宣畅气机；癫狂取大陵、神门、内关、百会、四神聪，安心宁神，开窍益智；胃脘痛取中脘、内关、足三里，宽胸降逆，和胃止痛；单腹胀取气海、公孙、足三里，健脾理气，散痞消胀；消渴取然谷、肾俞、三阴交，益肾以生津；泄泻取天枢、中脘、足三里，振奋脾阳，健运止泻；疝气取关元、足五里、曲泉、太冲，疏肝理气止痛；痿证取手、足阳明经腧穴为主，配筋会阳陵泉、髓会悬钟，通调经气，补养气血，濡润筋骨，本证疗程较长，同时配合皮肤针辅助治疗，上肢痿证沿手阳明大肠经、手太阴肺经轻打叩刺，下肢痿证沿足阳明胃经、足太阴脾经轻打叩刺；癔症性瘫痪取足跟赤白肉际足心部，刺法透向涌泉，每收立竿见影之效；流感、猩红热、肺结核取大椎，大椎为诸阳之会，杀菌消炎，增强机体免疫功能，为临床常用穴位；上睑下垂取阳白、头临泣、阴陵泉、三阴交；青少年近视取风池、睛明、四白、合谷、光明、三阴交、太冲；老年性白内障取四白、养老、曲池、太冲；鼻渊取迎香、上星、通天、列缺、合谷，宣肺清热通窍；偏头痛取头维、太阳、率谷、足临泣，疏解少阳，活络止痛。

（4）原络配穴

原络配穴又叫主客配穴法，原则是以脏腑经络表里关系为依据，通过以先病脏腑为主，取其经之原穴，后病脏腑为客，取其相表里经之络穴，来运用治病的。如肺经先病，大肠经后病，则肺经为主，取原穴太渊，大肠经为客，取络穴偏历。反之，大肠经先病，肺经后病，则大肠为主，取原穴合谷，肺经为客，取络穴列缺。

程莘农认为，原络配穴的方法在临床中可以不必拘泥于原本主客、原络的含义，需要灵活运用，可收到较好的疗效。当表经有病，可以取里经的腧穴治疗；里经有病也可以取表经的腧穴治疗。临床诊疗中，如消渴病可取肾经然谷与膀胱经肾俞；虚劳盗汗可取肾经阴都与小肠经后溪；咽喉肿痛可取肺经少商与大肠经合谷。除此之外，程莘农临床中也常善用奇经八脉中阴阳相济的配穴方法，如足内外翻、失眠可取阳跷申脉与阴跷照海以治，阳痿可取任脉关元与督脉命门以治。总之，人体中阴经与阳经，只有阴阳相济，才能气血运行，只有阴阳相贯，方能如环无端。在配穴中，或脏病治腑，或腑病治脏；或引阴气注阳经，或引阳气以充阴经，往往都是通过原络配穴法来实现的。

（5）俞募配穴

程莘农认为，俞募配穴的基本原则是"从阴行阳，以阳行阴"。俞穴是经气输转之部位，募穴是经气聚结之处所。临证中，凡是某一脏腑有病，即可同时取对应的背俞穴和募穴进行治疗，如胃病常取背部的胃俞、腹部的中脘，膀胱有病常取骶部的膀胱俞、少腹部的中极等。除此之外，程莘农还认为，俞募配穴的应用，除了能直接治疗脏腑本身的疾病外，还可以间接治疗在病理上与内脏器官相关联的疾患，且在临床中应用亦较为广泛，例如肝开窍于目，治目疾可以取肝俞；肾开窍于耳，治肾虚耳聋可以取肾俞；取太阳配风池可治头风痛；廉泉配哑门可治中风失语；璇玑配大椎可治哮喘；关元配命门可治遗精、阳痿；归来配次髎可治妇女痛经等。这些程莘农的临证经验，都是由俞募配穴的原则衍化而来。然而临床中俞募配穴法治疗所需时间较长，为了解决这一矛盾，程莘农也常采取背俞穴或募穴施以快针的方法，同样收到了良好的治疗效果。

2. 临床经络辨证特点

中医的辨证方法繁多，而程莘农在临证中尤为重视经络辨证，他认为经络辨证是以经络学说为理论基础来概括经络病变的临床表现及经络、脏腑病变时的相互影响，从而总结出病变表现时的一般规律，实现以病归经，以经知脏，准确诊断。然后在经络辨证的基础上，选取病变经络的腧穴进行治疗，且在施术时强调"宁失其穴，勿失其经"，主张归经辨证、据经选穴。

（1）十二经脉辨证

经络以经脉为主体，因而在辨证时要以经脉的病候记载为主要依据。十二经脉循行路径是从手太阴肺经开始，依次传至足厥阴肝经，由肝再传至肺，周而复始，如环无端，并通过阴阳相配、脏腑络属和五行关系，与五脏六腑相沟通，通过五行生克制化，使人体阴阳、脏腑、经络、气血等广泛联系在一起。十二经脉中每一条经脉都有一定的循行路径和所属络的脏腑，如发生病变，各有不同的病候，其病候的表现可分属两个方面：一为本经的脏或腑功能失常；一为本经循行部位的病证。

虽然十二经病候与脏腑病候有很多相似之处，但十二经病候以经脉循行部位的病变较多，而脏腑病候则以内脏病变较多。如胸肺部胀满、咳喘、缺盆中痛、肩背寒痛、臑臂内前廉痛、口渴、心烦、恶寒发热、汗出等病候常从肺经论治。尽管十二经病候常有交叉，如心烦，可见于手太阴肺经、足阳明胃经、足太阴脾经、足少阴肾经及手厥阴心包经病变，但可根据其他症状来判定。若其他症状为足少阴肾经病变，则心烦属足少阴肾经。将病候按十二经进行分类归经，结合其他辨证方法，就可以循其内外，复杂的病候也就有所归属，以辨明病因、病位、病性而立法处方。

程莘农强调进行经脉辨证时，除了应重视十二经病候规律外，还应注意经脉循行部位的病变，尤其是局部的疼痛、发热等感觉变化和拘挛、屈伸活动、转侧受限等功能障碍症状。"凡刺之理，经脉为始"，只有熟记经脉循行才能循经取穴，辨证施治。

（2）奇经八脉辨证

奇经八脉是经络系统的重要组成部分，与十二经脉密切联系，对十二经脉气血起着统率、联合和溢蓄、调节的作用。因此，临床中多经同病的复杂疾病状态，多反映于奇经，奇经八脉辨证方法与规律也就成为解决疑难问题的重要方法。然而奇经八脉辨证作为中医学辨证方法之一，对此进行系统论述者尚不多见，程莘农认为深入研究奇经八脉的辨证施治规律具有重要的现实意义。

1）督脉病辨证

督脉起于少腹，如足太阳、足少阴会于长强，在大椎与手、足三阳会合，在风府与足太阳、阳维相会，在神庭与足太阳相会，在水沟与手、足阳明相会，在龈交与任脉、足阳明交会，具有输布阳气，卫外御邪，敷布命火，主行元气，转输阴精，养脑益髓，协调阴阳，通调百脉的功能。

外邪侵袭入督，或阻于头背，而出现恶寒发热、头痛难忍、项背怯寒、脑户穴冷、腰背疼痛等；或见目风、眼寒；或见角弓反张、脊背反折等"痉"病；或阻于胞宫、阴部，出现月经病、癃闭、遗溺、痔疾等。风寒从督入脑证常取百会、风府、大椎、风池为主穴，如治疗感冒，其中百会、大椎振奋督脉阳气，以祛风散邪；风池为足少阳、阳维交会穴，风府为督脉与阳维交会穴，阳维主表，针之以祛散表邪，卫外御邪。外邪从督脉阻于胞宫、二阴诸证，常用"任督配穴"法为主，并配以肾经和背俞穴。程莘农善用关元、命门、腰阳关、肾俞、三阴交、合谷、太冲治疗月经不调，若为寒湿入侵，在关元加灸。其中关元、命门、腰阳关以调理任督，通行经气，余穴以调理肝、脾、肾，使经血畅通。

督脉经气逆乱，可见痫证，或癫狂，或厥证。对督脉气逆所致的癫痫，常用处方为百会、风池、大椎、后溪、申脉。其中百会、大椎为督脉穴，以调理督脉之气机升降；后溪、申脉为八脉交会穴，通督脉，是治疗癫痫之有效穴；风池以祛风。治疗厥证也以"任督配穴"为主，取督脉穴百会、人中以振奋阳气；配任脉穴膻中、气海以疏理气机升降。

督脉气郁痰结，而致疝瘕积聚为主证，伴有月经不调，或情志抑郁、胸胁胀满等证，程莘农常取任脉之膻中、上脘以行气活血化瘀，配以大椎、命门以振奋阳气，温阳化瘀，此外，配肝经之大敦、曲泉及局部围刺以化痰散结。

督脉阳虚寒凝下焦，可见月经不调，或见宫寒不孕，男子阳痿、遗精等证。对督脉阳虚，清阳不升的阴挺、脱肛等证，常取百会、命门、长强、中脘、气海、足三里、太溪等穴。对督脉阳虚遗溺、癃闭，取百会、中极（加灸）、命门、肾俞、委中、太溪，温补肾阳，以益气化。

督脉阴虚上扰肝阳，可见震颤、癫狂，或心烦失眠、腰膝酸软、遗精等证。对督脉阴虚，肝阳上亢于脑的癫狂症，以任督配穴为主，配以肝、肾经穴，如百会、神庭、人中、膻中、巨阙以调理任督，镇静安神，配以太溪、太冲以滋阴潜阳。对督脉阴虚，风阳上扰，久而不愈的痫证，常取百会、大椎、风池、关元、太溪、太冲、后溪、申脉，以滋阴祛风，调理任督阴阳平衡。

2）任脉病辨证

任脉起于少腹，循行中先后 6 次与足三阴、阴维、冲脉等阴经交通，具有渗贯诸阴，主持元阴、月经，通行三焦之气的功能。常见有寒凝任脉，滞于胞宫，或湿热内停等。任脉为女科之要脉，治疗经、带、胎、产等必用任脉穴，以气海、关元、中极为多，常配以灸法，以温经散寒。

任脉气逆上冲心，而致不得俯仰，咳逆喘息，或妊娠恶阻等病证。上焦病常取任脉之天突、璇玑、膻中；中焦病取建里、中脘；下焦病取气海、关元，并根据不同主症配以其他腧穴。

任脉气血亏虚而致的腰酸、经少、带下、遗精滑泄等病证，以补益任脉、培本固元为主要原则。程莘农常取任脉之关元、气海、中脘，配以督脉命门穴为主。盖因关元为足三阴与任脉之交会穴，三焦之气之所生；气海为元气之海，针灸此二穴以益气生阳。中脘系胃之募穴，又为足阳明胃经与任脉之会穴，针之以健脾胃而助气血生化之源。命门位于两肾之间，为"肾间动气"之所在，故针之可益命火，壮肾阳，以生发元气，此外还可配以脾胃经穴，以滋化源。

任脉不固而致的阴挺、胎漏、带下、遗精滑泄等病证，以补气固脱为治疗大法。常取百会、关元、气海、神阙。百会为督脉穴，位于巅顶有升阳举陷之功；神阙、关元、气海大补元阳之气以回阳固脱。此外，以任督配穴为主，合以脾胃经穴，可以升阳提托，以治阴挺。

3）冲脉病辨证

冲脉起于小腹内，联络"胞宫"及"肾下"，外出"会阴"，与阳明会于"宗筋"，上达"咽喉"，过鼻之内窍"颃颡"，最后"别而终唇口"。

若寒凝冲脉不能温煦四肢而致足痿，趺阳脉不动，常取关元、气海、血海、足三里、冲阳、太溪、照海加温灸法。其中关元、气海为冲任、足三阴交会穴，针之能补益气血，使气血沿冲脉渗灌下肢；足三里、冲阳为阳明经穴，阳明多气多血，针之使气血畅达，以通脉络；血海以活血化瘀；太溪、照海以温肾助阳，以祛寒湿。

外感湿热火邪或气郁化火，冲脉血海有热，热迫血行而见月经量多；湿热下注可见外阴瘙痒、溃烂；冲脉达于咽喉、颃颡，环绕唇口，冲脉浮火上冲，耗伤阴液而见口热舌干或糜烂。对冲脉湿热所致外阴瘙痒、溃烂等证，常取关元，配以肝经的大敦、行间、曲泉以清泄肝热，再合以三阴交清利湿热。对口热舌干或糜烂等证，常取然谷、三阴交、大陵以滋阴泻火，因肾、脾、心经脉联于舌，故取上穴。

冲脉气逆，上犯肝胃而致的呕吐、干哕等证，常取中脘、内关、公孙、太冲以疏肝和胃降逆，其中内关、公孙为八脉交会穴，通冲脉、胃、心、胸，配胃之募穴中脘以和胃降逆止呕，太冲以疏肝理气。对于肝肾阴虚，火逆上冲的燥热心烦、头晕目眩、五心烦热、恍惚狂疑宜滋补肝肾，平冲降逆，取太溪、照海、太冲以滋补肝肾潜阳，取内关、神门、三阴交以镇静安神。

冲脉阳虚,宗筋弛纵,四肢痿厥,常取任、督脉穴,配以足少阴、足阳明之穴。如取关元、命门加灸以温补元阳;足三里、三阴交、太溪以温补脾肾,使气血畅通,温养四肢。对冲脉阳虚,肾气不固,二便失禁,常取中极、关元、天枢加灸,合以足三里、三阴交、太溪用补法。

4)带脉病辨证

古籍对带脉的循行众说纷纭,程莘农认为,根据《黄帝内经》《难经》及《八脉考》等古籍之论,带脉的循行为起于十四椎(带脉穴),过章门,交会足少阳胆经于腹部的"带脉、五枢、维道",最后会于"气冲"。带脉病辨证以虚实为纲。实证包括寒湿证、湿热证;虚证包括气虚证、气陷证。

对寒湿凝于带脉所致的腰腹冷痛,除了取带脉二穴,常配合命门、肾俞、关元、三阴交、委中,以温阳健脾化湿,活血通络。

湿热客于带脉,所致的经带并病,以任脉、带脉、足太阴、足厥阴、足少阳经穴为主,常取带脉、中极、阴陵泉、下髎、行间为主穴。其中中极、下髎清利胞宫湿热;带脉、阴陵泉清泻带脉之湿;行间祛肝胆之火。

对肝胆湿热移热于带脉的缠腰火丹,取局部带脉与胆经交会穴为主,再配以脾经和胆经腧穴,以清利湿热。治疗局部围针,可取内庭、外关、侠溪、公孙。内庭为阳明之荥穴,公孙为足太阴之络穴,泻之能清利湿热,外关、侠溪以利少阳经气,疏利湿热。

带脉气虚失约出现的带下证,不仅取气海以补之,还要取带脉穴以固涩带脉,更取百会穴以升提阳气,为下病上取之意。

阳明虚,肝肾虚,致带脉不引而致的痿证,以补益阳明、填补肝肾为主,取足三里、三阴交、复溜、行间为主。其中足三里、三阴交以益气血生化之源;复溜、行间补益肝肾,从而治疗带脉不引的足痿。

中气下陷,带脉失约,失去维系胞宫的作用而致阴挺、胎漏、疝等病证,以补益冲任肝肾、升提带脉为治疗原则。治疗阴挺以百会、气海、维道、大赫、照海、太冲为主。其中维道是带脉与足少阳交会穴，取之升提带脉；百会是三阳五会，取之以升阳举气；余穴以调补肝肾。疝证不仅为带脉证，也与冲任、肝经有关，临床必须兼顾之。《席弘赋》云："若是七疝小腹痛，照海、阴交、曲泉针。又不应时求气海，关元同泻效如神。"阴交为任脉、冲脉、足少阴之会穴，以补肾培元、疏调冲任之气；气海、关元、照海以升阳举陷，培补元气；曲泉为肝经合穴以理气止痛。

5）维脉病辨证

关于维脉的起点，众说不一，程莘农从金门、筑宾之说。维脉具有维系阴阳、调节气血、主持表里、协调营卫的功能。

阳维属卫主表，外邪侵于阳维，邪正交争则出现寒热、肌肤痹痒、咳嗽喘息、头项强痛、肢节疼痛等证，取风池、风府为主方。风池为阳维与足少阳之交会穴，风府为督脉与阳维脉之交会穴，二穴相配以祛风解表，清热散寒，调和营卫。若风寒束于阳维，可加列缺、合谷以宣肺散邪，鼻塞加迎香，无汗加大杼。若风热袭于维脉可加大椎、曲池、合谷，大椎以散阳邪而解热，曲池、合谷清肺气，退热。

阴维受寒邪所侵，或阴维及其所交会的足三阴、任脉本虚，阴寒内结而变生的脘腹痞痛、反胃噎膈、肠鸣泄泻、结胸、胁肋攻撑疼痛、阴中切痛、腰痛等证，常用阴维与相关交会经脉的交会穴，如治疗心下痞满、腹痛里急、泄泻等阴维、太阴病证，以府舍（足太阴、足厥阴、阴维交会穴）、大横（足太阴、阴维交会穴）、腹哀（足太阴、阴维交会穴）为主穴，随症可加中脘、天枢、足三里、关元等补益脾胃之气。若胁肋攻撑疼痛、胸闷心烦等阴维、厥阴并病，以期门（足太阴、厥阴、阴维交会穴）为主穴，配合合谷、太冲等以疏肝解郁。内关亦是治疗阴维里证的主穴之一。阴维、阳维都可致腰痛。阴维与足少阴并病而致的腰痛、阴中切痛，取阴维交会穴筑宾为主穴，常配以太溪、肾俞、腰阳关；若腰腹痛连及阴中痛可灸关元。

6）跷脉病辨证

跷脉在古文献中描述较为简单，具有主肢节、主左右之阴阳及一身之动静、主行卫气、主眼睑开合的功能。常见于四肢部、目部、神志病候。

阳跷表证发热恶寒，取风府、风池；对于表证的项强、腰脊强，取京骨、委中；若中有寒邪，可取交信、大敦；对于阳跷脉不利引起的腰痛，可取申脉、仆参，为阳跷与足太阳之交会穴；若为阴跷不利所致腰痛，可取交信；若目痛从内眦始源阴跷者，可取睛明、交信治疗；若目痛源于阳跷，可取睛明、申脉；对于寒邪中于跷脉的四肢厥逆、僵直，宜温经散寒为主，除取阴跷之照海、阳跷之申脉外，常配合阳陵泉、足三里、血海、悬钟，加灸，以温经散寒，活血通络。

跷脉阴阳失调而致的失眠、癫痫等证，以调整阴阳为治疗大法。运用补泻方法，阴跷以阴为体，可以结合阳跷为用，故阳虚阴盛宜补阳泻阴；阴虚阳盛宜补阴泻阳。常以照海透申脉治疗失眠，以平衡跷脉阴阳。

跷脉主肢体的矫捷及运动。素体气血虚弱，或邪热中于脉而灼伤阴液，或风痰阻脉，气血闭阻可导致跷脉失养而出现肢体挛急抽搐或震颤等。除取阴跷、阳跷脉穴外，还宜配合与跷脉相关的经脉的腧穴。如治疗弛缓性软瘫属虚证者，先取大椎、大杼、肩髃、曲池、合谷，以振奋阳气，疏通经络。上肢下垂，瘘痪无力，不能上举加天宗、肩髎、臑俞。其中肩髎、臑俞分别是手阳明、手太阳与阳跷的交会穴；伴有下肢软弱无力，手足无力加后溪、申脉，以振奋阳气，温养四肢。其中申脉为足太阳与阳跷脉之交会穴，后溪为八脉交会穴，通于督脉。卒中后遗症，有足内翻或足外翻者，加照海、申脉。但足内翻者常泻照海，补申脉；外翻者泻申脉，补照海。

3. 三才针法

程莘农指出，针刺手法是针灸临床所必须掌握的基本技能，是针刺临床获效的关键因素，包括持针、进针、运针手法等。程氏"三才针法"包括三才配穴、动手探穴、指实腕虚持针法、三才进针法、振颤补泻法和飞旋行气法，几个动作连贯操作，一气呵成，快速有效。

（1）三才配穴

程莘农根据《黄帝内经》"天人合一""天人相应"的整体思维模式，通过天、地、人三才认识宇宙万物的发展，提出针灸临床以"天、人、地"三部选穴，称为"三才配穴"。

三才对应天、人、地，即人体上、中、下三部。人体整体划分：头颈以上为天（上），胸腹背为人（中），四肢为地（下）；人体局部划分：胸腹部，横膈以上为天（上），横膈至脐中水平为人（中），脐至耻骨联合水平为地（下）；腰背部，至阳以上为天（上），至阳到命门为人（中），命门以下为地（下）；四肢部，肩膀、胯臀部至肘、膝部为天（上），肘、膝部至腕、踝为人（中），腕、踝至指、趾部为地（下）。三才取穴举例：以人体整体划分，如失眠，天才取百会，人才取中脘，地才取神门、三阴交；胸部划分，如气虚，天才取膻中，人才取中脘，地才取气海；背部划分，如咳嗽，天才取肺俞，人才取脾俞，地才取肾俞；四肢划分，如四肢活动不利，上肢天才取肩三针，人才取曲池，地才取合谷；下肢天才取环跳、髀关，人才取足三里、阳陵泉，地才取太冲。

程莘农认为，"三才配穴"的临床运用不能机械死板，应根据病情、病性、病位，并结合中医辨证思维灵活变通，可整体运用，可局部运用，也可整体与局部结合运用。

（2）动手探穴

程莘农指出，腧穴定位既是针刺操作的重要环节，又是提高针灸临床疗效的基本保证。古代虽给出了骨度折量、指寸定位、简便取穴等腧穴定位方法，然而这些方法只是一种粗略的经验定位，并不能完全定准穴位。正如《备急千金要方》所云："人有老少，体有长短，肤有肥瘦，皆须精思斟量，准而折之，又以肌肉纹理、节解、缝会、宛陷之中，乃以手按之，病者快然，如此仔细安详，用心者乃能得之耳。"此外，腧穴体表定位会因体位改变而改变。例如，取足三里，虽均定位为膝下 3 寸，胫骨外缘，然下肢伸直和屈膝取之时不能合一。其他诸多穴位也会如此。

程莘农还强调腧穴的定位不是一个简单的过程，必须经过"经验取穴"和"动手探穴"两个步骤，即先据常规取穴法定出穴位的大概所在，然后施以循、摸、按、压等手法以精确定位。现代穴位解剖学特征研究发现穴位多在骨、肌或筋膜围成的孔隙或隧道，那么探摸时手下感觉也会有相应变化，如程莘农针刺百会穴时，虽然标准定位为两耳尖连线中点处，临床中通过手下探摸，多定位为中点偏后的孔隙处。如《灵枢·刺节真邪》曰："用针者，必先察其经络之实虚，切而循之，按而弹之，视其应动者，乃后取之。"《灵枢·背腧》亦曰："按其处，应在中而痛解，乃其输也。"

（3）指实腕虚持针法

程莘农强调，持针、进针、运针的指力是针刺手法的基本功，贯穿于整个针刺过程中，包括持针方法、进针时的用力方向、针刺角度、行针力度和频率等，与疗效直接相关。正如《灵枢·九针十二原》所曰："持针之道，坚者为宝。"持针之手要指力实而腕力虚，以右手拇、食二指持针，中指指端靠近穴位，单手进针，为三才针法的动作基础。进针时指力和腕力必须配合好，悬指，悬腕，悬肘，切循经络，针随手入。运针时要具有《黄帝内经》所说的"手如握虎"之力，运神于指，针刺病所，方能"伏如横弩，起如发机"，收到良好的治疗效果。

之所以有时同样的处方用穴，别人未能治愈的疾病，在程莘农手下能够取得疗效，可能与指力有很大关系。他指出，指力是在理法方穴术基础上影响疗效的一个重要因素，只有持针、进针、运针的指力练就好，才能力贯针尖，丝丝入扣，恰中病机；能否顺利进针并不取决于手指力量的大小，而是取决于手指力量是否作用在针尖上，用力方向是否与进针方向一致，即是否能够做到力贯针尖，如果不能，力度越大，反而越容易弯针。

（4）三才进针法

程莘农指出，临床要以病人为本，不仅重视疾病，更要关心病人。在患者体位、针具选择、进针方法、针刺深浅等方面，既要确保疗效，又要注意患者能否接受，尤其是初次被针灸的人，进针的快慢、是否疼痛等因素，直接影响针灸的疗效。他在长期的医疗教学实践中，在借鉴传统三才刺法的基础上，总结出了一种易学、易教、病人痛苦小的进针法，取名为"三才进针法"。三才，取意天、人、地三才，即进针分浅、中、深三个层次操作，先针1～2分深，通过皮肤的浅部，为天才，再刺5～6分深，到达肌肉为人才，三刺2～4分深，进入筋肉之间为地才。

"三才法"首见于《针灸大全·金针赋》，曰："初针，刺至皮内，乃曰'天才'；少停进针，刺入肉内，是曰'人才'；又停进针，刺至筋骨之间，名曰'地才'。"可以看出把人体穴位分为天、人、地三部，以皮内为"天"，肉内为"人"，筋肉之间为"地"，即浅层、中层和深层三层，分层针刺。

这种按穴位分层进行针刺的方法，是在《灵枢》"三刺法"基础上提出的。《灵枢·官针》载："所谓三刺则谷气出者，先浅刺绝皮，以出阳邪；再刺则阴邪出者。少益深，绝皮致肌肉，未入分肉间也；已入分肉之间，则谷气出。故《刺法》曰：始刺浅之，以逐邪气而来血气；后刺深之，以致阴气之邪，最后刺极深之，以下谷气，此之谓也。"《灵枢·终始》载："凡刺之属。三刺至谷气……故一刺则阳邪出，再刺则阴邪出，三刺则谷气至，谷气至而止。所谓谷气至者，已补而实，已泻而虚，故以知谷气至也。"说明在针刺过程中应分三部操作，"一刺"通过皮肤，为腧穴浅层；"再刺"到达肌肉，为腧穴中层；"三刺"进针至分肉之间，分肉即肌肉间隙的深层组织，为腧穴深层。如此分层操作，则可祛除邪气，扶助正气，调和阴阳营卫，使针刺取得应有的感应，即"谷气至"。

程莘农指出，三才进针法之"快"主要体现在第一阶段，即快速刺透皮肤，因皮肤层神经末梢十分丰富，进针太慢则容易造成较长时间的疼痛，患者不易接受，所以进针透过皮肤时要用较快的动作。之后轻徐而入，进入肌层，体会针感，稍有阻碍，为针至血管或肌腱，提针至皮下，改变针尖方向或角度进针至有针感。这样病人就少有痛苦及血肿形成，惟酸、胀、麻、困之得气的舒适感。三才进针法轻巧迅速简捷，由浅入深，逐层深入，得气迅速，一则可减少患者的疼痛，二则可以调引气机之升降，为实施其他各种补泻手法打好基础。

（5）振颤补泻法

程莘农认为，针刺得气后，依据病性及患者体质，施以适当的补泻手法，亦是针刺取效的重中之重；针刺补泻的效果是客观存在的，手法作为实现方式也是客观存在的。然从《黄帝内经》到《针灸大成》，各种补泻手法层出不穷，如"烧山火""透天凉""青龙摆尾""白虎摇头""苍龟探穴""赤凤迎源""凤凰展翅""饿马摇铃""龙虎交战""阳中隐阴""阴中隐阳"等。这些补泻手法虽丰富了针灸学，但因理论晦涩，在一定程度上给针刺手法理论造成疑惑；且不易操作和体验，使后学在临床操作中也难以把握，实不利针灸之传扬。

程莘农指出，手法作为实现目的的方法是多样的，而其指导原则只有一个，就是师古而不泥古，师其原则而不拘泥于其具体方法。他在古代传统补泻手法操作要点的基础上，形成了一种将高频率的提插与捻转相结合的手法——振颤催气法，即手持针，做小幅度快速的提插捻转略加振颤，使一次得气率达到了80%以上。得气后还加用"飞旋行气法"，即用拇、食两指边提插、边捻转，每捻1次，手指离针柄1次，结合一捻一放两指展开，状如飞鸟展翅，反复数次，以促进针感扩散走动。

四、经典验案

程莘农从医70余年积累了丰富的临床经验，本节通过归纳总结程莘农在中风病、消渴、膝关节痛、耳聋、郁证、气瘿八个病证方面的诊治经验和临床特色，以提炼程莘农据证选穴、压痛选穴、病证结合选穴、原络配穴、俞募配穴、重用交会穴和八脉穴的临床选穴组方经验。

1. 中风病

（1）诊治经验

程莘农治疗中风病，比较推崇《针灸大成·中风瘫痪针灸秘诀》引《乾坤生意》的观点："中风风邪入脏，以致气塞涎壅，不语昏危，百会、大椎、风池、肩井、曲池、足三里、间使七穴，针。中风风邪入腑，以致手足不遂，百会、耳前发际、肩髎、曲池、风市、足三里、绝骨七穴，灸。中风口眼㖞斜，听会、颊车、地仓，灸。"以及《针灸大成·治症总要》的原则："中风不省人事，人中、中冲、合谷。问曰：针之不效，奈何？答曰：针力不到，补泻不明，气血错乱，或去针速，故不效也，前穴未效，复刺后穴，哑门、大敦。半身不遂，肩髃、曲池、手三里、足三里。问曰：此症针后再发，何也？答曰：针不知分寸，补泻不明，不分虚实，其症再发，再针前穴，复刺后穴，肩井、上廉、委中。"

1）中风在脑，必用百会

程莘农主张"一窍开百窍开"，窍闭不开选百会。百会，又名三阳五会，是"手足三阳和督脉之会"，升清举陷，醒脑开窍，为临床治疗督脉为病、神志病等的常用穴位，且刺法宜轻浅，即所谓"一窍开百窍法"。中风病的病位在脑，更应重视百会穴的应用，《灵枢·海论》曰："脑为髓之海，其输上在于其盖，下在风府。"脑为髓液聚集之处，称为髓海，其为气血出入的重要穴位。上在百会穴，下在风府穴，不论何种原因导致的气血阻滞而逆乱，出现的头脑疾患都可取本穴治疗。

2）倡用四关，调理气血

程莘农认为，中风病机是气血逆乱于脑，调理气血最为重要。《灵枢·九针十二原》曰："五脏有六腑，六腑有十二原，十二原出于四关，四关主治五脏。"据此，程莘农提出了中风病的"通调四关法"。四关本意是肘、膝关节，即两合谷，两太冲穴。合谷为手阳明大肠经原穴，阳明经为多气多血之经，合谷为治疗头面部要穴，善治头痛、眩晕、口眼歪斜、牙关紧闭、半身不遂、发热、恶寒、隐疹、齿痛、鼻渊等症。太冲为肝经原穴，肝藏血，可调理全身血量，有平肝降逆之效，故可治疗上实下虚之中内忧外患病。二穴合用可调理全身气血。

3）善用对穴，调整阴阳

中风半身不遂常见足内翻、足外翻、上肢拘急或弛缓。总为经气不通，阴阳失衡。程莘农喜用对穴，上肢内关、外关、曲池、少海、中府、肩贞。下肢梁丘、血海，阳陵泉、阴陵泉，阳交、三阴交，申脉、照海。正如李时珍《奇经八脉考》曰："阴跷为病，阳缓而阴急，阳跷为病，阴缓而阳急。"《针灸大成·标幽赋》曰："二陵、二跷、二交，似续而交五大。"对穴为一阴经一阳经穴，善调阴阳。

4）辨证取穴，风火痰瘀虚，重风痰阻络

程莘农认为，由于人们生活及饮食习惯的改变，目前临床中风病患者"风痰阻络型"明显增多，而且多发于40岁以上的中老年人。配穴组方强调化痰通络，重视百会、神庭、风池、丰隆、公孙、内关、中脘、列缺的通络化痰作用。

5）常用处方

初起多阳经取穴，阳主动，意在恢复肢体功能。后期治疗取配阴经腧穴，协调阴阳，阴平阳秘，精神乃治，多以百会、神庭、风池、丰隆、公孙、内关、中脘、列缺为主穴。

如中风急症昏迷不醒，常取人中、内关、极泉、足三里、三阴交，益阴扶阳，醒脑开窍。人中刺法需令患者泪出，极泉刺法至肢体活动效佳；中风后遗半身不遂，初起治疗取阳经六穴，上肢为肩髃、曲池、合谷，下肢为环跳、阳陵泉、太冲；面瘫用颊车、地仓；失语用通里；癃闭用中极；口眼歪斜（面神经炎）取睛明、四白、地仓、颊车。睛明刺法沿眼眶边缘直入0.8～1.5寸，忌捻转提插，地仓刺法透向颊车；心开窍于舌，舌强失语，取廉泉、哑门及心经络穴通里。

6）辨证按症加减

根据病因病机加减变化如下：肝风，取风池、风府、风市、翳风、风门；痰，取丰隆；瘀，取膈俞、血海、三阴交；火，取行间、侠溪；虚，取足三里、关元、太溪、肾俞。

另外，根据主要症状随症加减：如卒中后遗症弛缓性软瘫属虚证者，先取大椎、大杼、肩髃、曲池、合谷以振奋阳气，疏通经络；伴有上肢下垂，瘘疾无力，不能上举，加天宗、肩髎、臑俞；下肢软弱无力，手足无力，加后溪、申脉；有足内翻或足外翻者，加照海、申脉，但足内翻者常泻照海、补申脉，外翻者泻申脉、补照海。

（2）治验举例

马某，男，72岁。

主诉：右侧半身不遂9年。

病史和表现：患者右侧半身不遂9年，病初曾于北京某医院经CT检查诊断为"脑血栓"，虽多方医治但罔效。现患肢屈伸不利，指趾麻木，手握力差，步履艰难，沉重如坠，面赤眩晕，两目昏花，少寐，恶心纳减，舌质红少苔中有裂纹，脉象沉细弦尺弱。

诊断：卒中后遗症（肝肾阴虚，风阳上扰）。

治法：滋补肝肾，平肝息风。

取穴：

三才配穴：天才配百会，人才配中脘，地才配三阴交。

局部辨证取穴：头部取风池、太阳、四白；上肢取肩髃、曲池、合谷；下肢取环跳、足三里、阳陵泉、悬钟、三阴交、太溪、太冲。

对穴取穴：外关、内关。

针刺方法：百会，逆经平刺（0.3～0.5寸）；太阳、四白，斜刺（0.3～0.5寸）；足三里、悬钟、三阴交、太溪、太冲，三才针法直刺人才（0.5～1寸），捻转小半圆周，提插0.15cm，飞旋补法；肩髃、曲池、合谷、阳陵泉，三才针法直刺地才（0.8～1.2

寸），捻转一圆周，提插 1.5cm，飞旋泻法；环跳，三才针法直刺地才（2～2.5寸），捻转一圆周，提插2cm，振颤催气，飞旋泻法。

结果：治疗 6 次（1 个疗程），右侧肢体沉重感大减，活动较前灵活，眩晕恶心亦见好转，效不易方，随症加减，连续治疗 4 个疗程，患侧肢体已活动自如，诸症尽消而病痊愈。

分析：患者年逾七旬，肝肾阴血已虚，水不涵木，风自内生遂成上述诸症。百会、风池开窍息风；足三里、三阴交、悬钟、太溪、太冲滋补肝肾，培益气血，平肝息风；肩髃、曲池、合谷、环跳、阳陵泉疏通经络；太阳、四白、内关系兼症选穴。程莘农治疗卒中后遗症日久不愈，采用通调周身经脉，阴经阳经腧穴并取的方法，旨在畅达经络血气，协调阴阳。

2. 痛痹

（1）诊治经验

1）强调寒邪致病，多选阳经穴位

程莘农认为，历代对痹证外因的认识，多趋于风、寒、湿、热四邪，但从临床看则以寒气盛者居多（60% 以上）。寒者热之，湿者燥之，热者清之，虚者补之，血实宜决之，去宛陈莝。"痹者，闭也。"故主张"散寒""温之""通之"。由于痹证患者受邪兼夹不同，体质虚实之异，又须配他法应用。寒热错杂，则散寒清热并举，令寒散热清；夹瘀，则宜散邪祛瘀；阳虚则宜温阳散邪；气血不足，补益气血，散寒行滞。因寒邪偏重，感受寒邪，邪阻经络，经气凝滞，不通则痛，而阳经经气更易受寒邪侵袭，故选取穴的作用多是疏通经络止痛，多选阳经穴位。

2）以痛取穴，重视阿是穴的运用

痹证以局部疼痛为主要症状，气血运行闭阻为主要病机，针灸治疗痛痹的总原则为祛邪止痛，通调血气。

程莘农指出，对于疼痛，"诊病之处即是治病之处"，阿是穴对于缓解疼痛症状往往有奇效。因此，常常采用压痛选穴法，以压痛点作为针刺的治疗点，分穴位压痛选穴和非穴位压痛选穴。

全身疼痛：取后溪、申脉。

颈部疼痛：取大椎、风池、后溪、合谷。

肩部疼痛：取肩髃、肩髎、肩内陵。

腰脊痛：取腰俞、秩边、次髎等穴。

上肢疼痛：取肩髃、外关、合谷等穴。

下肢疼痛：取环跳、阳陵泉、承山、昆仑、悬钟等穴。

3）基本处方

基本处方为百会、风池、大椎、三阴交。

方义：百会为督脉经穴，又为厥阴经通巅之会。取之，和调阴阳，疏通血气；大椎是手、足三阳经与督脉交会之所，为宣通阳气、祛散寒邪之要穴；胆经腧穴——风池善于祛风，引邪外出，为治风之要穴；三阴交为足太阴脾经腧穴，又乃足三阴经交会之处。肾主水，助膀胱气化，脾主运化水湿，取之可以利水化湿，故《针灸甲乙经》有"湿痹不能行，三阴交主之"之说。四穴合用，共奏散寒、祛风、除湿、疏通血气之功，而成针灸治疗痛痹的基本处方。

4）辨证加减

① 按部位

通过对 1980～1990 年间程莘农在中国中医科学院针灸研究所门诊诊疗的 103 例痛痹患者进行回顾性分析，统计穴位使用频数，挖掘穴位间的关联规则，并结合程莘农的点评，将其治疗各部位痛痹常用处方总结如下：

部位：颈肩部。

处方：合谷、外关、曲池、风池、肩髃、阿是穴。

方义：此方多用于上肢疼痛，有疏经通络止痛之功。风池穴一般有压痛，为阳性反应点，取之即可祛风邪，亦有"以痛为腧"之理。肩髃、曲池为多气多血之阳明经穴，外关为手少阳三焦经络穴，通阳维脉，相配以疏通上肢经气。

部位：腰部。

处方：肾俞、腰阳关、委中。

方义：肾俞补肾气，强腰脊；腰阳关强腰膝，补阳气；"腰背委中求"，委中为膀胱经合穴，下合穴，可舒筋通络。

部位：下肢部。

处方：环跳、风市、秩边、血海、足三里、阳陵泉、委中、昆仑、悬钟、阿是穴。

方义：秩边、环跳、风市、阳陵泉、足三里、悬钟、昆仑"循脉之分""各随其过"，取用病痛肢节部的经穴以蠲邪定痛；阳陵泉，筋之会以舒筋活络；足三里理脾胃，调中气，化湿，强健体质；昆仑为足太阳膀胱经经穴，悬钟为足三阳之大络，髓之会穴，经会穴常相配治疗下肢疼痛。

② 按病因

由于痛痹患者症状表现不一。按照前述痛痹辨证要点，其证则有寒热错杂、夹瘀、气血阴阳亏虚之不同，故治疗时在总原则的基础上，还有必要配合下述诸法加以应用：

治法：祛邪清热，疏经开结。

处方：百会、风池、大椎、三阴交，加曲池、腰阳关。

方义：大椎乃诸阳之会，配手阳明大肠经合穴曲池能清热，合腰阳关又能祛寒，故取大椎穴有用一穴而奏两功之妙。诸穴相配，能令寒除热清，适用于痹证痛有定处，局部无红肿、喜热敷温熨，寒象明显，而又有舌红苔黄、小便黄、大便干、脉象有力等内热之象，证属寒热错杂之痛痹。

治法：祛邪散凝，行气活血。

处方：百会、风池、大椎、三阴交，加血海或膈俞。

方义：血海或膈俞（血会）皆善活血化瘀，配百会通调气血，合方适用于血瘀痛痹。

治法：祛散邪气，壮阳通经。

处方：百会、风池、大椎、三阴交，加关元或腰阳关。

方义：《难经》云："诸十二经脉者，皆系于生气之原，所谓生气之原者，谓十二经之根本也，谓肾间动气也。此五脏六腑之本，十二经脉之根，呼吸之门。"肾间，外当乎关元之分，为冲脉所出之地，取关元，补肾阳而益命火，又乃小肠之募，"小肠者，受盛之官，化物出焉，分清别浊，吸收水谷精华而生阴血"，故取之又有"阳得阴助而化源不竭"之功。腰阳关，强阳通经，合方用于阳虚痛痹。若顽痹阳衰，可配隔姜或附片灸神阙，破阴回阳，临床根据阳虚所在脏腑，分别选加肾俞、脾俞或心俞等。

治法：益气祛邪，疏经止痛。

处方：百会、风池、大椎、三阴交，加中脘、足三里。

方义：三阴交配足三里，补益后天，令谷气内充，营卫强盛，循于常道，"不与风寒湿气合，故不为痹"，中脘为手太阳、手少阳、足阳明、任脉之会，又是胃之募穴，取之补益中气，运化水谷精微，生津液而润宗筋、利关节。合方用于气虚痛痹。脾气虚加公孙、阴陵泉；心气虚加神门、内关，用补法。

治法：峻补真阴，祛散邪气。

处方：百会、风池、大椎、三阴交，加足三里、太溪。

方义：太溪为肾经原穴，用补法以益肾阴；脾胃为后天之本，"饮入于胃，游溢精气，上输于脾，脾气散精，上归于肺，通调水道，下输膀胱，水精四布，五经并行"。而脾胃又居中焦，"中焦受气取汁，变化而赤，是谓血"，故取脾胃经穴足三里、三阴交，以资阴血生化之源，助太溪补阴液。合方适用于阴虚痛痹。如肾阴虚加肾俞、阴谷、大钟；肝阴虚加肝俞、太冲、曲泉；心阴虚加心俞、神门、阴郄等。

（2）治验举例

赵某，男，23岁。

主诉：左下肢后侧疼痛3月余。

病史和表现：患者缘于汗后淋浴，即感左小腿酸胀不适，半月前天转冷，出现左下肢后侧疼痛，昼轻夜重，得热稍舒，动则痛增，经服中药及消炎痛（吲哚美辛，下同）疗效不佳，饮食尚可，伴下肢拘急，舌质淡紫苔发白，脉弦紧。

诊断：痛痹，寒痹。

治法：祛邪通经，活血止痛。

取穴：

双侧：百会、风池、大椎、腰阳关、肾俞、三阴交。

左侧三才配穴：天才取环跳、次髎，人才取委中、承山，地才取昆仑。

手法：风池、大椎，斜刺（0.5～1寸）；委中、昆仑，三才针法直刺地才（0.8～1.2寸），捻转一圆周，提插1.5cm，飞旋泻法；腰阳关、肾俞，三才针法直刺人才（0.5～1寸），捻转小半圆周，提插0.15cm，飞旋补法；余穴三才针法直刺人才（0.5～1寸），捻转半圆周，提插0.5cm，平补平泻，每日1次。

治疗经过：初诊时患者左下肢痛剧，活动受限，夜间得服4片消炎痛方能入眠，经上法治疗6次后，其下肢疼痛明显减轻，活动基本已不受限制，停用止痛药后，夜间尚有轻微疼痛，下肢拘急症状消失。查脉弦，舌质淡红。

结果：治疗12次后，症状全部消除，嘱注意保养，半年内忌过于负重和避寒湿而愈，2个月后随访未见复发。

分析：此患者汗后，腠理疏松，衣里冷湿，更兼贪凉淋浴，风寒湿之邪乘机侵入，杂合为痹，寒气为胜而成痛痹之证，所以用风池、大椎、三阴交急去其邪，配合局部取穴，疏通经络，患者年轻，治疗及时，针灸两周则邪去痛除而愈。治疗后，嘱其避过劳重负，充分体现了中医注意医养并重的丰富经验。

3. 郁证

（1）诊治经验

1）重用奇经穴

郁证属于情志失常一类的疾病，是神明错乱的表现，脑为神明之府，故神不为脑主则乱也。程莘农强调，奇经八脉与郁证的关系比较大。

第一，有多条经脉与脑发生直接或间接联系，如《难经》曰："督脉者，起于下极之俞，并于脊里，上至风府，入属于脑。"除督脉外，阳、阴经与脑都有直接或间接联系，如《难经》载："阳脉者，起于外踝之上，入风池。"《灵枢·寒热病》曰："足太阳有通项入于脑者……在项中两筋间，入脑乃别阴、阳，阴阳相交，阳入阴，阴出阳。"又如阴脉上面入目内眦，"和太阳、阳脉相会，再相并上行至脑"，阳维脉，其脉气发于足太阳金门，上沿大腿外侧，抵少腹沿胁上达肩胛骨向上分布于耳的后方，"到风府穴入脑"。

第二，奇经除与脑联系外，还与手少阴心经、足厥阴肝经联系。如《奇经八脉考》云："任脉……会手太阴、少阴、足阳明于中脘。"由此可见，任脉与手少阴心经相联系；任脉、冲脉、带脉也与足厥阴肝经有联系。而心主神明，肝主疏泄，共同调节着神志、情志活动。因此，奇经与人体情志活动息息相关。

由于奇经八脉与脑、心、肝的联系，在病理状态下可能出现"癫狂""神志恍惚""不寐"等，如督脉情志、神志异常的表现有"大人癫痫，小儿风痫"，"厥"及"其人皆苦恍惚狂疑"。又如，阴维、阳维阴阳失调则出现"怅然失态"；阴、阳失调可见"不寐""狂走""嗜睡""癫痫"等神志异常的表现。

由此可见，精神、情志异常的病变，也是奇经八脉功能失调的表现之一。奇经八脉不仅主神志病，而且其腧穴也主治神志异常疾病。如《普济方》说："治狂走喜怒悲泣，穴巨阙。"《铜人腧穴针灸图经》说："水沟治失笑无时，癫痫狂语，不识尊卑，乍喜乍哭。"《千金翼方》曰："狂痫不识人，癫病风乱，灸百会九壮。"

鉴于对奇经八脉病候和施治特点的认识，基于奇经八脉与脑、心、肝的经脉联系比较密切，在生理病理上与神经活动有关。对于神经精神系统疾病，程莘农重视奇经穴的应用，以奇经八脉穴为主，再根据抑郁症辨证的不同证型，配合其他经脉腧穴。

2）常用处方及分析

奇经八脉主穴：督脉取神庭透百会，大椎透身柱；任脉取膻中透巨阙；阳维与足少阳交会穴风池（双侧）；八脉交会穴内关。

方义：督脉为"阳脉之海"，入络于脑，主宰精神、情志活动，督脉之神庭、百会、大椎、身柱具有镇静安神的作用，是古今治疗癫狂、痫证及郁证的有效穴。风池为阳维与足少阳胆经的交会穴，阳维入络脑，阳维不利可见"其人惊而怅然失志"，足少阳胆经与足厥阴肝经相表里，肝主疏泄及情志活动，故针风池可安脑益神。内关为手厥阴心包经与冲脉交会穴，针内关以和胃安神，治疗心悸失眠、心烦、食欲减退等。取任脉之膻中、巨阙，膻中为气之会，针之以行气开郁，巨阙为心之募穴，心为"君主之官，神明出焉"，取之有宁心镇静安神之功。任督配穴，以调整阴阳，阴阳平衡，精神乃治。

3）辨证取穴

肝郁脾虚：加足三里、三阴交、太冲、血海，以疏肝理气，和胃健脾。

气滞血瘀：加合谷、太冲、血海，以行气活血化瘀。

心脾两虚：加神门、大陵、三阴交、足三里，以补益气血，安神定志。

脾肾阳虚：加太溪、太白、足三里、三阴交，取肾经、脾经之原穴以补脾肾之阳，足三里、三阴交以健脾利湿。

（2）治验举例

宋某，女，47岁。

主诉：经常烦躁不休、易怒2个月。

现病史：患者为一名下岗工人，自下岗后情绪即不稳定，烦躁易怒，多疑、善惊，且病情与情绪关系密切，西医神经系统检查无阳性定位体征，故求助中医。问诊得知患者睡眠不好，且伴有心悸、五心烦热等症，舌红，苔薄白，脉弦细。

诊断：郁证（阴血不足）。

治法：养血疏肝，宁心安神。

取穴：

整体三才取穴：天才百会、风池，人才膻中，地才内关、三阴交。

辨证取穴：神庭、巨阙、神门、太冲。

手法：神庭向百会方向透刺（0.5～0.8寸）；膻中向巨阙方

向透刺（0.5～0.8寸）；三阴交，三才针法直刺人才（0.5～0.8寸），捻转小半圆周，提插0.15cm，飞旋补法；风池，向鼻尖方向斜刺（0.5～0.8寸）；余穴三才针法直刺人才（0.3～0.5寸），捻转半圆周，提插0.5cm，平补平泻。

结果：治疗1次，1周内无烦躁易怒现象，又巩固治疗4次，症状完全消失。

分析：患者适逢下岗，忧思过度，情志不畅，以致阴血暗耗，不能奉养心神而出现神志异常。肝主疏泄气机，忧思暗耗阴血，故用疏肝养血，使心有所养而宁心安神。百会、神庭镇静安神，巨阙为心之募穴，神门为心之原穴，两穴配伍可养心血而安心神；三阴交通调肝、脾、肾，助前两穴养血、宁心、安神；太冲为肝之原穴，以疏肝理气，散结开郁。

4. 耳聋

（1）诊治经验

1）首分虚实，强调镇静安神

程莘农认为，耳聋的发生多因肾虚，肾虚是本，风火痰瘀是标，根本病机虽在肾，但与肝胆有密切关系。耳聋分虚实两类，实证主要为肝胆火旺，闭阻清窍；虚证为肝肾阴虚，精不上承，髓海不足，窍失其养，窍闭不开。实证宜镇静安神，启闭开窍，清肝泻火，活血通络，多取听宫、翳风、液门、侠溪、太冲、外关、行间、足临泣，利胆疏肝，开闭通窍，刺宜泻法；虚证多责之于肾，宜镇静安神，启闭开窍，滋补肝肾，养脑益髓，取肾经腧穴为主，并随症酌加上穴，益肾复聪，刺宜补法。

程莘农指出，情志失调是导致耳聋的重要原因之一。同时，情志活动对耳聋的发展转归及预后有明显影响。现代医学证明，精神情志失调则导致肾上腺素分泌增加，使血黏稠度增加，易致聋。故治疗耳聋要镇静安神，多取具有镇静安神作用的穴位，当首推百会和神庭。

《针灸资生经》载："百会治无心力，妄前失后，凡思虑过多，心下怔忡或自悲感慨，必灸百会。"又曰："神庭居处为庭，脑为元神之府，穴当巅顶之上，为神所居处，针之，具有镇静安神之意义，故名神庭。"又曰："凡治有关神识之证，皆可取此。"《备急千金要方》记载神庭穴可治"目闭耳聋，或烦闷恍惚，喜怒无常"，《太平圣惠方》《西方子明堂灸经》《普济方》《针灸聚英》《医学入门》《针灸逢源》均记载神庭穴可治"惊悸，不得安寝"，提示神庭穴亦有镇静安神之功效。

2）一窍开百窍开，重在启闭开窍

耳为九窍之一，耳聋的发病机制中重要一点为窍闭不开。根据程莘农提出的"一窍开百窍开""窍闭不开取百会"的理论，治疗五官疾病时，重视百会穴的应用，窍闭不开选百会。百会穴又称三阳五会，《针灸甲乙经》认为百会为督脉、足太阳之会，具有平肝息风、升阳固脱、醒脑开窍之效。程莘农认为，神经性耳聋，特别是老年性的神经性耳聋与椎动脉供血不足有相关性，百会可改善椎动脉供血状况，并有助于损坏神经元的恢复。

百会依据其补泻手法的不同，具有不同的作用。实证用泻法，即百会向后斜刺，配以捻转泻法，可启闭开窍，清肝泻火，活血通络；虚证用补法，即百会向前斜刺，配以捻转补法，可启闭开窍，滋补肝肾，益髓养脑。神庭穴亦为督脉之要穴，为神所出入之处，亦有醒神开窍之功能。现代医学研究亦表明，二穴能改善脑部血液的微循环。百会、神庭二穴本身也可治聋，所以在治疗耳聋中要强调百会、神庭的作用，以提高耳聋的临床疗效。

3）常用处方

主穴：百会、神庭、听宫、翳风。

配穴：实证，外关、行间、足临泣；虚证，太溪、太冲。

方义：如上所述，百会、神庭共用，可起到镇静安神、启闭开窍、通经活络之功效，在治疗耳聋中起到重要作用。听宫为手太阳小肠经穴，翳风为手少阳三焦经穴，小肠经及三焦经的循行皆通过耳的前后，取此二穴，有疏通耳部经气的作用，属局部取穴。《针灸聚英》《百症赋》《十四经要穴主治歌》《玉龙歌》中均言此二穴可以治聋。故不论虚证、实证，取听宫、翳风均能宣通耳部经气。手法上，平补平泻，不宜捻转，不宜提插，以免耳部出血。

对于实证，可加外关、足临泣、行间。外关为手少阳三焦经的腧穴、络穴，通阳维脉；足临泣为足少阳胆经所注为"输"的腧穴，通于带脉，二穴均是八脉交会穴之一。针泻此二穴，属上下循经取穴，可通畅少阳经气，清宣少阳经的热邪，以达通利耳窍之功。行间为足厥阴之脉所溜为荥的荥火穴，是肝经的子穴。实则泻其子。"病在阴之阴者，刺阴之荥输"，"荥主身热"，取泻本穴，可清泻肝胆之火，取"病在上，取之下"和"盛则泻之"之意。诸穴共用，可起到镇静安神、启闭开窍、清泻肝胆之火、宣通耳部之经气、活血通络的作用，耳聋复聪，耳鸣自止，诸症悉平。

对于虚证，可加太溪、太冲，针用补法。太溪为足少阴肾经之原穴，太冲为足厥阴肝经之原穴。"五脏六腑之有病者，皆取其原也。"补此二穴，可起到滋补肝肾之功。与百会、神庭、听宫、翳风穴共用，可起到镇静安神、启闭开窍、养脑益髓、滋补肝肾、通耳部之经气的作用。

（2）治验举例

刘某，男，65岁。

主诉：左侧耳鸣1周。

现病史：患者于1周前因生气致左侧耳鸣，声音尖细，按之不减，时轻时重，缠绵不绝，伴口干烦躁，经西医诊断为"神经性耳鸣"，服药暂无明显效果。平素脾气急躁易怒，血压偏高，服药控制较为平稳，但睡眠浅且易醒。舌瘦暗红，中后有细小裂纹，脉弦细略数。

诊断：耳鸣（肝肾阴虚、肝胆火旺）。

治法：以清肝泻火为主，辅以滋阴降火。

取穴：

循经取穴，翳风、听宫。

辨证取穴，百会、神庭、行间、太溪。

经验用穴，耳尖放血。

刺法：百会，实证，向后斜刺，配以捻转泻法，即捻转一圆周，提插 1.5cm；神庭向后斜刺（0.3～0.5 寸），捻转泻法；听宫、翳风，张口取穴，三才针法直刺人才（0.5～0.8 寸），振颤催气，飞旋泻法；行间，三才针法直刺人才（0.3～0.5 寸），振颤催气，飞旋泻法；太溪，三才针法直刺人才（0.5～0.8 寸），振颤催气，捻转小半圆周，提插 0.15cm，飞旋补法；听宫、翳风为患侧取穴；四肢部穴位为双侧取穴。

耳尖放血：先用手按摩耳郭，使耳尖充血；耳尖和三棱针常规消毒，折起耳郭，用三棱针迅速在耳尖点刺，然后医者用手（事先消毒）挤压耳尖使出血，边挤边用酒精湿棉球擦拭，出 8～10 滴血即可，再用干棉球压迫止血。

结果：治疗 3 次，耳鸣程度减轻，仍时断时续，但血压正常，寐安。治疗 8 次，耳鸣完全消失，唯余左耳轻微鼓胀感，患者未再坚持治疗。

分析：患者体虚在先，暴怒在后，故肝胆火旺、上扰耳窍为标，肝肾阴虚、耳窍失养为本，应为虚实夹杂之证。急以治标，以清肝泻火为主，以滋阴降火为辅。

5. 消渴

（1）诊治经验

1）强调气阴两虚，不忘热瘀

程莘农认为，消渴虽涉及五脏六腑，而五脏之中以肺、脾、肾三脏为主，尤以肾为关键，其主要病机为气阴两虚，主要病邪为热瘀，在选穴上以益阴清热补气为治疗大法。

2）常用处方

基本处方：肾俞、关元、太溪、然谷、三阴交、胃脘下俞、肺俞、承浆。

方义：肾俞、关元、太溪、然谷、三阴交共奏补肾、滋阴、清热之功。消渴病以肾阴虚为主，肾为先天之本，主藏精，属水脏，为阴之本。肾阴亏则虚火内生，上燔心肺而见烦渴多饮，中灼脾胃则胃热消谷，阴虚阳盛，肾失开阖，固摄无权，则水谷精微直趋下泄随小便而排出体外，故尿多甜味或混浊如脂膏，因此在治疗上以补肾阴为先。遵照《医贯》的观点曰："治消渴证，无分上中下，先治肾为急。"

肾俞为肾之背俞穴，补肾之主穴。清代《针灸集成》曰："肾虚消渴取然谷、肾俞、腰俞。"然谷穴是足少阴肾经之荥穴，配五行属火，"荥主身热"，然谷合以三阴交等穴以"益阴清热"。《针灸甲乙经·卷十一·五气溢发消渴黄疸第六》曰："消渴黄疸，足一寒一热，舌纵烦渴，然谷主之。"太溪穴为足少阴肾经之原穴，既可益阴又可补阳，阴虚者补之可益阴，合然谷以养阴清热。关元是足太阴、少阴、厥阴及任脉之交会穴，可补肝、脾、肾三脏，合以肾俞、太溪、然谷、三阴交以培补肾阴，补益元气。关元还为小肠募穴，具有调节小肠功能的作用，《素问·灵兰秘典论》曰："小肠者，受盛之官，化物出焉。"具有分清泌浊、通调二便功能，故补关元，以强小肠通利小便、分清泌浊之功。《针灸甲乙经·卷十一·五气溢发消渴黄疸第六》曰："消渴小便数……以指按取关元一处。"三阴交为足三阴经交会穴，消渴之证，阴虚为本，针刺此穴，可调节三阴经之经气，起到补虚益阴之作用。胃脘下俞，位于第8胸椎棘突下，旁开1.5寸，《备急千金要方》载："消渴，咽喉干，灸胃脘下俞。"胃脘下俞，又称胰俞，乃经外奇穴，为治疗消渴病的专用穴。消渴病常因肺阴不足，虚热内生，耗灼肺金，则常有口干口渴之主症，故取肺俞合以滋阴之穴，以补肺阴，布津上承，生津止渴。承浆为任脉之穴，任脉为阴脉之海，程莘农常取承浆治口干口渴之症，如《针灸甲乙经·卷十一·五气溢发消渴黄疸第六》曰："消渴嗜饮，承浆主之。"以上诸穴共奏补肾气、滋肾阴、生津止渴之功。

3）按症加减

血瘀：取膈俞及血海以活血化瘀。

骨蒸盗汗：多因阴虚热扰，心液不能敛藏所致，取心经阴郄穴，阴郄以调阴清热，以治骨蒸盗汗。

视力模糊：多配以邻近腧穴，取风池、四白、太阳。

胸闷心痛：可取气会膻中及内关，以宽胸理气。

半身不遂：配以百会、风池及患侧肩髃、外关、环跳、阳陵泉、太冲。

手足麻木：多局部取八邪、八风以活血通络。

血压高：配涌泉、太冲、合谷、曲池，以滋阴平肝，降血压。

（2）治验举例

张某，女，45岁。

主诉：口渴10个月。

病史：患糖尿病1年多，空腹血糖11.00mmol/L。现心悸、饥饿感、乏力、自汗、尿糖（++++），形体消瘦，面色少华，舌质红、苔薄黄，脉细数。

诊断：消渴，气阴两虚。

治法：益气养阴，通调三焦。

取穴：

整体三才取穴，天才取承浆，人才取关元、气海，地才取三阴交。

辨证取穴，肺俞、肾俞、然谷、太溪、阴郄。

刺法：承浆，三才针法直刺人才（0.3～0.5寸），捻转半圆周，提插0.5cm，平补平泻；关元、气海、肺俞、肾俞、阴郄，三才针法直刺人才（0.3～0.5寸），捻转小半圆周，提插0.1cm，飞旋补法；然谷、太溪、三阴交，三才针法直刺人才（0.5～0.8寸），振颤催气，捻转小半圆周，提插0.2cm，飞旋补法。

结果：治疗3个疗程，患者空腹血糖降至6.5mmol/L，餐后血糖降至10.8mmol/L，大便恢复正常，心烦有所减轻；后又连续治疗5次，空腹血糖降至6.1mmol/L，餐后血糖降至8.9mmol/L，饮食有所减少，后患者加服降糖药，之后未坚持治疗。

分析：糖尿病因肺燥、胃热、肾虚所致，故取肺俞以清热润肺、承浆生津止渴；取阴郄、三阴交清胃泻火、和中养阴；取肾俞、太溪以益肾滋阴、增液润燥；取然谷导赤清心，关元、气海益肾固本。诸穴合用，共奏生津滋阴、清热润燥之功。

五、传承谱系

1. 家族传承

（1）程洪峰

程莘农长子，原工作于中国中医科学院针灸医院，副教授，副主任医师，现工作于北京大诚中医针灸医院，任院长，兼任中国针灸学会耳穴诊治专业委员会委员，香港耳针学会学术顾问。

（2）程绍祖

程莘农次子，江苏省淮安市中医院原主治医师，从事中医内、外、妇、儿临床工作 40 余年，尤其擅长使用内病外治的方法治疗妇科、儿科疾病。

（3）程凯

程莘农嫡孙，北京中医药大学教授，医学博士，硕士研究生导师，兼任中国针灸学会腧穴专业委员会秘书长、中国医师协会养生专业委员会常务委员、世界中医药学会联合会康复保健专业委员会常务理事；教育部 2007 年度新世纪优秀人才支持计划当选者；大诚中医连锁医疗机构创建人。

2. 院校教育传承

程莘农作为研究生导师，获评中国中医科学院"优秀研究生指导教师"，先后为国家培养了 20 余名针灸专业的硕士、博士研究生和继承生，有彭荣琛、纪晓平、李扬、郑其伟、高俊雄、韩小霞、钱淳宜、胡金生、秦广、庄家秀、谢任禹、杨威、黄秀云、黄明仁、方策、黄涛、严华、孔繁蕾、丁兆林、杨秀娟、王宏才。

3. 拜师传承

（1）常保荣

程莘农师带徒传承人，程莘农于1991年4月被确认为全国老中医药专家学术经验继承工作指导老师，同年10月经国家中医药管理局审核批准被中国中医研究院聘请为老中医药专家学术经验继承工作的老师，带徒常保荣。

（2）杨金生

程莘农传承博士后，2007年中国中医科学院开展著名中医药专家学术思想传承博士工作，收杨金生进站工作，开展程莘农学术思想传承研究，出站报告为《程莘农学术思想传承研究》。现为国家中医药管理局对台港澳中医药交流合作中心主任，中国中医科学院针灸研究所研究员，博士生导师，全国政协委员，致公党中央医疗卫生委员会副主任委员，兼任中国针灸学会秘书长、中国针灸学会砭石与刮痧专业委员会主任委员、世界针联副秘书长。

（3）王莹莹

中国中医科学院名医名家项目指定学术传承人，并担任中国中医科学院针灸研究所程莘农院士、名医、国医大师传承工作室秘书，开展学术思想传承研究。

4. 工作传承

程莘农在临床工作中，不仅主张医者要向老师和年长者学习，也要向病人和其他同事学习，随着工作经验的积累，他逐渐成为单位针灸学科的带头人及针灸行业的佼佼者，也成为大家学习的目标，尤其是当选院士后，身边的同事以他为师，在中国中医科学院近40年的中医针灸医疗活动中，耳濡目染，循循善诱，潜移默化中培养了一批批针灸界的后起之秀，如今在针灸临床和教学方面发挥着积极作用，主要有陈秀珍、周允娴、郭文瑞、尹秀琨、刘家瑛、刘朝晖、孟宏、魏立新等。

5. 培训教育传承

程莘农自 1975 年开始便全心倾注于针灸教学工作，每天上午坚持带学员临床实习，先后为国家带教培养数批针灸学员，此外他还是北京国际针灸培训中心主要创建人，亲躬国际教学数百班次，先后为百余国家的数千名外国留学生传授针灸学术，如"俄罗斯针灸之父"卡强，许多学生在国际中医药组织团体中任职，为中医药的学术交流起到推动作用。

此外，中国中医科学院针灸研究所程莘农院士名医工作室及"大诚中医"传承基地联合举办多次培训班和传承学习班，培养了大量基层针灸临床医生。

6. 北京市非遗项目传承

"程氏针灸"被列为海淀区和北京市的非物质文化遗产保护项目。程氏针灸非物质文化遗产传承基地"大诚中医"基地逐渐规范了 10 余种程氏特色诊疗技术，5 年来共诊治各类患者 70 余万人次，并组织专家团队，每周举行免费健康公益讲座等。其中，2011 年 8 月程氏针灸第三代传承人程洪峰收陶冶为徒，第四代传承人程凯收谷雪为徒。

参考文献

[1] 余云岫 . 医学革命论初集 [M]. 上海：上海余氏研究室出版社，1950.

[2] 陆渊雷 . 生理补正 [M]. 上海：广学书局，1931.

[3] 程莘农，孙震和 . 忆孙晏如先生 [J]. 江苏中医药，1986（3）：40–41.

[4] 仝建庭 . 百症针灸用穴指南·程莘农序 [M]. 北京：中医古籍出版社，1993.

[5] 徐大椿.医学源流论·针灸失传论[M].北京：人民卫生出版社，
2007.

[6] 杨金生.程莘农学术经验传承实录[M].北京：中国医药科技出版
社，2014.

[7] 皇甫谧.针灸甲乙经[M].北京：人民卫生出版社，1962.

[8] 庄家秀.针灸治疗痛痹之研究[D].北京：中国中医研究院，1988.

[9] 高金柱.程莘农教授学术思想研究[D].北京：中国中医科学院，
2007.

[10] 杨金生.程莘农国医大师临床经验实录[M].北京：中国医药科
技出版社，2011.

[11] 杨秀娟.奇经八脉针灸证治探讨——附针刺八脉穴为主治疗郁证
（抑郁症）临床观察[D].北京：中国中医研究院，1991.

[12] 常宝琪.程莘农教授选穴针刺经验[J].中国针灸，1993（6）：
3728-3730.

[13] 张秉芬.中华针灸要穴丛书·百会穴[M].北京：中国医药科技
出版社，2012.

[14] 卜彦青.中华针灸要穴丛书·风池穴[M].北京：中国医药科技
出版社，2012.

[15] 王淑娟.睛明穴的应用体会[J].上海针灸杂志，2009，28（7）：
426-427.

[16] 尹勇，欧阳应颐，张锡芳.攒竹穴在眼病中的临床运用[J].中西
医结合眼科杂志，1998，16（3）：178.

[17] 孙朝宗.奇经八脉证治方论[M].太原：山西科学技术出版社，
2002.

[18] 李志铭.痹证论[M].广东：广东科技出版社，1987.

[19] 杨金生，王莹莹，程莘农.对中医学现代传承发展的思考[J].中
国中医基础医学杂志，2009，15（4）：263-265.

[20] 李扬，程莘农.《内经》针灸处方初探[J].上海针灸杂志，1982（3）：
9-15.

[21] 黄涛.见证历史，分享光荣：记著名针灸学家程莘农教授[J].中
国针灸，2007，27（4）：299-302.

[22] 杨金生，王莹莹，张丽，等.非物质文化遗产针灸项目传承人才
培养现状与思考[J].中医药管理杂志，2009（5）：388-390.

[23] 杨金生，王莹莹，程莘农 . 国医大师程莘农针灸临床三要 [J]. 中国针灸，2010，30（1）：61-65.

[24] 程凯，杨金生，王莹莹 . 程莘农谈"得气" [N]. 中国中医药报，2010-07-05.

[25] 王莹莹，杨金生 . 论古代经络学说的文化内涵 [J]. 医学与哲学，2010，31（2）：63-79.

[26] 王莹莹，杨金生 . 对我国传统医药非物质文化遗产名录申报与保护的思考 [J]. 中医杂志，2011，52（11）：927-929.

[27] 胡翔龙，程莘农 . 金针之魂——经络的研究 [M]. 长沙：湖南科学技术出版社，1997.

[28] 程凯，郝强收，高希言 . 国医大师程莘农学术成就探讨 [J]. 中医学报，2011，26（11）：1296-1298.

[29] 谢任禹 .《内经》十二经病候及其针灸治疗规律初探 [D]. 北京：中国中医研究院，1988.

[30] 程莘农 . 难经语释 [M]. 南京：[出版者不详]，1956.

[31] 程莘农 . 难经概述 [J]. 中医杂志，1958（3）：207-208.

[32] 王莹莹，杨金生，程凯，等 . 国医大师程莘农三才针法精要 [J]. 中国中医基础医学杂志，2013，19（9）：1068-1070.

[33] 程莘农 . 有关"五输"的几个问题 [J]. 中医杂志，1961（6）：17.

[34] 王莹莹，杨金生，王宏才 . 程莘农学术思想和成才之路探源 [J]. 北京中医药，2013，32（8）：631-635.

[35] 杨金生，程凯，程莘农 . 著名中医药专家学术思想和临床经验传承研究之管见 [J]. 北京中医药大学学报，2012，12（12）：201-804.

[36] 郑其伟，程莘农 . 八会穴的理论基础与临床运用 [J]. 江西中医药，1981（2）：46-50

[37] 杨金生，程凯，王莹莹 . 程莘农针灸辨治痛症临床要点总结 [J]. 北京中医药，2012，31（4）：271-274.

[38] 程莘农，杨金生，王莹莹 . 程莘农院士集 [M]. 北京：人民军医出版社，2013.

[39] 黄涛 . 针灸治疗胃脘痛·呕胆（胆汁反流性胃炎）的临床观察 [D]. 北京：中国中医研究院，1998.

[40] 常宝琪 . 程莘农针灸医案三原则 [J]. 山西中医，1994，10（4）：16-17.

[41] 黄明仁.针刺治疗消渴（糖尿病）肾气阴虚证的临床研究 [D].北京：中国中医研究院，1995.

[42] 孔繁蕾.针灸治疗膝关节骨性关节炎的临床研究与实验观察 [D].北京：中国中医研究院，1999.

[43] 严华.针刺治疗耳聋（神经性耳聋）的临床研究 [D].北京：中国中医研究院，1998.

[44] 杨秀娟.针刺奇经穴为主治疗抑郁症临床观察 [D].北京：中国中医研究院，1991.

[45] 韩小霞.针灸治疗皮肤病证初探 [D].北京：中国中医研究院，1985.

[46] 方策.针刺治疗气瘿（甲状腺功能亢进症）的临床研究 [D].北京：中国中医研究院，1997.

[47] 郑其伟，程莘农.八会穴名考 [J].中国针灸，1982（4）：37-39.

[48] 高俊雄，程莘农.俞、募穴的初步研究 [J].中国针灸，1986（3）：28-31.

[49] 潘哲.程莘农院士：中药方义理论在针灸临床运用 [J].光明中医，2003，18（108）：12-13.

第三章

王雪苔

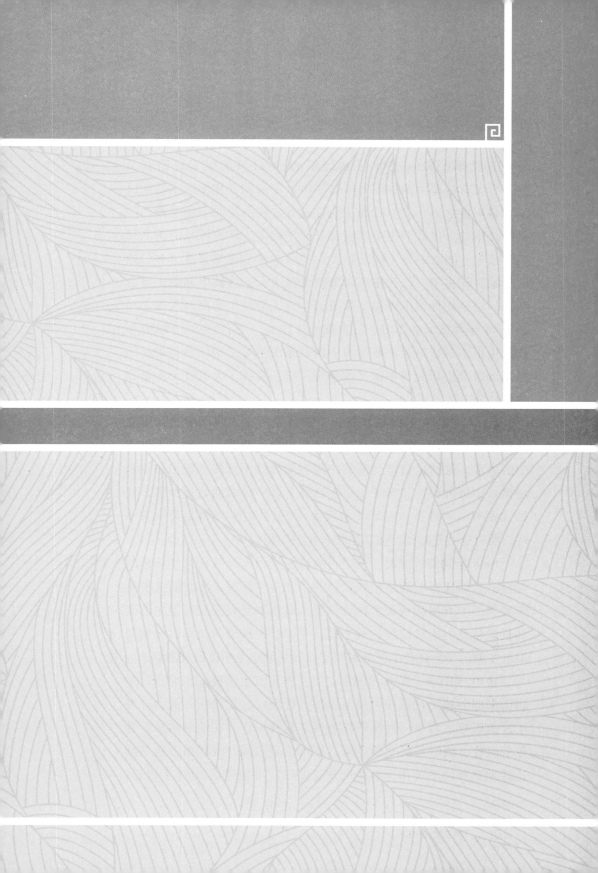

一、成才之路

王雪苔（1925—2008），1925年12月21日出生于辽宁省义县一个带有浓厚中医氛围的家庭。1948年从国立沈阳医学院西医学本科毕业之后，毅然选择了前往地处农村的华北卫生学校，协助时任华北人民政府卫生部副部长兼华北卫生学校校长的著名针灸学家朱琏同志编著《新针灸学》。从此，中国医学界少了一位西医专家，却多了一位为中医学擎旗呐喊之人。这其中渊源主要有四：一是早年他跟随外祖父张五云学过《易经》与简易灸法；二是1948年师从朱琏学习了针灸理论与技术；三是1958～1959年在卫生部第二届西医离职学习中医班系统学习了中医药知识；四是结合医学史研究与中医文献整理工作，阅读了大量针灸古籍和现代针灸书籍。

自1944年春至1948年冬，王雪苔先后在锦州医学院与国立沈阳医学院攻读西医学本科。他虽然出身于西医，却把一生献于中医事业，这同他自幼受到的中医熏陶是分不开的。曾祖父王永清擅长中医外科，父亲王玉泉（自源）以中兽医而名重乡里，外祖父张五云（祥斋）钻研《易经》，偶尔也用验方和艾灸给人治病。所有这些都对他产生了潜移默化的作用。

1948年到解放区时，王雪苔放弃了去白求恩医科大学任教的机会，毅然选择了前往地处农村的华北卫生学校，一方面从事生理教学，一方面师从著名针灸学家、时任华北人民政府卫生部副部长兼华北卫生学校校长的朱琏，学习针灸理论与技术，并参与朱琏主编的《新针灸学》的编写工作，从此走上中医研究之路。

1949年中华人民共和国成立后，华北卫生学校迁至北京，他协助朱琏创建了直属于中央卫生部的针灸疗法实验所，大力开展了针灸医疗、教学、科学研究与科学普及工作。在他最初从事针灸的医疗、教学与科学研究时，原本也是强调以现代西方医学理论特别是神经学说作为针灸的理论基础。可是自从1951年以后，由于结交了不少针灸名家，经常在一起切磋学术，再加上用了较多的精力研究古今针灸文献，读了不少中医典籍，因而使其学术观点发生了较大的变化，从立足于西医转变到立足于中医。在这个过程中，《黄帝内经》的精深和《针灸大成》的博大，以及在临床中看到的经络现象与补泻效应，都对他的学术观点转变起了催化作用。

1958 年，王雪苔参加了卫生部第二届西医离职学习中医班，结业后调到中医研究院本部，先后从事编审及中医文献研究。并且根据学术发展的需要，创建了中医文献资料研究室。研究室早期的工作，包括整理中医基本理论、研究中医辨证思想、编辑全国《中医图书联合目录》《中医文摘》等，后来把整理全国群众所献单秘验方也纳入研究室的工作范围。在此期间，他从中医巨擘王文鼎老先生、岳美中老先生处得到很多教益；好友与同事也多是中医名家，由于朝夕相处，从他们那里也得到过不少启发。通过对中医学术进行比较全面的梳理，他对中医药学的广度和深度有了更进一步的理解，并且更加认清了针灸的特点及其在中医药学发展史中的重要地位。

1978 年，迎来了中医药事业发展的新阶段。面对着不断高涨的国际针灸热潮和我国针灸事业在发展中遇到的各种问题，他开始把研究的重点转到战略性研究方面，研究内容涉及历代针灸古籍的考察与整理、现代针灸研究成就的分析、国内外针灸现状的调查、针灸特色的研究、针灸穴位标准化的研究等。这些研究使他认清了针灸现代化的正确方向，找到了针灸现代化的可行路线，还帮助他形成了中医现代化的基本观点。

王雪苔的一生，是忙碌而快乐的一生。他为中医针灸事业四处奔忙，为钻研学术日夜辛劳，为别人求办的事竭心尽力。他常说："我这一生是惯为他人做嫁衣。"

王雪苔热爱中医，喜爱中医书，更挚爱善本。从中华人民共和国成立初期，到"文革"，到改革开放时期，他到哪里领导工作就在哪里建立图书室，收集各类文献资料，进行版本、目录学研究，他常用"多求善本充医苑，惯为他人做嫁衣"概括自己的人生经历。在谈到经他手购得的善本精品时，他如品香茗，如饮醇酒，陶醉的神情、幸福的语调令人感动。王雪苔和中国中医科学院图书馆的发展有密切的关系，曾为中国中医科学院图书馆的藏书建设做了很多具有深远影响的工作。岁月流逝，这些艰苦的努力也许会被时间湮没，也许会被人们淡忘，但中国中医科学院图书馆 50 年的巨大变迁是有目共睹的，他所做的一切将变成不可磨灭的印记镂刻在这面历史的墙上。

在与国外的针灸组织和针灸医生交往中，王雪苔乐意帮助他们解决工作中遇到的实际问题。如帮助加拿大阿尔伯塔大学设计针灸研究生课程；代表世界针联发表声明，澄清关于针灸传染艾滋病的传言。令张士泽医生至今难忘的一件事，就是 1996 年他在美国亚利桑那的诊所，遇到了故意捏造假象、起诉针灸误医伤害的一起敲诈案。王雪苔利用自己亲自做的艾灸温度的观察总结，对这种欺诈从科学的角度给予了实事求是的批驳，论证了伤害的不可能性，使敲诈者以失败告终。这个案子的胜利对当地针灸界影响很大，有力地推动了当地针灸立法的进程。由于王雪苔具有较高的学术威望，他每到一地多在当地掀起针灸的热潮，甚至成为一条热门新闻。20 世纪 90 年代，王雪苔虽然已年近古稀，但他依然不辞辛劳，为针灸事业在世界范围内得到更大的发展、使之为全人类的健康做出贡献而辛勤工作。

但是轮到自己，他不讲吃，不讲穿，生活上没有任何特殊要求。遇到关乎个人的自家的大小事情，尽量自己去解决，不肯轻易去麻烦别人。以单位的轿车为例，他出去办事，近则步行，远则坐公共汽车，尽量不向单位要车，只有在接见外宾或出席重要会议的时候，才不得不让单位派车接送。他也有喜怒哀乐，特别是当他助人过河而反被拆桥的时候，当他助人登高而却被撤梯的时候，他也会郁闷不快，但是不久他就释然于怀。他常说："这就是人间百态，这就是社会现象，社会本来就是这样。""以平常心，做平常人"是他的座右铭，他确实做到了这一点。

王雪苔除了致力于中医针灸事业以外，还注重生活，培养自己的生活小情趣，收藏古籍、扇面画、古铜钱、古铜镜就是他的一大爱好。每当收到一件满意的藏品，他会不时拿出来把玩，往往高兴两三个月。每当他对自己的藏品，尤其是古籍善本，进行鉴赏考证时，往往是如醉如痴，听不见外界的喧嚣，似乎已进入到一个超然物外的境界。

王雪苔收集的古籍，以中医书为主，也有少数非医学著作。在他收藏的线装书中如明初刊本《寿域神方》、清初稿本《医林世说新语》、清初稿本《针灸便览》（张组）、清末抄本《窦太师秘传》等，都是仅存于世的孤本。还有一本清末洋务派代表人物张之洞手书诗稿，也是其最得意的藏品之一。

王雪苔从事中医事业60年，他将针灸从古带到今，从内推向外，促使了针灸的现代化和国际化。他的一生是为中国针灸事业奋斗拼搏，勤勤恳恳，忘我工作的一生；是教书育人，为培养中医针灸人才呕心沥血，无私奉献的一生。他治学严谨、平等待人、扶掖后学的精神，以及他对中医事业主要是针灸事业的贡献使得他在国内外针灸界享有很高的威望。

二、学术思想

一个学科如果没有丰厚的理论根基和独立的价值取向，是很难发展的。在中国针灸复兴之路上，王雪苔不但是一位高瞻远瞩的决策者，同时还是中医针灸学术上一位勇于创新、颇有建树的学者。

自1948年至2008年，王雪苔从事中医研究整整60年，他在针灸学、中医文献学、中国医学史等学科领域均进行了广泛而深入的研究，特别是在针灸学领域，其研究工作更是包括了临床研究、实验研究、文献研究、理论研究等各个方面。其间，他对针灸的继承与创新、传统针灸与现代科学技术、中医理论知识与西医理论知识的问题进行思索。他认为这些问题事关针灸在现代化与国际化进程中的发展方向，不能不引起深切关注。为解决这个问题，他提出两条途径：一是正本清源，把一个完整的准确的传统针灸学术体系展示给今人；二是随时把握国内外的针灸发展趋势，从战略高度分析各种代表性主张的利害得失，通过学术交流平台，有针对性地扩大正确观点的影响。他 60 年的研究工作也正是围绕上述两条途径开展的。

1. 经脉理论研究，重视对气的研究

经络学说是中医学的重要基本理论之一，它指导着中医各科的临床实践，贯穿于中医的生理、病理、诊断和治疗等各个方面，尤其在指导针灸临床诊疗和阐释针灸效应机制上有着十分重要的意义。由于它涉及人体机能的整合调控这一机制，因而是中华人民共和国成立以来我国医学科学研究中争论最为激烈，且备受人们关注的一个重要项目。尽管经络如此重要，但至今仍然是一个非共识性的问题，不仅一些西方医学的专家学者认为经络是我国古代医家虚构出来的，人身上根本就不存在什么经络，甚至针灸界的有些同道对经络也持有怀疑和否定的态度。

王雪苔认为，经络学说是古人在观察经络现象和循经联系规律的基础上形成的理论知识，它不仅是针灸理论的核心，而且在整个中医理论构架中也占有举足轻重的地位。所以他从接触针灸以来就一直关注经络研究，在他的著作和演讲中，处处都可以找到有关经络的踪迹。他不仅亲自开展研究，倡导国家应对此给予大力支持；同时利用自己在针灸学术界的影响及深厚的学术造诣，对于其他研究者也给予鼓励和支持。

早在 1949 年王雪苔在中国医科大学生理系任教时，就曾把自己从一位老中医那里看到的针感沿着全经或多经传导的现象，写信报告给朱琏，建议其慎重地对待十四经。1957 年，他设计了一套针感观察记录表，交给中国中医研究院（今中国中医科学院）针灸研究所的临床科室帮助观察，后因故未果。1959 年，王雪苔在《谈谈针灸治病的道理》一文中深刻地阐述了经络和针灸治疗的关系，明确指出"经络将人体各部紧密地联系在一起，它

是针灸治病的反应途径，针灸就是通过经络这个反应系统以治疗疾病的"。同时为了阐明经络联系的特性，他对经络的联系类型进行了归纳，概括为"身体外部反应到身体外部""内脏反应到内脏""内脏反应到身体外部"及"身体外部反应到内脏"，他认为这是经络的传输形式，人体各部位通过经络的这种传输作用而息息相关，互相作用。有病时，体内的病变可以通过经络显现于外，使诊断有所依据；治病时，可以循经取穴、归经用药，使针药效力到达病所。因此，他认为认真研究经络，不但在生理、病理的理论上会有新的发现，而且对于临床诊断和治疗也有直接意义。他的这些论述，对 20 世纪 70 ~ 80 年代，我国循经感传现象和针刺效应途径的研究都有很大的影响。

1960 年，王雪苔在北京中医药学会年会上，以"对经络研究中若干问题的商讨"为题做了报告，对经络研究的相关问题做了总结，从经络是否存在、经络起源、经络与血脉的关系、经络的组成、经络循行路线等方面分别进行了系统论述。通过对古代文献的考证、临床实践观察及实验研究结果的分析，他提出了经络与血管的区别、经脉循行路线与穴位连线的区别，强调研究经络循行路线的重要性，并形成了如下的基本观点：

（1）经络是古人对在针灸临床实践和气功练功中发现的一种平时看不到的现象的描述，其中包括气行现象（即循经感传现象）和不同部位之间的循经联系现象，而经络学说则是古人对经络现象的理论解释。经络现象是客观存在的现象，而经络学说由于经过人们的头脑加工，所以难免夹杂着人为的成分。

（2）经络本来是气的运行通道，由于气与血互相依存，加之古人有时又把血脉、血络当作经络的实体，所以在古文献里往往造成概念上的混淆。其实，经络之气虽然能够影响血行，然而经络却不能等同于血管。

（3）经络研究不但要重视经脉循行路线的客观检测与客观显示，还应重视经络理论的临床应用，包括在诊断方面的应用和在治疗方面的应用。福尔电针（EAV）是为经络理论用于临床提供了现代化手段的成功先例。

（4）既然经络是气的运行通道，那么在经络研究的同时，应该十分重视对气的理论的研究。气的理论不但渗透到中医临床与中医中药理论的各个方面，而且创始于西方的顺势医学及近年兴起的量子医学、能量医学、场效应医学、光子医学等，显然也都与气的理论有关，中医中药研究者不可对此视若无睹。

王雪苔关于经络的这些观点，始终贯穿于他的研究事业，即使今天看来也依然具有指导意义。1978 年，在帮助卫生部中医局起草针灸研究八年规划方案时，他除强调继续深入研究循经感传现象外，还第一次把"经脉循行路线的客观检测与客观显示"写进方案之中。20 世纪 70 年代末至 80 年代，继季钟朴之后，他组织领导全国经络研究大协作，最后由 26 个单位联合署名，以"循经感传和可见的经络现象的研究"为题写成研究报告，获 1991 年国家中医药管理局科技进步一等奖。1990 年，为了促进"经络的研究"进入国家攀登计划，王雪苔和国内针灸界一些知名人士不断呼吁以争取得到国内学术界的认同。王雪苔和胡翔龙以答辩组正、副组长的身份争取"经络的研究"项目，顺利通过答辩，使之终于被列为首批公布的国家攀登计划的 12 个项目之一。"经络的研究"是中医学基本理论研究进入国家级重点科研资助较早的项目，足以证明中医基础理论的研究最终得到了国内学术界的认可，这对于消除歧视中医的影响具有非常重要的战略意义。1993 年"经络的研究"启动后，他除担任项目顾问外，还承担了经络文献研究课题。他作为课题组负责人，认为该课题研究的重要意义在于：①为用现代科学研究经络提供有价值的资料与思路；②溯本求源，廓清古人所述经络与经络学说的本来面目，以便进行古今比较研究；③进一步发展经络诊断与经络治疗，扩大临床应用。为此，他在总结前人研究不足的基础上，为课题组成员提供了思考提纲，系统总结了与经络文献研究相关的 18 个方面及主要研究内容，并将这 18 个方面分别作为单独子课题分配给不同人员承担：经络与经络学说的内涵；经络学说的临床意义；经络的发现；经络学说的形成；经络功能考；经气考；经气与血管、神经之异同；经络循行路线考；经络病候考；经络命名考；穴位归经研究；皮部考；经筋考；经络与气功；《道藏》经络研究；我国少数民族医学中的经络观探讨；兽医经络考；人畜穴位的比较研究。这些内容在今天看来仍具有重要指导及现实意义。

尽管"经络的研究"通过了国家攀登计划立项的各个程序，得到了国内学术界的认同。但也有专家反对将"经络的研究"列入国家攀登计划。在这种情况下，王雪苔和国内学术界的一些知名人士不断进行呼吁，使"经络的研究"得以实施。他这种热爱中医事业、坚持真理的精神，赢得了人们的尊敬。在"八五"国家攀登计划的实施过程中，他不辞辛劳，参加会议，听取汇报，协助专家委员会安排处理好各项工作。通过4年的努力，完成了各项预定的任务，通过了国家科技部验收专家组的验收，顺利转入"九五"。他在工作中实事求是、求真务实，帮助专家委员会克服了工作中遇到的一些困难，一丝不苟地履行了自己的职责。

虽然在"八五""九五"的研究计划中，经络的研究遇到了一定的困难，但是王雪苔对经络的研究仍充满了信心。通过对大量经络研究资料的分析，他指出20世纪末叶的经络研究是通过多途径开展的，而其中最主要的途径则是循经感传机理的研究和经脉循行路线客观检测的研究。这两类途径的研究者，虽然对经络实质有着完全不同的看法，但也有其共同点，就是都把观察与肯定经脉路线作为入手处。在《针灸的现状与未来》一文中，谈到21世纪针灸发展的前景时，他说："20世纪是针灸临床实践带动理论研究的时代，而21世纪将是针灸理论研究取得重大的突破性进展，推动临床实践水平进一步提高的时代。由于经络学说是传统针灸理论的核心，而且在20世纪后半期的科学研究中，经络现象又得到了基本肯定，所以21世纪的针灸理论研究，将以经络研究为突破口取得重大进展。"这种预测并非凭空猜测，而是依据科学研究的趋势做出的谨慎判断。作为一个享誉国内外的针灸学家，王雪苔不仅在中医学术上造诣很深，而且能够预见到当代科学发展的总趋势，认识到多学科交叉的特点，不断丰富和深化自己的学术思想，在继承的基础上不断创新，既无门户之见，也无浮躁之词，求真务实，力求保持经络学说的真谛，并不断使之发扬光大。

经络理论不仅是针灸学的理论基础，同时也是中医理论体系的核心。正是由于经络系统表现出来网络周身、沟通表里、运行气血、调和阴阳等功能，才使中医理论的整体论、天人相应论、动态平衡论具备了实实在在的科学内涵。中医学与现代科学技术相结合，逐步实现中医现代化，是当代中医发展的必然趋势。要实现真正意义上的中医现代化，而不是中医西医化，关键是要在吸收现代科学技术的过程中，始终以中医理论为基石，保持与发扬中医诊疗特色。王雪苔认为，经络研究是实现中医现代化的一个突破口，这正是由经络理论的特性所决定的。

经络是不是客观存在的生命现象？在现代科学意义上的经络实质是什么？怎样才能实现经络理论指导的临床诊疗实践与现代化相结合？这三个问题长期困扰着学术界。针对这些问题，王雪苔根据自己的研究并结合近年来经络研究工作状况，阐明自己对经络的看法：

其一，循经感传、循经皮肤病、循经电特性、循经磁特性、钙离子浓度的循经变化、低频声信息的循经传递、放射性同位素的循经迁移，以及红外线辐射轨迹的循经显示等现象的研究观察，都证明在人体或动物体确实存在着如同《黄帝内经》所描述的"气血"运行的环路（循行流）。通过研究看到这些"气血"运行路线具有三个特点：一是在一定的时空范围内，呈现出程序化的动态的运行规律；二是在机体疾病或亚健康状态下，表现出向着病痛部位延伸的趋病性；三是刺激路线的某些点，可以引起环路的部分段落或全程乃至相关脏器的特征性反应。

通过对经脉循行路线及其变化规律多途径多方法的现代科学验证，学术界已经得出一个共同结论：经络不是出于古人的臆想，而是客观存在的生命现象。

其二，关于经络实质，早期的研究者大多着眼于神经机制，然而由于神经机制并不能解释所有的经络现象，所以，一些研究者把目光转向微观世界，用生物电流、电磁波、生物能、光学及量子等理论来解释已被发现的各种经络现象。其中，最有实践根据和理论根据的看法，就是把"气血"看作具有量子波粒二象性的、循经运行的物质－能量－信息流，经络是"气血"在机体内优势传输所形成的量子化网络体系。

也就是说，经络是生物体自组织产生的生命现象，它在生物体内只有组织载体，而没有独特的解剖实体。那么，什么是经络的载体？古代医经类于经脉、络脉、皮部、腧穴的描述和针灸临床的体会，以及现代关于经络现象的部分研究结果，都证明结缔组织和细胞内外组织液中的微观粒子，与经络运行密切相关。

经络量子化运行是怎么转输物质、能量和信息的？又是怎样通过转输物质、能量和信息而实现对相关组织器官功能的调整的？这都是有待研究的问题，然而有一点是肯定的，迄今已被研究证实的经络调整作用，都是通过信息触发，生物共振，依靠神经、体液、免疫、循环、代谢、生物内能的转换及超微机构的调节实现的。似乎经络在各种调节机制之间起着程序化综合调整作用。

其三，20世纪下半叶，在中国针灸基础上形成的福尔电针诊疗技术逐步推进了生物能信息医学的兴起。20世纪90年代以后，量子医学、能量医学、共振医学、场效应医学、能量振荡医学、光子医学、光子共振医学等又纷纷面世。这些医学的共同点，都是按照量子物理学关于频率相同的波引发共振的原理，对疾病进行诊断和治疗。从它们的医学理论倾向来看，不外乎两类：一类是以经络理论为基础，在经脉腧穴上进行移动式检测；一类是以解剖结构为基础，在统一规定部位进行固定式检测。前者在诊断和治疗上都明显优于后者，美籍华人康继周医生在研究生物能信息医学过程中，把中医的阴阳五行、经络脏腑、七情六淫、虚实寒热及用药的君臣佐使等理论，全都引入他的研究领域，形成了康氏信息医学，取得了优异的临床效果。李定忠在经络环皮部挑治临床应用取得实效的基础上，用核素示踪和超导量子干涉仪检测的办法，在患者身上观察到核素循经既波动又粒子化传输的"波粒"二象性，同时也发现了经络通过电磁振荡反相关共振所实现的调衡机制。王雪苔从他们那里看到了一条通向中医现代化的可行之路，他曾主持过关于经络伏安电特性的临床观察，发现经络脏腑的常态与虚实寒热的状态，均可显示为不同的伏安电特性曲线。可见中医现代化之路离不开经络研究。

从以上三点的经络研究来看，不论是理论方面还是临床应用方面，都已取得了巨大的科学成就，可是由于生命科学研究队伍的大多数学者，已经习惯于用结构与功能统一的观点审视一切生命现象，所以，当他们无法确定发现经络现象的物质基础时，对经络研究的重大进展视若无睹，总认为还没有突破。面对这种情况，王雪苔一直主张把生物能信息医学之类的思路与方法引进经络理论研究和临床诊疗中来，目的就是要让中医走上一条符合自身特点的现代化之路。王雪苔认为，经络研究如能把着眼点切实与系统科学、生物信息科学与微观量子科学有机地结合，不但会将经络理论提升到一个新的科学高度，还有可能为实现中医现代化探索出一条新的道路。

2. 传统灸法研究，强调特质梳理源流

自古以来，在针灸学术领域，灸疗法和针刺疗法各占半壁江山。在古代，对灸法尤为重视，古代灸法在保健医疗中的应用远远超过针法，有关著作亦甚为丰富。在马王堆出土的医书中，3 部与针灸相关者均命名为灸经，其内容多为灸某经；南北朝名医陈延之说："夫针术须师乃行，其灸则凡人便施。为师解经者，针灸随手而行；非师所解文者，但依图详文则可灸；野间无图不解文者，但逐病所在便灸之，皆良法，但避其面目四肢显露处，以创瘢为害耳。"（《医心方》）可见灸法在我国古代颇为盛行。由于它比针法更加安全而且容易掌握，几乎达到人人能够施灸治病的程度，因而积累了丰富的经验。

可是到了近现代则恰恰相反，由于灸法操作费时费力，而且

治病环境烟熏火烤，不但广大群众已经不把灸法作为家庭保健的手段，针灸医生也大多重针而轻灸，国外的针灸医生大多数已经只针不灸，宝贵的灸法有被摈弃之虞，这不能不引起王雪苔的担心。

王雪苔对灸法的关注始于 1951 年初夏。据他回忆，当时的针灸门诊部患者盈门，预约登记已经排到 1 年以后。忽有一位患病将近 10 年的小儿麻痹后遗症患儿，步履艰难，由其母带来就医。王雪苔为了不使病家失望而返，遂在患儿骶部用笔标出次髎、下腰二穴，让其母按照他所教的艾炷灸法回家自灸。初不以为意，谁知 1 个月后，母子又来，患儿竟然由走学跑，遂又为其重新用笔标出穴位，再自灸 1 个月后，下肢功能基本恢复正常。此次意外获效，引起他对灸法的极大兴趣，以后在临床中，除用灸法治疗小儿麻痹后遗症外，还治疗卒中后遗症、哮喘、胃痛、腹泻、尿闭、阳痿、月经失调、痛经、胎位异常、肩周炎、风湿性关节炎、毛囊炎等，也多获良效。在各种病症当中，阳虚气弱、阴寒痼冷等证，效果尤佳。

为了继承发扬灸疗法，他从 1951 年开始致力于灸疗法的研究，其中包括对艾叶的考察、艾灸方法的改进、灸器的研制、艾灸温度的测定，以及对古代灸疗成就进行全面的总结等。经过半个多世纪的研究，他对灸法形成了如下几点基本看法：

（1）针刺与灸疗虽然都是通过经络、腧穴而发挥作用，但因刺激性质不同，作用方式各异，所以各有所长，《灵枢·官能》说："针所不为，灸之所宜。"据历代医籍记载，皮肤感染、结核病、癫症发作、中风、哮喘、小儿惊厥及多种虚证、寒证，灸疗的效果显著。针灸医生如果轻视灸疗法，就等于丢弃了一半治病手段。

（2）灸疗离不开经络、腧穴，如能在施灸过程中出现热感循经传至远隔部位，则疗效更好。

（3）灸疗法的独特作用绝不是局部热疗可以比拟的。传统的灸疗法主要使用艾绒。现代研究证明，灸疗的作用不只是物理治疗作用，艾绒燃烧时的生成物还会起到药物治疗作用。事实上，传统灸疗法除了使用艾绒以外，还常常根据不同的病情而选用不同的中药，可见灸疗法的药物治疗作用也是不可忽视的。近年来，有些医生为了避免灸疗时的烟熏火烤，总想用红外线照射来取代灸疗法。其实这种局部热疗，既不会引起灸疗那样的得气效应，也不能产生灸疗那样的治疗作用。这些试图以局部热疗取代传统灸疗的想法，显然是不可取的。

（4）现代灸疗多以艾条熏烤穴位，火力温和，病人比较容易接受。但从临床效果来看，特别是从增强自身免疫力的作用来看，化脓灸法明显优于温和灸法，这应该引起临床医生和研究者的高度重视。

（5）前些年在针灸医学界有过关于"热病可灸"的讨论，其实热病是否可灸，一要看是什么热病，二要看采取什么灸法，不可一概而论。现代常用的温和灸法，由于不烧伤皮肉，的确可以广泛应用；而古代常用的化脓灸法，则因反应较强，切不可滥用，理应遵从张仲景关于"火逆"之戒。

基于以上认识及系统的文献研究，1964年，王雪苔通过对上百种古代文献的挖掘和考证，编撰了供同道内部参考的《古代灸法操作丛考》一文，后经过反复修改扩充之后，于1982年连续3期发表于《中国针灸》并更名为《古代灸法考》。该文篇幅长达2.5万字，直接引用古代书籍96种，文献资料300多条，对我国古代灸法做了比较广泛的考证。系统地对灸法源流、施灸材料、艾炷灸法、隔物灸法、烧灼灸法、艾卷灸法、保健灸法、天灸、水灸与内灸，以及灸器等进行详细论述。考证所及的灸法多达60余种，许多灸法是古人世代经验的总结。古代应用不同的施灸材料，不同的隔物灸法，以及在艾卷中加进不同的药物配方，治疗各种不同的病证，都体现了辨证施灸和辨证用药的相互结合。在麻醉条件下施行烧灼灸，以及天灸、水灸等法，都可收烧灼灸之效，而又避免烧灼灸之痛。明清以来采用艾卷灸法和灸器，则是从烧灼灸法向温和灸法的发展。古代各种灸法，不但用来治疗内、外、妇、儿、五官等各科疾病，而且还被广泛用于民间供预防疾病、强身益寿之用。因此，现代医家应该认真继承古人的灸治经验，并在实际应用中加以发展、提高。该文对于中国灸法的研究起到了较大的促进作用，正是在王雪苔的倡导下，一些有识之士开始致力于灸法的研究与推广应用，从而为今天灸法的振兴奠定了必备的理论准备与临床基础。

在对灸法进行系统文献研究的基础上，王雪苔还通过各种途径加大灸法临床应用的推广。目前头皮部多用针刺疗法，耳穴多用贴压疗法，足部多用按摩疗法，各有侧重。能否互相借鉴，在每个微针系统试用多种治疗手段，最后选出最佳的治疗手段呢？王雪苔认为完全可以。例如王雪苔曾建议陈克彦医师将灸法用于头皮针部位，经临床实践和研究，看到灸法用于头皮针部位在改善脑供血方面有明显的优越性，这打破了头皮针部位仅用针刺方法的局限性。

在我国，艾炷灸法已有数千年的历史，而艾卷灸法则出现颇晚，从现存的古代文献来看，艾卷灸法大约始于明初。据明初朱权《寿域神方》卷三记载灸阴证"用纸实卷艾，以纸隔之点穴，于隔纸上用力实按之，待腹内觉热，汗出即差"。这种艾卷灸法很像后世的雷火神针、太乙神针的施灸方法。然而当时的艾卷只是单纯地用艾绒制作，并无掺入药料之说。迨至嘉靖己亥（1539年）在明德堂刊的《神农皇帝真传针灸图》一书里，第一次提到了掺入药品的艾卷灸法，名曰火雷针，又名神圣针、麝火针。其处方与万历二十九年（1601年）《针灸大成》所载的雷火针法大同小异。万历年间，李时珍的《本草纲目》于"神针火"条也载有雷火神针，处方不同于《神农皇帝真传针灸图》。太乙神针是至清代才出现的一种掺药艾卷灸法，用法与雷火神针相同，但在处方中不用毒性较大的药品，药性平和，适应证也比雷火神针广泛。自从雍正年间范毓撰文《太乙神针》一书传出，复经乾隆年间周雍和为之作序推广以后，这种太乙神针灸疗法日益为世人所知，影响所及，直至今日。以致中医界提到太乙神针，往往只知传自范毓，而在范氏之前的流传情况如何，大多说不清楚。为此，2001年王雪苔特撰写《太乙神针流传考》一文，考察了韩贻丰与《太乙神针心法》的关系及范毓所撰《太乙神针》的传本情况，证实范毓的太乙神针之法源于韩贻丰，并指出韩贻丰所撰《太乙神针心法》远较范毓的《太乙神针》详备。认为范毓不过是普及太乙神针基本知识，并未将有关学术和盘托出。并提出今天研究太乙神针，应该追本溯源，直接从韩贻丰的《太乙神针心法》入手，然后再扩延到其他著作。但现存康熙刻本《太乙神针心法》乃世间孤本，见者绝少。该文对于考察太乙神针、雷火神针等渊源至今仍有重要参考价值。

几千年来，针灸本来是循着中医理论指引的方向，在中医理论框架内发展的。可是自从 20 世纪中叶以来，在针灸的发展进程中，同现代科学技术特别是现代医学科学技术发生了激烈的碰撞，呈现了多种观点，把针灸推到了十字路口。在诸多观点中，有一观点在西医里颇具影响，主张凭借现代科学技术，改变传统的针灸方式，把它纳入西医理论框架之中。如果按照这种观点发展下去，针灸的特色势必彻底丧失，针灸的优势也将不复存在。那么，针灸的发展是不是不需要现代科学技术呢？王雪苔认为在科学昌明的今天，针灸要发展，不但不能回避现代科学技术，而且还必须积极地与现代科学技术相结合，逐步实现针灸现代化。关于灸法与现代科学技术的结合，王雪苔提出要继承传统灸疗法的精华，就要在保持传统灸疗特色的前提下，剔除灸疗法的缺点。传统灸疗法的缺点，一是冒烟，二是对火力难以精确调控，因此，改革是完全必要的。但在改革中，一要重视热的作用和药物作用的协同关系，二要重视选穴施灸的重要性，不可把灸疗变成单纯热疗。一些多年从事灸疗法研究的同道们，都深感化脓灸法对一些疑难病症的疗效确实高于温和灸法。但是，化脓灸法的烧灼痛却又令人难以接受。为了解决这个问题，有人在穴浅部注射盐酸普鲁卡因，有人用含有中药的酒精浸剂涂在局部，都可防止疼痛。近年来，还有人提出了用"艾灸血清"治病的思路，动物实验证明这也是一种具有可行性的做法。

3. 针法技术研究，倡导新法构建体系

王雪苔不仅重视传统灸法的继承与发扬，对于近年来出现的新兴针法，也给予大力支持，并提出宝贵的指导意见及建议。他鼓励针灸新事物的成长，为微针疗法、头针、舌针等具有强大生命力的特种针疗法积极进行保驾护航，并努力推动这些新事物、新疗法在世界范围内开展学术研讨与交流。

王雪苔认为，疗效是针灸的灵魂。古今针灸临床实践证明，影响针灸疗效的因素很多，而针对不同的病证选用不同的针灸疗法，无疑是提高疗效的关键性措施之一。因此，认真继承发扬前人创造的各种针灸疗法，并在此基础上努力创造新疗法，以期进一步提高疗效，最大限度地减轻由于治疗行为而引起的损伤与疼痛，是广大针灸工作者永远追求的目标。

从古至今，针灸疗法不断地推陈出新，种类与日俱增。除了古传的针灸疗法流传与发展到今天以外，现代又涌现出一系列新兴的针灸疗法。据估计，古今针灸疗法共有 100 ～ 200 种。王雪苔对其进行归类总结，将其分为两类：一为古代针灸疗法在现代的延续与发展，包括砭石疗法、针刺疗法、灸疗法、腧穴药物贴敷疗法等四大类别 28 种疗法；二是现代新兴的针灸疗法。现代新兴的针灸疗法是沿着两条思路发展起来的，一是传统针灸与现代科学技术相结合，包括与电、磁、光、微波、声、温度等方面科学技术的结合，以及与现代医疗技术的结合；二是探索发现新的针灸部位，包括新穴、新刺激区和接受针灸刺激的人体特定组织。沿着这两条思路发展起来的新兴针灸疗法可分为特殊部位针灸疗法、特定组织针刺疗法、兼有双重刺激性质的复合针刺疗法、中西医结合的类针灸疗法、非针非灸的腧穴特种疗法等五大类别 45 种疗法。伴随着现代的各种针灸疗法的兴起，还产生了现代的经络腧穴诊断法，有耳穴诊断法、第二掌骨侧全息诊断法、第五掌骨侧全息诊断法、前臂外侧全息诊断法、手穴诊断法、掌纹诊断法、足穴诊断法、盖氏肿瘤诊断法、经络失衡检测法、经络伏安

特性检测法等。其中，在临床诊断中准确性较高的，首推罗氏手穴诊断法；而中医特色明显，有希望实现经络辨证、脏腑辨证、寒热虚实辨证客观化的，则是经络伏安特性检测法。针对当前针灸疗法的研究现状，王雪苔指出了今后研究的方向与重点：①既往关于针灸疗法的研究与创新，有的强调加大刺激强度，以期提高疗效，结果病人难以接受；有的极力避免施术的损伤与疼痛，结果限制了疗效的提高。今后应当努力把两方面统一起来，力争创造出疗效高、损伤小、疼痛轻的合乎理想的针灸疗法。②既往在微小针刺系统的研究中，其各个刺激点的确定，有的是基于临床实践，有的是出于理论推导。理论推导带有很大的不确定性，以致在同一个微小针刺系统内出现了几家不同的取穴法。因此，今后应当加强对这类分歧点的研究，通过严格的科研对照，去伪存真，求得统一。③在复合针刺疗法、腧穴特种疗法当中，都有现代物理疗法或化学疗法的因素参与。因此，研究这类疗法的不同的刺激参数和剂量对人体的影响，就成为十分重要的课题。只有重视这方面的研究，才能避免像磁疗这样被滥用的现象出现。④不论传统的还是新兴的针灸疗法，多数都具有很宽的适应范围，百病皆治。这对于每一种疗法而言，虽然不无道理，却湮没了自身的特点。今后应当加强对各种疗法的横向比较研究，针对多种不同的疾病，分别筛选出与其相适应的疗效最佳的针灸疗法。与此同时，也使每一种疗法的重点适应证得以明确。

1996 年，王雪苔撰写《微针系统诊疗法的回顾与展望》一文，对微针系统及微针系统诊疗法进行定义：微针系统诊疗法是以身体的特定局部同全身各部分存在着投影式关联为理论依据，在此特定局部进行检查或施治，用以诊断或治疗全身各部位病症的方法。这类诊疗方法形成之初，大多与针刺有密切关系，所以将其施术的特定局部统称作微针系统。王雪苔认为各种微针系统是将全息生物学与针灸理论结合而诞生的，中医古代就有用于诊病目的的面、舌、眼、耳、手等局部望诊、触诊方法，因而面针、舌针、眼针、耳针、手针等针刺系统的产生具有充分的理论基础。

随着微针系统诊疗法的发展，治疗方法已不限于针刺，还有艾灸疗法、热熨疗法、贴压疗法、指压疗法、按摩疗法、低频声波疗法、电刺激疗法、磁疗法、激光照射疗法、穴位注射疗法、药物贴敷疗法等。而且微针系统不仅用于治疗，还用于诊断，"微针系统"这个词组实际所包含的内容与这个词组本身的意思早已大相径庭。他提出"微针系统"词组理应加以改换，用一个概念更准确的词组来代替。可供选用的新词组有三：一为"微针灸系统"。"针灸"二字比单一"针"字概念广泛，不只包括针刺疗法、艾灸疗法，还包括各种腧穴特种疗法。二为"微穴系统"。"穴"字更符合微针系统所使用的刺激与反应部位的特征，近年来人们逐渐将"耳针疗法"改为"耳穴诊疗法"就足以证明。三为"全息区"，这是借鉴全息生物学的词汇，加一个"区"字，取代"系统"二字，也很贴切。

针对微针系统现状，他提出几个应认真研究的问题：①反应部位特异性的研究：应用现代科学方法，通过严密的课题设计，深入观察与确定反应部位的相对特异性，就成为微针系统研究的首要任务。②反应部位的名称与定位的标准化研究：在同一个微针系统内，由于学术流派的不同，其反应部位的名称与定位往往差异很大。这种状况，不但使学习者莫衷一是，无所适从，而且从科学道理上讲也难以两说并存。因此，对于各微针系统的反应部位的名称与定位进行标准化研究，也是当务之急。③微针系统诊断的研究：微针系统都具有双向性反应的特征，既可用于诊断，又可用于治疗。然而在现阶段，诊断研究发展很不平衡。耳穴诊断研究成就最为突出，已经达到定位、定性皆可的实用阶段。望面色、望舌的诊断虽然早已为中医所用，但却与面针、舌针结合不紧密。掌纹诊断与手针也是各行其道。至于头皮针，虽然已被广泛采用，但研究头皮诊断者则寥寥无几。因此，认真进行对各微针系统诊断的研究，是重要任务。将几个微针系统的检察结果加以综合，这类研究更应引起重视。④微针系统治疗的研究：当前发现的微针系统有 10 余个，每个微针系统的研究者都强调各自的微针系统能治疗全身各部分的疾病。事实上，尽管所有的微针系统都有比较广泛的适应范围，但是每个微针系统又有其自身的特点和疗效显著的适应证。这就需要站在总体的高度，对各系统的疗效进行比较研究或观察综合治疗的效果。通过日积月累地观察比较，必将逐渐筛选出对每种疾病的最佳疗法，包括单一疗法和综合疗法。

在对微针系统进行回顾与思考的基础上，王雪苔对微针系统的发展前景做出3点预测：①随着理论研究逐渐深化，诊疗技术不断改进，势必会改变各个微针系统的学术独立发展的状况，微针系统将作为一个整体，在医学中占有崭新的地位。它的理论与实践，将促进医学与人体科学的观念更新与发展。②随着微针系统诊断技术与诊断知识的提高，特别是检查方法的客观化及分析判断的人工智能化，必将进一步提高诊断的准确程度。由于这种诊法可以快速而全面地进行诊断，所以它必将被医学界所接受，如同心电、脑电检查一样，成为临床必需的诊法。③微针系统诊疗法将日益向着无痛无损或少痛少损的方向发展，越来越安全，越来越受病人欢迎。其中的一些简便、安全、容易掌握的诊疗方法和仪器，将得以真正的普及，实现家庭化。

王雪苔对新兴针灸疗法的态度一直是积极探索，只要有机会，他就给予大力支持，并积极推动其发展。但对于新鲜事物，王雪苔也并不是盲目支持，而是经过严密的考察，确认有效才会给予支持。如针刀疗法，最初他也不甚相信，曾拒绝过为《小针刀疗法》一书题词。但是，他并不是一拒了之，而是对这一新生疗法进行了详细的了解，亲自调查了大量的病例，从而逐渐转变了观点，肯定了这一由针灸针和外科手术刀两个长处融为一体的针刀疗法。鉴于针刀疗法近年来所取得的成就和发展趋势，他毅然支持建立一个逐步完善的针刀医学，并在一些大会上慷慨激昂地说："中医要走向世界，针灸之外，针刀最有前途。"同时，王雪苔本着客观求实的科学态度告诫针刀医学的研究者们，应加强针刀医学的基础实验研究，使它的新理论和新技术能得到实验数据的支持，特别强调要以中医基础理论指导针刀医学理论与实践发展，使针刀医学真正成为中医现代化的范例。

舌针疗法也是近年来出现的一种微针疗法。目前，它的疗效已被西方医学所肯定。舌针在治疗自闭症、小儿脑瘫、视觉障碍等方面的论文已先后刊登在欧洲神经科杂志、美国神经科杂志及美国儿童神经科杂志等，并被美国国家医药图书馆收入馆藏。新华社、人民日报、美国CNN、英国BBC、泰晤士报、路透社等世界著名媒体均多次向世界介绍这一疗法。这些成就与王雪苔的支持是分不开的。

1996年，在去美国参加第四届世界针灸大会的飞机上孙介光邂逅了王雪苔。早闻王雪苔是国内外知名的针灸专家，孙介光就把自己关于舌针的论文拿给了当时初次见面的王雪苔。意想不到的是，王雪苔竟然利用在飞机上的时间，认真研读了论文，还帮忙改正了一些计算错误。并在会议上给舌针做了这样一段评价："舌针疗法是在传统针灸基础上的新发展，其取穴与刺法都是孙介光医师的新发现，古代并无记载。大量的临床观察表明，孙介光的舌针适应证广泛，对中枢神经系统疾病的疗效尤其优异……根据舌针的特殊疗效，我确信如能将孙介光医师的舌针技术推广到全世界，必将会给无数的病人带来幸福，给社会减轻沉重的负担，并且促使医学界重新检讨防治疾病的途径与方法。"1998年，孙介光被香港大学聘为研究员专门研究舌针。王雪苔一直嘱咐孙介光："要想得到人们的认可，必须运用可靠的科学实验方法，得出令人信服的实验结果。"于是，在王雪苔的指导下，孙介光采用正电子扫描（PET）、功能磁共振（fMRI）及诱发电位等多种现代化的科研手段研究舌针，取得了可喜的成果。就这样，在王雪苔的指导下，孙介光独辟蹊径，创造了一门独具特色的舌针理论与疗法，治疗一些神经系统疾病如帕金森病、老年痴呆症、小脑萎缩、假性延髓性麻痹、小儿脑瘫、多发性硬化、脊髓空洞等，疗效显著。

对于孙介光撰写的《实用舌针学》一书，王雪苔也贡献颇多。从目录、提纲、构图到出版，每个细节，他都提供了宝贵的意见。

更甚者，在治疗篇中，他还提供了范例，并逐篇校核。《实用舌针学》于 2008 年由人民军医出版社出版。此外，王雪苔还亲自指导设计、验证了舌针穴位仪。

头皮针疗法的发展壮大至走向世界，也与王雪苔的大力支持分不开。头皮针疗法又称头针疗法或颅针疗法，20 世纪 50 年代末陕西方云鹏、20 世纪 60 年代初上海汤颂延开始用头皮针治病，并逐步完善，20 世纪 70 年代初山西焦顺发"头针疗法"问世，随后张鸣九、朱龙玉等相继发现头皮某些特定部位能够治疗全身的一些疾病。至此，出现了头皮针的许多流派。王雪苔的夫人陈克彦也是头皮针流派人物之一，她首先将徐疾补泻手法和灸法用于头皮针临床。头皮针问世以后，由于对一些脑源性疾病有特殊疗效，其发展如雨后春笋，不但在国内迅速推广，而且也传播到国外。但王雪苔发现由于各家实践经验和理论依据不同，以致针刺部位有穴、区、线、带等不同叫法，各家手法也不同，这给头皮针的推广及交流带来了诸多不便。为适应国际上头皮针疗法的学术交流、推广，以利于国内外临床、科研和教学工作的开展，确保头皮针疗法的进一步发展，王雪苔主持的中国针灸学会于 1983 年组织有关专家进行讨论，由全国头皮针研究协作组组长中国中医研究院针灸研究所针法研究室主任陈克彦起草，制订了《中国头皮针施术部位标准化方案》，并在 1984 年 6 月世界卫生组织西太平洋地区穴名工作会议（东京）上正式通过，定名为《头皮针穴名国际标准化方案》。该方案于 1989 年 11 月在世界卫生组织召开的国际标准针灸穴名科学组会议（日内瓦）上正式通过，并向世界各国针灸界推荐。《头皮针穴名国际标准化方案》制订后，头皮针的推广发展更加迅速。

此外，王雪苔还帮助张文华发掘濒临失传的"中国元寸灸"，支持文良中钻研深刺哑门绝技，鼓励张贵发研究中医脑髓理论，用针刺任督二脉的方法，预防和治疗脑髓病，指导罗新弟创造了手针。

除大力支持与推动各种新兴针法的推广与应用外，他还倡议应遵循中医理论特别是经络学说，在针灸学与现代有关学科的结合点上，发展边缘疗法或边缘学科。例如，在针刺疗法与药物疗法的结合点上产生的穴位注射疗法，临床效果既高于单纯针刺，又高于其他途径给药，有广阔的发展前景。当然研究改进穴位注射的专用针具，从穴、针、药三个角度贯彻辨证论治的原则，研究针药互动的规律与机理，这些都是今后应当要解决的问题。此外，还有针刺麻醉、针刀医学、腧穴贴敷疗法、新砭石疗法等，也都是针灸与有关学科相结合的产物。在今后的发展中，针刺麻醉的发展方向应该是针药复合麻醉，主要目的在于减少麻醉药物用量，稳定患者在术中的生理功能，促进术后各项功能的恢复，因此在麻醉过程中应以中医理论为基础，充分发挥指导作用。至于针刀医学，本来就是针灸学与骨伤科手术学相结合的产物，它从生物力学角度提出的人体动态失衡及通过针刀治疗而恢复平衡的理论，也并未超出中医理论框架。所以今后应当继续根植于中医学之中，用中医理论指引针刀医学的发展。

4. 针灸临床研究，遵循自身规律特点

（1）临床应用规律

王雪苔从事针灸临床期间，提出针灸治病指导原则：针法灸法与证候相应，取穴配伍循其规律。

1）针灸操作与证相应

在针刺手法上，王雪苔主张补法为进重退轻，泻法为进轻退重，分别适用于虚证和实证，若其证不虚不实或虚实相兼，则用调和法，进退均匀，轻重适中。在针刺轻重方面，轻刺激则强度宜小，重刺激则强度宜大，应用时应视患者的反应程度而定。在针刺深浅方面，表热证则浅刺在皮下；寒证或某些脏腑病，因其病属阴，故深刺穿过肌肉，中等深度为刺入肌肉而止。在针刺时间上，昏厥、热证多采取速刺法，即速入速出；寒证、剧烈疼痛及痉挛，则针入后久留之；一般慢性病或热病在里，则采取缓刺法，行针片刻或行针、留针交替。

王雪苔重视针刺的同时，特别注意灸法的临床应用。依其加

在患者皮肤穴位上的温度高低及产生的效用分为三种：一为温热灸，即温度舒适，久之不烧灼皮肤；一为温度较高，烧灼皮肤，称之为发泡灸；一为温度甚高，产生重度烧伤者称之为化脓灸。一般寒证或没有高热的热病多以温灸治之。休克、虚脱、癫症发作多用发泡灸。虚证、寒证者，多用化脓灸。总之，不论从针刺的强度、深浅及行针过程，还是施灸，皆应与证候相应。

2）取穴配伍循章法

① 循经取穴

三阳之病，属实属热，督脉为诸阳之会，可取百会、风府、大椎等穴，以泄诸阳之热。凡发热恶寒，头痛项强，脊背发紧，身痛鼻塞，或流清涕，是属太阳经病，在取督脉之同时，可取足太阳膀胱经的背俞处，如大杼、风门、肺俞及风池等，特别是风池、风府二穴，治疗外感风寒是比较有效的。若风温，温热之为病，亦可取手太阴肺经与手阳明大肠经的腧穴，如少商、商阳、合谷、曲池等。凡高热有汗、不恶寒反恶热、眼痛、口燥鼻干、大渴引饮等，此为阳明经证，可取足阳明胃经及手阳明大肠经的腧穴，如足三里、厉兑、合谷、曲池等。若症见口苦咽干、目眩、寒热往来、胸胁苦满等，则为少阳经证，应取手少阳三焦经与足少阳胆经的腧穴，如中渚、液门、关冲、外关、阳陵泉、风池等。

三阴之病，为虚为寒。治疗多取任脉，常用中脘、神阙、关元、气海等穴。若太阴经病，则再取足太阴脾经与足阳明胃经腧穴，如隐白、公孙、三阴交、阴陵泉、内庭、足三里、天枢等。若肢冷脉微、倦怠欲眠，证属少阴。可以取足少阴肾经腧穴，如涌泉、然谷、太溪、复溜等。若胸中不适，吞酸、嘈杂、呕吐，下利脓血，里急后重，或厥冷、四肢搐搦，则为厥阴病，可以取手厥阴、足厥阴之腧穴，如劳宫、内关、间使、太冲、中封、期门等。王雪苔将《伤寒论》六经证候治以针灸之法，不深晓仲景之精义难以臻此。

呼吸系统疾病，取手太阴肺经与手阳明大肠经的腧穴，如太渊、列缺、尺泽、中府、合谷、曲池、肺俞等。

心脏血管系统与神经系统疾病，取手少阴心经、手厥阴心包经及足少阴肾经的腧穴，如神门、通里、灵道、内关、间使、涌泉、太溪、然谷等。

血液及造血系统疾病，可取心、肝、脾、胃之背部之背俞外，还可取足太阴脾经和足阳明胃经的腧穴，如三阴交、血海、内庭、足三里及任脉的中脘等。

消化系统的疾病，应取足阳明胃经腧穴为主，如内庭、陷谷、解溪、下巨虚（小肠之下合穴）、上巨虚（大肠之下合穴）、丰隆、足三里、天枢（大肠之募穴）、乳根等，另外可取胃与大肠之背俞与中脘（胃之募穴）等。

泌尿、生殖系统的疾病，可取足之太阴、少阴、厥阴三阴经和任脉之腧穴，如三阴交、复溜、太溪、阴陵泉、中脘、水分、气海等。

妇产科疾病，治疗多从冲任二脉着手，并与足少阴肾经、足厥阴肝经、足太阴脾经有关，取穴如气海、关元、中极、曲骨、然谷、照海、阴谷、隐白、三阴交、地机、阴陵泉、血海等。

眼科疾病，阳热眼病多从阳经中选穴，眼睑病取足阳明胃经，白睛取手阳明大肠经，黑睛取足少阳胆经与足厥阴肝经，瞳孔之疾病取足少阴肾经之腧穴。

② 配穴四法

王雪苔常多穴配合使用。其配穴方法大体分为以下 4 种：

俞募相配：腰背以俞穴为多，胸腹以募穴常见，前后对应取穴，以应经气之聚和输于彼此，从而治疗脏腑之病。一为俞募对应取穴，肺俞配中府主呼吸系统疾病，厥阴俞配膻中主心胸之疾病，肝俞配期门主肝胃及胁部疾病，心俞配巨阙主心及神经系统疾病，脾俞配章门主肝脾疾病，胃俞配中脘主胃肠疾病，三焦俞配石门主水液代谢障碍之疾病，肾俞配京门主肾及生殖系统疾病，大肠俞配天枢主肠疾病、腹痛等，小肠俞配关元主小肠、膀胱及生殖系统疾病，膀胱俞配中极主膀胱及生殖系统疾病。一为俞募不对应取穴，肺俞配膻中主气虚喘咳，肾俞配关元主阳痿阴肿，命门配中极主遗尿，心俞配膻中主心区疼痛，脾俞配中脘主胃痛，肾俞配天枢主虚寒腹痛，肝俞配中脘主肝胃气痛。

阴阳相配：阴阳是脏腑表里经脉之穴相配合，取其阴阳互济，表里相通。一为表里相配，足三里配三阴交主消化不良、阳痿，合谷配列缺主感冒头痛，外关配内关主头痛胸痛，合谷配太渊主鼻塞或流清涕。一为非表里的阴经阳经相配，合谷配神门主失眠，行间配解溪主少腹痛及踝痛，合谷配内关主急性扁桃体炎，足三里配太冲主口腔炎，阴陵泉配阳陵泉主少腹痛与膝痛，液门配少商主咽痛。

远近相配：与病之位置相邻为近，在四肢之穴为远。近者直接作用于病，远者以通经，经气行则阴阳可调，虚者可济，滞者可行。如天突配合谷主喘息，中脘配足三里主胃痛，关元配太冲主痛经，肺俞配列缺主咳嗽，章门配太冲主胸痛，厥阴俞配内关主胸胁痛，膻中配内关主胸痹痛，关元配三阴交主少腹痛，天枢配足三里主腹痛腹泻，天枢配上巨虚主结肠过敏，气海配太冲主功能性子宫出血。

上下相配：此指手足穴位相配。手足阳经交会于头，手足阴经交会于胸腹，故头及胸腹之病，皆可取手足之穴相配。内关配公孙主胃痛，支沟配照海主便秘，合谷配内庭主牙痛、咽痛，曲池配足三里主身热，神门配三阴交主失眠，合谷配三阴交主滞产，合谷配复溜主盗汗，内关配足三里主胃痛，合谷配解溪主眩晕，通里配涌泉主心悸。

3）治法因乎人，不因乎数；变通随乎症，不随乎法

症状是疾病的反映。针对疾病进行治疗，固然可以同时使症状缓解；然而针对症状进行治疗，也同样有助于疾病的治愈。有些症状在临床中的严重性往往超过它的原发疾病，如不急速处理，就可能带来不良的后果。疾病变化多端，在不同的情况下或不同的阶段中，表现的症状各有不同，如果能掌握症状治疗，就会灵活地适应这种变化而采取新的措施。

（2）临床研究方法

针灸学属于临床医学，所以在对针灸的研究中，临床研究占有非常重要的地位。近年来，随着循证医学的迅速发展，医学界对针灸临床研究的要求也越来越高。有的运用循证医学方法对既往的临床研究文献进行重新评价，有的按照循证医学模式对今后的临床研究设计提出新的看法，世界卫生组织西太平洋地区办事处则专门制订了《针灸临床研究方法指南》，供各国针灸人员参考。纵观各方面的论述，可见他们的基本观点非常一致，都强调要重视诊断标准、纳入与排除标准、效果判定标准、随机性、分组对照、盲法、远期效果观察、统计学分析、可重复性等。

王雪苔非常关注针灸临床研究进展，他认为这些主张无疑是正确的，应该在针灸临床研究中努力体现。但针灸同药物疗法与现代物理疗法都很不一样，所以在现代针灸研究中，不应该不加区别地照搬现代药物疗法和现代物理疗法的研究方法，而不顾针灸临床特点。针对这种情况，他对针灸临床特点进行总结，并指出了研究发展方向。

1）临床研究要以针灸特点为基础

① 针灸临床特点

所谓特点，乃是相对而言的。同其他疗法相比较，针灸临床特点主要表现在以下四个方面：

第一，针灸疗法不同于药物疗法，它不能直接消除病原体，也不能补充机体必不可少的化学成分，而是通过调整机体的生理功能，激发机体固有的防御疾病和自我修复的能力，以达到医疗和保健的目的。在机体功能正常情况下，药物使用不当，会使机体功能由正常变成不正常，而针灸则不会发生这类问题。

第二，指导针灸临床的重大理论是经络学说，而经络学说的具体运用则是选取腧穴。腧穴具有双向调节功能，如神门既治失眠，又治嗜睡；关元既治尿闭，又治遗尿。腧穴的这一特性，决定了针灸治疗有别于药物治疗。

第三，气的理论在针灸临床中占有重要位置。机体对针灸的各种效应，都是基于气的运动，而气的运动又与针灸疗效密切相关，所以在临床中就要非常注意把握气的动态变化，并且采取不同的针灸操作技术，对气的运动加以调控。即使采用电针或小剂量药物穴位注射治疗，也要先令针下得气，然后再通电或注入药物，否则将会影响疗效。

第四，针灸疗效是由多种因素决定的。除了病人的个体差异可以影响疗效外，医生选穴是否得当，腧穴定位是否准确，采取的针灸疗法是否对症，刺激参数是否合理，针灸操作技巧是否符合要求，针灸时机是否合适，都足以影响疗效。可见针灸疗法的复杂性远远超过现代物理疗法。

② 针灸临床特点的体现

现代针灸研究，不仅要采用对研究有用的现代技术手段，更重要的是要在整个研究过程中，始终遵循现代科学研究的一系列规则，如观察对象的纳入排除标准的合理性，观察组与对照组间的可比性，观察方法的客观性，数据处理的准确性，研究结果的可重复性等。在遵循这些规则的针灸研究中，怎样才能充分体现针灸临床特点，他认为有以下几点：

第一，临床研究病例的随机分配，是为了保证观察组与对照组之间有可比性。可是大多数研究者在对各组基础资料均衡性进行检查时，往往忽略了中医辨证资料的提取与分析。而从中医角度来看，如果缺少辨证资料，则组间的可比性就很难确定。以腧穴贴敷疗法治疗哮喘为例，如果观察组的病例多为寒证，则腧穴贴敷的疗效就高；如果观察组的病例多为热证，则腧穴贴敷的疗效就低。可见各组病例的证候如果不均衡，将会直接影响研究结果。

第二，不论临床研究或实验研究，用于观察组的针灸疗法，都应当充分体现针灸临床特点。可是有些研究者为了控制刺激条件，往往把针灸疗法简单化，如用电针取代丰富多彩的针刺疗法，用电热或化学热取代各种各样的灸疗法，用一病一方取代辨证论治等。结果虽然满足了研究者的课题设计要求，可是却脱离了针灸临床实际，不能确切地反映针灸能够达到的疗效水平。电针、腧穴热疗与一病一方选穴法等，都不过是针灸临床中的一种，并不能代表整个针灸。要想通过研究确切地评价针灸对某些疾病的疗效，就应在课题设计里全面收集和分析有关文献，从中选出最佳针灸治疗方案，并且在研究过程中由有经验的针灸医生担当辨证选穴和针灸操作者。

第三，在针灸研究中设立空白对照组，有助于客观地评价针灸的作用与疗效。然而除了动物实验和在人体观察针灸的即时效应以外，通常的针灸临床研究很难设空白对照组。于是有些人就退而求其次，提出用浅刺法或疗效较差的针灸疗法或在非穴位处进行针灸的方法作为对照。其实这些方法仍然是针灸的一种，有其各自的作用，根本不同于那种不针灸的空白对照。那么，如何才能解决这个难题呢？王雪苔认为可以考虑采取 ABC 分组法，A 组为针灸治疗的观察组，B 组为常规药物治疗的对照组，C 组为模拟常规药物治疗的安慰剂组，也就是事实上的空白对照组。这样分组，既可对针灸疗法与常规药物疗法的两种疗效进行比较，又可对针灸治疗与疾病自然转变的两种结果进行比较，并且避免了观察组与空白对照组之间病人心理状态的差别。

第四，针灸临床研究的目的，除了验证疗效以外，还有一个重要的目的，就是不断地改进针灸技术和手段，以期进一步提高疗效，减少针刺疼痛和不安全因素。对于改进针灸技术和手段这个问题，国际针灸界存在一种偏向，把主要目标摆在最大限度地减少针刺疼痛和不安全因素方面，而不重视疗效的提高。于是医针变得越来越细，根本不能实行手法，灸法也被弃而不用，改成了局部热疗。这虽然减少了针刺的疼痛与出血，避免了艾灸的烟熏与火烤，却使针灸临床特点丧失，疗效下降。大多数经验丰富的中国针灸医生都有这样的体会，即在粗针针刺与细针针刺、施行手法与不施手法、得气与不得气、手工运针与针上通电、艾灸与局部热疗之间，的确存在着疗效差别，有的差别还非常显著。如果首先对这些不同方法之间的疗效差别进行深入的观察与分析，在此基础上再改进针灸技术和手段就有了科学根据，疗效也就会得到提高。

第五，经络研究对于发展针灸学术具有重大意义。以往的经络研究，在一定程度上存在着理论研究同临床研究脱节的现象，以致研究结果无助于提高针灸疗效。所以，在今后的一个时期内，应该转到以应用研究为主。从古至今，经络学说用于临床主要是用在三个方面：一是辨证，包括辨别经络证候和经脉循行路线上的异常表现；二是指导选穴；三是指导针灸操作，引导气的运行，促使气至病所。从这三个方面立题，总结规律，探讨机理，不但有助于揭示经络实质，而且很有可能创造出更加先进的经络诊断技术和经络治疗技术。大量事实证明，循经电特性是一种重要的经络现象，而像福尔电针诊疗法的推广应用，则是从临床角度验证了循经电特性检测的科学价值。如果将研究思路植根于临床，我们将会发现，从生物电磁学的角度研究经络，可能是一条很有希望的途径。

第六，从临床角度研究腧穴特异性，尤其要重视对阿是穴的研究。以往虽然已从组织结构、刺激效应、物理性质等不同的角度，证明了腧穴具有相对的特异性，可是从临床角度来看，除了穴位注射疗法曾观察到腧穴与非腧穴的效应差异以外，很多同临床密切相关的研究都未体现这一差异性，应该引起今后研究的重视。从临床角度研究腧穴特异性，应该着眼于如下四个方面：一是研究腧穴的三维空间与针刺效应的关系，包括腧穴与非腧穴的界线、不同深度与效应的关系、不同针刺方向与疗效的关系等；二是对那些能够治疗同一病症的若干腧穴，进行比较研究，探讨各个腧穴在治疗同一病症当中的主次地位；三是探讨腧穴之间是否存在协同作用或拮抗作用；四是研究阿是穴，即某些病症常在身体某些特定部位出现的反应点。有人专门检查这类反应点，用以诊断疾病；有人则专门选取这类反应点治疗疑难病症，取得了比针刺经穴更好的疗效。所以，今后应重视总结反应点的出现规律，并且利用现代科学技术研究更快捷、更精确地检测反应点的方法。

第七，以往的针灸作用机理研究，往往只着眼于简单的刺激因素对少数生理、生化指标变化的影响，以致研究结果不能再用于指导临床。实际上影响疗效的针灸技术因素很多，引起机体的反应又涉及多系统和多层次，非常复杂。搞清针灸技术与机体反应这两个复杂方面的相关规律，揭示机体内部的反应方式，应是针灸作用机理研究的重要目标。当然，要达到这个目标还存在许多技术难题，不少人寄希望于基因技术，认为用基因技术研究针灸容易体现针灸临床特点。

2）提倡开展回顾性研究

当今的医学界，普遍重视前瞻性研究。因为只有前瞻性研究，才能有严密的科研设计和严格的科学观察，其结果才具有较大的说服力。而对于回顾性研究，往往重视不够，有些西医学者甚至采取全盘否定的态度。

用以上观点来指导针灸临床研究，显然会有失偏颇。因为针灸毕竟不同于西医西药，在临床应用方面有其自身的特点：针灸的应用范围广泛，已报告过的适应证即达800多种；临床上强调个体的辨证论治；疗效的高低很大程度上取决于施术医师头脑的运思和手下的技巧。这些特点表明，要想从总体上不断地提高针灸在医疗保健中的使用价值，就必须把临床经验的总结与交流摆在重要的位置，而回顾性研究正是总结针灸临床经验的一种行之有效的方法。

诚然，宝贵的临床经验如能通过前瞻性研究加以验证，更能取信于人。然而前瞻性研究受到主观和客观的条件限制太多，能解决的问题有限，研究周期又长，远远满足不了针灸医生的要求和社会对针灸的需要。

回顾性研究，可以是大样本，也可以是小样本或者小案报告。关键是要资料来源可靠，诊断明确，纳入与排除标准合理，疗效判定标准可信。在报告里，必须如实地写清治疗方法，以便他人借鉴。

3）提出针灸临床研究项目

王雪苔根据针灸临床研究现状和特点，提出以下6类针灸临床研究项目，由于所研究的病症和着眼点不同而有所区别。

① 针灸治疗的研究

这是针灸临床研究中最常见的一类，其中包括针灸治疗某种疾病的研究，如针灸治疗面神经炎、肠易激综合征、妊娠呕吐、神经性皮炎的研究等；针灸治疗某种疾病的特定类型、特定阶段、特定病变的研究，如针灸治疗不完全性外伤性截瘫、卒中后遗症、糖尿病并发症、神经病变的研究等；针灸治疗某种症状的研究，如针灸治疗发热、头痛、心律失常、腹泻、便秘、失眠的研究等；针灸用于某种疾病带病提高生存质量的研究，如针灸用于肿瘤患者带瘤提高生存质量的研究等。

② 针灸保健的研究

这也是针灸临床研究的重要方面，包括经常针灸足三里、膏肓、气海之类的保健穴，以增强抵抗力，以及对大量亚健康状态的人群的治疗。

③ 经络诊断的研究

除了传统的经络辨证以外，经络伏安特性检测、良导络检查、福尔电针诊断、双指 O 环检查等，都是值得深入研究的项目。这类检测技术的提高，将会在对亚健康状态的诊断方面发挥重要作用。

④ 针刺麻醉的研究

针刺麻醉实际就是针刺疗法在手术过程中的应用。以往的研究，片面追求以针刺取代麻醉药物，明显脱离实际。其实，针刺镇痛的作用是有限的，针刺麻醉的优势不在镇痛，而在于减少手术过程中的生理干扰，促进术后机体功能的恢复，防止手术并发症，这应成为今后研究的侧重点。

⑤ 针灸减轻化学药物毒副作用的研究

针灸缓解农药中毒和减轻抗癌药物的毒副作用，早已被临床研究证实。今后，应该扩大研究范围，针对那些毒副作用较强的药物，有意识地进行针药结合的临床观察，以期减少化学药物的毒副作用对机体的伤害，充分发挥两种疗法的优势。

⑥ 针灸戒毒与针灸解除药物依赖的研究

以前的研究表明，针灸不但能够治疗毒品戒断综合征和防复吸，而且对有些中枢神经系统的药物依赖也有较好的疗效。显而易见，沿着同样的思路前进，还会有不少值得研究的项目。

4）针灸临床研究中对照组的设立

临床研究中，对照组的设立是必要的，对于药物研究来说，对照组的设立相对容易，然而，对于针灸临床研究而言，对照组的设立则是一个难题。王雪苔针对该问题，提出如下几点看法：

① 在针灸临床研究中设立对照组

这是为了比较观察组与对照组之间的优劣，从而判断该项研究结果对于临床有无价值。由于研究的目的不同，所设的对照组也随之而异。

② 针灸疗法与非针灸疗法的对照

在针灸临床研究中，作为对照之用的非针灸疗法，大多采用西医药学中的已被国际公认的常规疗法，其中包括药物疗法与非药物疗法，少数采用新近被科学研究证实的最佳疗法。不论常规疗法或最佳疗法，都是将它们作为标尺，用来衡量针灸疗法的临床应用价值。价值的大小，首先要看疗效的高低。而在针灸治疗组与对照组疗效相差不大的情况下，则应比较起效的快慢、疗程的长短、安全性的高低、医源性伤害的轻重、远期影响的好坏、普及推广的可行性的大小等。目的是为医生与病人选择恰当的疗法提供科学依据，为卫生保健的决策者们制定政策提供参考。

在中国，还有用中药治疗与针灸治疗进行对照的，意在中医药学的不同疗法之中，筛选出治疗某种疾病或症状的最佳疗法，使中医的优势得以充分发挥。

③ 不同的针灸疗法之间的对照

针灸疗法是一个总称，其中包括传统的和新发明的各种各样的针刺疗法、灸疗法、特殊部位针灸疗法、类针灸疗法和非针非灸的腧穴特种疗法等，多达100多种。由于许多常用疗法都有比较广泛的应用范围，以致在临床应用时，以一种疗法面对多种病症，常常说不清以治疗哪种病症为主；以一种病症面对多种疗法，又常常说不清哪种疗法疗效最佳。解决这类问题的最好办法，就是大力开展在不同的针灸疗法之间的对照研究。这种研究的进展，将有助于针灸临床的整体疗效的提高。

④ 同一针灸疗法，为研究其影响疗效的因素而设对照

刺激性质、刺激方式、刺激参数、刺激部位等都是影响针灸疗效的重要因素。在针灸临床研究中，针对影响疗效的因素设立对照组，是为了总结针灸治病规律，提高疗效。以毫针疗法的临床研究为例，下列各项都是值得进行对照研究的课题：针刺补法、泻法、调和法的对照；针刺得气与不得气的对照；粗针与细针、重刺激与轻刺激的对照；浅刺与深刺的对照；针刺不同单穴的对照；针刺不同穴组的对照；针刺持续时间长短的对照；两次针刺间隔时间长短的对照。

⑤ 针刺与假针刺的对照

近年来，有些研究者认为从针灸临床研究中剔除病人的心理因素的影响，主张用假针刺来做对照，如果是不用针刺的假针刺，这种方法当然可以；而有些人用的是按压而不刺入，或者浅刺皮表而不深入。其实，按压和浅刺都是古传的针刺方法，都有各自的治疗作用，根本不同于不针刺。从科学意义上来说，如果用常规药物治疗组、安慰剂组来与针刺治疗组相对照，就已经剔除了心理因素的影响，用不着再设假针刺组。

⑥ 针刺腧穴与针刺非腧穴的对照

根据临床经验和以往的研究报告，我们知道针刺腧穴所产生的效应会通过不同的机制而影响到不同的部位，如 a：影响到腧穴所在部位的躯体；b：影响到与腧穴所在部位相对应的脏器；c：影响到与腧穴相关联的远隔部位的躯体与脏器；d：通过弥漫性伤害抑制性控制或应激控制而影响到全身。

其中，在 a 与 d 的情况下，针刺腧穴所产生的影响同针刺非穴点所产生的影响差别不大。如果通过 a 与 d 来观察腧穴的相对特异性，很可能得到阴性结果。在 b 的情况下，针刺腧穴的相对特异性，因穴而异，有的表现明显，有的表现不明显。只有 c，即针刺腧穴对与之相关联的远隔部位的影响，与其附近的非穴点相比，

往往表现出明显差异。

上述情况表明，在针灸临床研究中设立非腧穴对照组，不应该是随意的。必须在课题设计时充分考虑到腧穴、非腧穴的位置与病症部位之间的关系，否则其研究结果将无多大意义。

5. 中医古籍整理，从目录与校勘入手

书籍是知识的载体。古代关于中医药的理论、技术和经验，除了以口传面授的方式在很小的范围内世代相传以外，主要还是凭借书籍而流传于世。

踏入中医行业之始，王雪苔虽未明确提出开展中医古籍研究，但他的潜意识中已经存在这种想法，并有意无意地做了一些工作。从 1951 年开始，王雪苔开始搜集、整理、研究中医古籍，曾先后帮助针灸疗法实验所图书室和中国中医研究院图书馆收藏并且鉴定了大量中医古籍，自己也进行了私人收藏。

1951 ～ 1952 年，王雪苔在中央卫生部针灸疗法实验所任学术秘书兼教研组长，为了进一步开展针灸研究，他在实验所内成立了图书室。当时经费不宽裕，但在他的领导下，两三年内购买了一大批图书。其中，王雪苔最为得意的书有三部：一部是《凌门传授铜人指穴》，撰人不详，正文计 60 页，蝴蝶装，约于乾隆时期绘成，海内孤本；一部是《续名医类案》，清稿本，虽有些残损，但其内容有些与《四库全书》本不尽相同，学术价值较为可观；第三部是彭用光所撰《简易普济良方》，明代嘉靖版，国内孤本，品相很好。1955 年中国中医研究院建院时，针灸疗法实验所更名为"中国中医研究院针灸研究所"，该图书室也更名为中国中医研究院针灸研究所图书室，并于 1958 年被并入中国中医研究院图书馆，故这些书籍在《中医图书联合目录》或《馆藏中医线装书目》（中国中医研究院图书馆藏）中均已收录。

由于一向重视中医古籍的收集、整理，并积累了丰富的经验，1959 年，王雪苔被指派负责《中医图书联合目录》的编辑工作。接管后，除继续做好编辑、版本考证、索引编制、疑难问题的处

理外，最重要的工作是解决成书体例问题，包括分类、编例、前言等，对此，王雪苔均进行了正确的处理。如在分类上，与图书分类法不同之处在于：考虑到当时的时代背景，他在各类医书之前设立"党和政府关于医药卫生的政策决议及有关著作"一类，这是该书的时代特色。对于是否收兽医书籍，当时争议较多。然而，王雪苔说："西医不是总在动物身上做医和药的实验吗？那动物的病不是与人相通吗？兽医原本就是中医的一个分支嘛！"从而使得该问题迎刃而解。

1962年，王雪苔调至中国中医研究院文献资料研究室，负责古代文献、现代中医药信息和民间秘方验方的整理研究工作，这时他已完全认识到中医古籍研究的重要性，撰文《谈谈祖国医药学文献的整理研究问题》，明确指出，中医药学有着几千年的历史，现存着上下2000余年的7000多种图书文献。认真整理这个文献宝库，从中吸取丰富的防治疾病的经验和理论见解，是继承发扬中医药学遗产不可缺少的步骤。

然而，7000多种中医药文献，有的是一部一卷，有的是一部数百卷洋洋几百万言，面对着这样浩大的图书文献，应当从何着手呢？他认为应当区别对待。其中，约4000种是古代文献（清代以前的），是当前迫切需要整理的部分。古代文献又可以分为以下几种不同的情况：第一，是对于中医各科具有普遍指导意义的代表性著作，如《黄帝内经》《难经》《伤寒论》《脉经》《诸病源候论》等，这是必须深入整理研究的；第二，是某一学科或某一学派的代表性著作，当然也必须加以整理；第三，虽然不是代表性著作，但是带有作者本人的实际经验和理论见解，对中医药学的某些问题有所发展或发挥，特别是各家医案、医话、医论，多有独抒心得，对这一部分亦应认真注意；第四，是有参考价值的资料汇集或综合性医书，包罗的资料多，涉及的学科广，都是以博见著称的，对于这一类的整理，花费的力气不多，而出版之后的参考价值却很大；第五，是东摘西抄、没有自己的见解发挥的，对于这一类就不必整理了。对于非医药文献方面，如史传、地志、杂家、文集当中，也还保存着大量的中医药资料，不可忽视。如养生学资料，多见于道释的著作中。这里值得着重提出的是稗官野史、笔记丛谈等书，由于不受文章体裁和传统思想的局限，笔墨纵横，随闻随录，常常收载着一些有价值的医方、医案、医事掌故，或在医理上独抒心得。例如，宋代沈括撰的《梦溪笔谈》中的药议，就提出了许多为当时本草书所不载的问题；宋代顾文荐撰的《船窗夜话》中收载的医方，都是很确切的经验之谈。宋代名医庄绰遗留下来的医学著作，除了一部《灸膏肓腧穴法》以外，再没别的，可是在他所撰的《鸡肋篇》当中，却保存着不少的医论和医学杂记。

对于研究途径，王雪苔认为由于具体要求不同，入手点也就不可能一样。他认为通常有如下几条途径：第一，以书为中心，如编制索引、提要，对于某些重要著作进行校勘、集注、考证、注释，编辑丛书、类书、综合参考书，进行已佚的古书复原等；第二，以理论问题为中心，如对阴阳、五行、藏象、经络等各种基础理论或各学科中的个别理论，从文献中广泛地搜集资料，从而研究这个理论问题的形成和发展的经过及其依据，研究这个理论问题在医学中所反映的实际规律及其意义；第三，以疾病为中心，如对某一科、某一类或某一种疾病，系统地整理中医学对它的认识（包括病因、病机、类型、疾病过程、转归等）和各种诊治方法；第四，以诊治方法为中心，如系统地整理某一类或某一种诊断方法、治疗方法，以至于一方一药，分析其应用范围和要领，研究其实用价值和理论意义。至于研究方法，他总结为以下几点：分析文献，寻找规律；吸取古人经验，指导今日研究；考证古人的学术见解；整理中医药学的基本知识；汇集资料，提供参考。

中医古籍浩如烟海，但几经沉浮，很多已经散佚，故王雪苔重视中医古籍的搜集工作。1974年初，河北省威县中医医生张大昌以"赤脚医生"之名将抄本医书《辅行诀脏腑用药法要》寄至中医研究院，声称是家中所藏敦煌卷子医书的忆录本，"原卷子已因失火被焚"。至 1975 年 11 月，王雪苔闻知此事，便请示院领导亲自去河北省威县查找敦煌卷子的下落。到威县后，王雪苔辗转查知该书已被毁。然而，为挽救敦煌卷子，他不顾条件艰苦、困难重重，又两次赴河北农村调查此事。功夫不负有心人，最终，他在威县张大昌的一个学生家里，终于有了较大收获，该学生在小笔记本上抄录了卷子上的多数内容，虽不完整，但亦可作为一个失而复得之转抄本。1988 年，受马继兴之邀，王雪苔将该转抄本与张大昌追忆本相互对勘，编著了校注考释本，收载于马氏主编的《敦煌古医籍考释》。2008 年，王雪苔对该书重新校勘、考证、整理而发行了单行本《〈辅行诀脏腑用药法要〉校注考证》，并对调查和校勘经过、研究情况及其考证情况进行了详细说明，由人民军医出版社出版。20 世纪 70 年代，王雪苔几经辗转购买了金陵版《本草纲目》，1979 年从日本找回《黄帝内经太素》残卷，1986 年帮助中国中医研究院图书馆购入雍正铜活字本《古今图书集成》。

王雪苔之所以重视中医古籍，并非出于好古，更主要的是为了保护和继承中医，他在为《海内外珍藏中医珍善孤本选粹》写的序言中，再次表明他的观点："人类的科学文化都是在继承的基础上向前发展的。而中医药学的继承问题，却比西医药学更加突出，这是由于两种医药学的理论观点、诊疗方法和药物存在明显差异的缘故。西医对待疾病，主要是针对病原与病变，寻求特效药物与特效的防治方法，不断用新的取代旧的。因此，西医在继承方面面对的时间跨度较短，人们注重掌握晚近的医药学成就，而很少追溯过去。中医则不然，对待疾病主要着眼于纠正身体的阴阳失衡状态，扶正祛邪，所用的天然药物和通过经络而由表及里的各种非药物疗法，虽然历代也都不断地有所增加和改进，但是基础理论、原则、方法、药物，古今并无差别。因此，中医在继承方面面对的时间跨度特别长，如距今 1700 多年前的《伤寒杂病论》，中医药界把它奉为经典，不仅因为它完善了辨证论治原则，更重要的原因在于它所载的理法方药至今用之有效。"

于是王雪苔在编撰《针灸古典聚珍》时，对针灸古籍的搜集、整理、研究问题，提出自己的看法：

第一，针灸古籍的搜集，包括寻找针灸佚书佚文，访求传世针灸著作的珍稀版本，以及从浩如烟海的其他门类中医古籍乃至非医药古籍中发掘针灸文献。寻找针灸佚书佚文是一件极其重要的工作，往往由于找到一部有价值的佚书或部分佚文，就促进了针灸发展史上某些难题的解决。访求现存针灸古籍的珍稀版本，对于继承古代针灸学术也至关重要。因为不少古籍流传过程中出现的错误与残缺，只有通过不同版本的对照校勘才能解决。在其他门类的中医古籍和非医学古籍中，有时也会发现重要的针灸文献，常为针灸专著所不载。例如，各种穴位贴敷疗法多见于历代方书，耳郭分部对应五脏的理论出于痘疹与按摩专著。

第二，针灸古籍的整理，包括标点、校勘、注释、语译、节选、重编、类编、辑佚等方面的工作。标点是整理古籍的起码要求，如果不仔细地辨析章句，难免不发生错误。校勘工作是整理针灸古籍的关键。校勘的方法，前人总结为本校、对校、他校、理校四种，而从中医古籍的特点来看，应当主要依靠本校与对校。他校与理校虽然也很重要，但在运用时要十分慎重。因为在历史上存在密切联系的两种著作，毕竟不同于一种著作的两种版本。古代医家著书大多着眼于实用，收载前代文献，有时是直接引录，有时是隔一隔二甚至是多次辗转的间接引录，而且常有节略、增补、翻译、修改、重编等情况。校勘的目的是忠实再现被校古籍的本来面目，俾使研究者得以窥见作者的学术特点和治学得失，不是要把后代著作的内容改成与前代的一模一样。况且前代著作在传世过程中，历经沧桑，多有变动，由于辗转传抄，往往旧错未改又出新错；而且后代著作引录前代文献，不一定出于我们现在看到的版本，很可能另有所据。因此，校勘中医古籍，先要研究被校古籍的写作特点、学术渊源和引用文献出处，同时搞清他校本的来龙去脉，在此基础上再谨慎地运用他校法，才不至于以非为是，谬误相因。

在中医古籍的整理工作中，为了加深读者对古籍内容的理解，以注释的方式阐明古籍中的难词奥义，是古今学者常常采取的方法。而将古籍的全部文字翻译为现代语言，则是现代整理古籍的方法之一，目的是向医学界普及中医经典著作，但只适用于极少数古籍。不论注释或语译，都要求整理者对古籍进行一番深入研究，认真辨析古籍章句和学术内涵，不可丝毫大意，以免发生差错，贻误后学。对古籍进行节选、重编或类编，都是为了给读者阅读古籍和检索文献创造方便条件。但是由于这种整理方法改变了原书的面貌，所以必须注意忠实于原文，并且详细地注明出处，否则反而会给读者造成麻烦。在针灸古籍的整理中，辑佚也是一项重要的工作。辑复一部佚书，必须广泛查找资料，准确抄录文献，严密考证体例，工作量和工作难度都很大。针灸古籍佚散颇多，绝大多数不需要辑佚，也不可能辑出。只有极少数在历史上有过重大影响又被古籍大量引录的针灸佚书，才有辑佚的价值和辑出的可能。

第三，针灸古籍的研究，有两个研究角度，一是从图书角度进行研究，二是从针灸学术角度进行研究。从图书角度研究针灸古籍，包括考证书名、撰者名号、撰写年代或年份、序跋、卷数、版本、历代著录、校注、增删、残缺散佚、修补改编等情况。从针灸学术角度研究针灸古籍，包括分析其编写特点和内容特点，考证其学术渊源和引文出处，评价其学术价值和治学得失，研究其对当时和后世针灸学术发展的影响等。一般说来，从事文史、图书馆专业的，其研究侧重前者；从事针灸专业的，其研究侧重后者。事实上，从图书角度研究和从针灸学术角度研究是相辅相成的，只有把两个研究角度统一起来，才能防止偏颇。清代大学者纪晓岚总纂《四库全书》时，因不熟习针灸专业，误将七卷本《铜人针灸经》当作《铜人腧穴针灸图经》写进《四库全书总目》，就是一个很值得后人吸取的教训。

从中医学术领域选择某些学术价值较大的专题，围绕这些专题进行古代文献研究或古今文献研究，也是王雪苔一贯倡导的中医研究方式。他认为，中医文献研究者虽然和文史研究者一样，都要面对浩瀚的古代文献，但是中医属于自然科学范畴，文史属于社会科学范畴，范畴的巨大差异决定了中医文献研究的目的和方法不可能等同于文史研究。中医文献研究的主要目的是挖掘古代防病治病的宝贵经验与理论知识，直接为今天中医的医疗、教育、科研所用。中医文献研究的方法除了要采用文史学方法以外，还应重视古代文献的记载与现代临床观察、科学研究的结果互相印证，以期得出正确的结论。例如，他以古代用于诊病目的的面、舌、眼、耳、手等局部反映脏腑功能的理论，印证现代的面针、舌针、眼针、耳针、手针等微小针刺系统，从而对生物全息学说得出基本肯定的看法。

王雪苔虽然重视文献研究，但他认为通过文献整理固然可以阐明某些问题，但不能阐明所有问题，进一步发展就有待于实践。忽视整理研究中医药学文献的必要性是不对的，但是，仅满足于古人成就，也是不对的。研究文献的人同时也做医疗或实验研究工作，通过实践来检验既有的理论知识，并在原有基础上向前发展是最为理想的。但也要看到人各有所长，术业有专攻。某些人以更多的精力整理文献，再提供给广大医药界去长期实践，也是必要的。不如此，对于中医药学这样浩如烟海的文献就没法尽快地整理出来。在这里，也应防止不妥当的联系实际，譬如关于三焦的研究，有人主张在 X 线下看一看三焦是什么。其实，如果不从文献上考察古人所说的三焦是何所指，则在 X 线下又针对什么去观察呢？总之，理论联系实际是根本原则，但是如何联系，却要视问题的性质而定，不可牵强。

6. 坚定中医信念，探寻中医管理方法

（1）强调中医理论体系是实现中医现代化不可动摇的基石

中医理论是中医对生命现象的观察及其防病治病实践经验的升华。不同方面的理论知识构成一个有机整体，即理论体系，则是更高层次的升华。像中医这样具有比较完整的理论体系，而且

其理论又能密切指导临床实践的医学，在全世界各民族的传统医学中是绝无仅有的。可是自从 20 世纪中叶以来，在中医药学与现代科学技术特别是现代西方医药科学技术的激烈碰撞中，出现了一种轻视中医理论体系的思想倾向，有些西医西药工作者，总是有意无意地想要通过科学研究，把中医中药知识纳入现代西医理论体系之中。在针灸学术领域，这种轻视中医理论体系的倾向尤其明显，凭借西医现有的神经理论，否定经络、腧穴和气的理论价值及其对临床的指导作用，就是突出的表现。因此，王雪苔十分担心在实现现代化的过程中，中医药学从根本上异化为西医药学的附庸。

通过对针灸在国内外发展状况的分析，王雪苔指出当代中医药学发展的最大特点，一是现代化，二是国际化，这是当代中医药学发展的不以人们主观意志为转移的必由之路。摆在人们面前的问题，不是要不要中医现代化的问题，而且如何实现中医现代化的问题。他认为，在中医现代化的过程中，能否坚定地以中医理论体系为基石，能否坚定地保持与发扬中医特色，才是问题的关键。

王雪苔虽主张要重视中医理论体系，但并不是拒绝现代科学技术之意。在科学昌明的今天，中医要发展就必须同现代科学技术相结合，逐步实现中医现代化。他曾明确地指出："只要应用现代科学技术知识和手段研究中医中药，研究者就必然会有自己的理论设想和研究思路。按照中医理论观点设计的科研项目与按照西医理论观点设计的科研项目，其研究目标、研究途径、技术路线当然不会一样，结果也必将大相径庭。因此，预测中医药学在现代化的过程中会不会异化，关键要看对中医理论体系采取什么态度。只要我们始终坚持以中医理论体系为实现中医现代化的基石，让现代科学技术特别是现代前沿的科学技术为发展中医理论和发扬中医特色所用，中医现代化就不会迷失方向。"近 20 年来，他利用同国内外的专家学者广泛接触之便，不断地探求可用于中医现代化的新技术、新方法、新思路。他曾组织过 5 个医疗科研机构联合观察经络伏安特性检测技术的临床意义，发现这种检测手段能够显示经络、脏腑的虚实寒热状态。也曾对耳穴诊断、手穴诊断、福尔电针诊断、双指 O 环检查法、良导络疗法、顺势疗法、量子医学等进行过多次实地考察，发现它们能够在较大程度上体现中医诊疗特色，认为它们不失为实现中医现代化的可供选择或可以借鉴的有望成功之路。

关于中西医结合，他认为从防病治病的实际需要出发，无论现在和将来，都应大力加以提倡。而从学术发展来讲，要把两个差别很大的医学理论体系融合到一起，绝非易事。至少在一个相当长的历史时期内，中医现代化的前景不会是中西医学融合，而是要逐渐形成一个具有完善的中医理论体系和现代科学内涵的能够充分体现中医特色与优势的现代中医药学。这个现代中医药学，在全世界与现代西医药学并驾齐驱，共同保障人类的健康。

（2）探寻符合中医药特点的管理办法

吴仪副总理在 2007 年全国中医药工作会议上的重要讲话指出：继承与创新是辩证的统一，必须充分遵循中医药自身的特点和发展规律……要抓紧建立和完善符合中医药特点和规律的规范和管理办法。多年来，中央对中医药事业十分重视，医药卫生管理部门的绝大多数干部也是抱着善良的愿望，努力推进中医药的现代化与国际化，以期在科学昌明的时代让中医药能跟上时代的步伐。

自改革开放以来，王雪苔一直关注中医药发展战略研究，那么，中医药的特点和发展规律表现在哪些方面？中医药管理如何改进才能符合中医药的特点和发展规律？他提出如下几点建议：

第一，医学史证明，中医药学的形成与发展，都是源于第一线中医药工作者和广大人民群众的防病治病实践，而不是出于科学实验。即使在科学实验已经进入中医药研究领域的今天，启动中医药创新的主要机制依然是他们的临床实践。如季德胜蛇药传自乞丐，云南白药创始于民间草药医生，现代研制的抗疟名药青蒿素源于古书所载的民间疗法。

来自第一线中医药工作者和广大人民群众的防病治病经验，

尽管还不够成熟，但在中医药知识增长发展的链条中，它们却是新的生长点。中医药学的发展规律决定了中医临床队伍的构成不同于西医，除了医师和助理医师以外，还应该承认初级中医临床工作者的执业资格，其中包括达不到医师、助理医师标准的师承和确有专长人员、乡村医生、草药医生，以及依靠少数验方治病的有一技之长者。甚至在广大人民群众之间也应允许进行互助式的简易医疗，如拔罐、刮痧、穴位按压等。这样做，不但保证了中医药知识增长的链条不致中断，而且还有助于缓解"看病难、看病贵"的问题。

中国民间中医医药研究开发协会掌握的材料表明，许多出身于民间的中医，由于他们得到了家庭、老师的口传心授，加上个人努力钻研，所以他们往往怀有独特的医疗技能，中医药特色更加突出。如福建的郑伟达医生出生于中医世家，他以家传验方为基础研制的抗癌中药，不但病家欢迎，而且还得到吴孟超等一批著名专家的认可。江苏的朱汉章医生原本出生于赤脚医生，他通过反复的实践与探索，创立了引起国内外医学界瞩目的针刀学科，成为中医现代化的成功范例之一。

第二，中医药技术在很大程度上带有技艺的特点，望色、诊脉、处方遣药、针刺手法、推拿手法、正骨手法等如同文物鉴定、棋艺、绘画、书法一样，高手与初学者之间可有天壤之别。很多深奥之处往往是可以意会不可以言传，需要老师手把手教。

因此，师带徒的传承方式应在中医药教育里占有重要位置，不但应该在中医临床队伍的各个层次里放手推行师带徒，还应考虑在现行的中医药院校教育中把课堂教育与师带徒结合起来，以期增强学生的动手能力和领悟深度。只要把师带徒的教育方式制度化，具有中医药特色的人才和技术就会源源不断，生生不息。

第三，中医诊疗不同于西医，除非为了中西医结合或为了科学研究，一般不需要医技科室的配合，一个人就可以完成从诊断到治疗的全部过程。正因为中医临床工作者是带有个体劳动性质的复杂脑力劳动者，所以从古以来就多以个体行医的方式为社会服务，今天中医走向世界，也多是在国外开办个体诊所。在医疗市场竞争中，个体诊所凭借的是良好的疗效与服务，更能发挥中医药的特色和优势。

近些年，我国的中医个体诊所和中医门诊部虽然日渐增加，但仍然面临着很多限制。不少老中医退休以后，想在家里给病人看看病，既可发挥余热，又可颐养天年，可就是申请不到执照，只好赋闲，这对中医药事业来说，实在是不小的损失。放宽对中医个体开业的限制，让他们同公立中医医院的医生在同一起跑线上竞争，将会推动中医药事业沿着正确的轨道前进。

第四，在科学昌明的今天，让中医药学与现代科学技术相结合，逐步实现中医药现代化，是当代中医药发展的必然趋势。当前的问题，不是该不该现代化的问题，而是如何实现中医药现代化的问题。多年的中医药研究工作经验证明，如果抛开中医药的理论思维与诊疗特色，一味按照西医药的研究思路来研究中医药，结果只能是西医化，而不会是真正意义上的中医药现代化。怎样才能避免中医药研究偏离方向呢？还是应该从行政管理入手。凡有关中医药的科研规划制定、科研机构建设、科研经费投放、项目招标指南、科研成果鉴定、科技奖励等，都应把体现中医药理论、突出中医诊疗特色作为先决条件。有了管理部门的正确引导，中医药研究者自会修正自己的研究方向。

第五，当前社会上有一种医药分家的论调，这种论调对于西医西药来说无疑是正确的，因为西药知识来源于实验研究，只是完善以后才作为药品进入临床，为西医所用。而中医中药则不然，研究出疗效优异的一方一药，靠的是长期的临床探索，反复验证，有的甚至要经过几代人的努力。

以上5点看法，仅是举其大略。由于中医药工作涉及的部门较多，容易发生政出多门的现象，因此非常希望国家中医药管理局能够发挥主导作用，在深入细致地调查研究的基础上，对中医药法的起草和现行法规的修正，拿出符合中医药特点和发展规律的主张，俾使中医药走上健康发展的轨道。

三、学术成就

1. 一本《针灸学手册》，把针灸从古带到今

在20世纪50～60年代，针灸学习者几乎都知道王雪苔编著的《针灸学手册》。这本初版时仅有119页的32开的"小"书，简单扼要地叙述了针灸学的理论、治疗和穴位。尤其是针、灸两种疗法的操作方法、解剖部位、针刺深浅、灸的时间及适应证，非常适合初学者和临床医师使用，创造了一版再版印刷发行70万册的纪录，与当时全国中西医生总人数相当。作为医学书籍，这么大的发行量在全国是前所未有的。该书对于后来针灸教材的编写产生了深远的影响。

王雪苔在该书中突破以传统中医理论阐释针灸的方式，以全新的视角，从神经调节的角度讨论针灸治病的原理，他的这种解释方法在西医广泛传播和应用的背景下被广为接受。另外，王雪苔在该书中也阐述了他对古典针灸的独特理解，如关于十四经之连线方式的深入研究及全新的理解，迄今对该领域的研究仍有借鉴意义。王雪苔还根据自己的临床体验及古代经验，在"附录"列示了50种常见症状的取穴，并依不同病因列示不同的取穴，病因名称也不再采用传统的病因称谓，而多采用当时较为通行的西医说法，如腹泻分为"肠炎引起的""消化不良引起的""受凉引起的""肠结核而引起的"4种类型分别取穴。

该书由6部分组成：绪论，针灸治疗原理的初步探讨，针术，灸术，孔穴，治疗。本书简单扼要地叙述了针灸学的理论、治疗和穴位。将针术与灸术分列专章论述，皆以最简单的语句，说明操作的方法、解剖部位、针刺深浅、灸的时间及治疗病症，同时附有详细插图，以资对照。最后将针灸治疗的病症按疾病系统而详列选穴。该书围绕针灸理论与临床，融会了中西医学知识，贯通了古今学术成就，非常便于初学者学习针灸，亦可作为针灸临

床医师的参考，当时此书在针灸界流行甚广。

而在编撰完成自己的代表作《针灸学手册》之前，王雪苔以其丰富的中西医知识，作为朱琏同志的助手应邀参加了朱琏《新针灸学》的编写工作。这部《新针灸学》作为融入西医神经学知识的现代针灸医学的奠基之作，不仅对后来中国针灸学的发展产生了深远影响，更被翻译成多种文字，对中国针灸学向世界的传播起到了重要作用。通过编写这部具有里程碑性质的针灸著作，进一步加深了王雪苔对针灸的理解与热爱。

2. 一卷《针灸史提纲》，开创针灸学史研究

《针灸史提纲》是王雪苔在中国中医研究院针灸研究所举办针灸提高班时的讲课提纲，是其多年来从事针灸学、中国医学史和中医文献研究中积累的针灸史料的一次总结，篇幅不大，但内容丰富，资料详实，对以后的针灸史研究产生了较大影响。针灸作为中医的一个重要组成部分，近代以前尚未有对针灸学史进行系统研究者。王雪苔认为，当代针灸学术的发展，面临着两大任务：一是全面清理我们祖先的针灸学遗产，将一切有价值的诊疗技术、临床经验和理论认真继承下来；二是传统的针灸学术与现代科学技术相结合，逐步实现针灸学的现代化。

在 20 世纪初，陈邦贤对中国医学史进行了系统研究，并撰写了专著《中国医学史》，但其中并未将针灸单独列出进行专门论述。20 世纪中期以来，随着针灸的广泛应用，对于针灸医学发展史的研究也显得越来越重要。自 20 世纪 40 年代开始学习针灸以来，王雪苔就比较关注针灸起源及其历代发展情况。近现代，对我国古代针灸史进行深入、全面而清晰的研究，王雪苔当属开创者。

在 20 世纪 50 ～ 60 年代，他就开始收集有关针灸发展的史料，并形成了自己的见解。20 世纪 70 年代开始讲授《中国针灸简史》。1979 年 6 月，全国针灸针麻学术讨论会在北京隆重召开，这是一次名为全国实为国际性的针灸大会，它向世界展示了我国

几十年来的针灸研究成就。在这次大会上，王雪苔以《中国针灸源流考》为题做了大会演讲，系统分析总结了针灸的起源、理论、技术、用具的不断改进、历代针灸文献、针灸教学和教具的改革创新及针灸医学家的特长和贡献等，让世界重新认识了针灸，之后该文发表于 1979 年第 8 期《中医杂志》上。在该文中，对于针灸的起源，他通过对考古资料、古代文献如《左传》《山海经》等的综合分析研究，判断中医针灸起源于史前的原始社会（前 21 世纪之前）；通过对出土石器的分析，他认为砭石是后来金属针的渊源，即是针刺的原始工具，指出："在旧石器时代，还没有专用的医疗工具，刮削器、尖状器等既是生产工具，又可以用来切开痈肿、排脓放血，它们是砭石的前身。到了新石器时代（距今 10000 年至 4000 年前），由于制造石器技术的进步，先民能够根据不同用途而制造不同形状的石器，于是才有了具备特定形状用于医疗的砭石。"他的这个观点至今仍有指导意义。

关于针灸学理论体系的形成，他分析了促进针灸学理论体系形成的主要因素，主要包括 3 方面：专业医生的出现是加快医药学发展提高的首要因素；金属医针的推广使用，是促使针灸学术从经验阶段向理论阶段飞跃的重要因素；古代哲学的阴阳五行学说，有助于针灸理论的总结，并且使这些理论知识构成体系。经络学说是针灸理论的核心，通过分析，他认为经络学说是古人对一系列重要发现的全面总结：针灸治疗中发现的穴位及其主治证候，针刺和导引中发现的循经感传现象，诊病中见到的循经各种症状，解剖中见到的血脉，这些不同角度发现的东西互相之间有某些关联。他的这个观点至今仍然具有现实意义，目前研究结果亦未有出其右者。他还从穴位的增订、针法的发展、灸法的发展、针灸理论的充实、针灸教育的进步及针灸图书的编著流传 6 个方面详细论述了针灸学的发展史。除考论针灸古代发展史外，王雪苔还论述了近代西学东渐以来针灸学从衰落到复兴的过程。

王雪苔不仅意识到古代文献对于针灸史研究的重要性，更认为针灸文物能为针灸史研究提供直接证据。1978 年 4 月，王雪苔担任中国中医研究院针灸研究所所长，利用他在针灸学界的影响，向全国同行发函征集有关针灸的图书和文物，不仅为针灸史的研究提供了证据，而且为日后筹建中国针灸博物馆奠定了基础。1979年，王雪苔等应日本针灸师会之邀，访问了日本，访日期间他以《针灸史的新证据——近年出土的针灸文物》为题做了学术报告。在该报告中，他强调了针灸文物的重要性，认为"针灸文物与历史文献相互印证，更有力地说明针灸的起源及其发展状况"。他论述了山东省微山县两城山出土的东汉画像石中的针灸行医图为针灸起源于砭石的传说提供了证据，并提出："神物手中所持的针形器物，我认为并不全是金属针，粗的当是针法的原始工具砭石，细的才是金属针，正好表现了战国到秦汉这个历史时期砭石与金属针并用的情况。"同时，该东汉画像石的发现进一步证实了砭石起源于山东一带，也印证了《素问·异法方宜论》中"砭石者，亦从东方来"的说法。此外，他还论述了内蒙古自治区多伦旗头道洼新石器时代遗址出土的一根磨制的石针为砭石起源于石器时代提供了证据；青铜针的出土，证明了在古代肯定使用过青铜制造的针灸工具；1972年，在新郑县的一座春秋战国时期的郑韩故城遗址中，出土了一枚具有九针某些特征的砭石，展示了由砭石演变为九针的过渡形状；1973年，在湖南省长沙市马王堆3号汉墓中，出土了帛书《足臂十一脉灸经》《阴阳十一脉灸经》，这两种古代经脉著作，都包括经脉循行与病候，但比《灵枢·经脉》简略，循行方向也不同于《灵枢·经脉》，都没有手厥阴脉，各有十一条经脉。经脉之间又互不连接，多数经脉还没有连属脏腑。由于这两种传本的文气比《灵枢·经脉》古朴，内容比《灵枢·经脉》原始，所以公认它们是早于《黄帝内经》的著作，对于研究经络学说的形成有重大意义。1965 ~ 1971 年间，北京在拆除明代城墙时，相继发现宋代石刻《新铸铜人腧穴针灸图经》的残石五方，为考察宋本《铜人腧穴针灸图经》提供重要证据。

后来，他又给北京市举办的针灸进修班进行讲授。1981 年，黑龙江省祖国医药研究所举办针灸研究班，王雪苔应邀为其编写针灸发展史讲义，他便在之前授课讲义的基础上，编著了《针灸史提纲》。该书虽未正式出版，却是中国第一部编年史针灸学史专著。该书分为九章，根据不同时期针灸发展特点，将针灸发展分为9个时期并分别总结了每个时期针灸发展的特点。在不同的时期，他分别论述了时代背景、针灸发展特点、医家、著作、教育及针灸的外传等内容，使读者对针灸的发展脉络有一个清晰的了解。后世的针灸学史著作，多是在该书的基础上，进行了扩充，论述框架鲜有出其右者。

为了形象地展示针灸学的发展史，王雪苔一直在酝酿编著一本图文并茂的针灸史著作。终于，1987年他主编的《针灸史图录》由中国医药科技出版社出版。该书采取图文相映、中英文对照的形式，将针灸史从源到流地展现给读者。全书由56个标题，100多幅照片连缀而成，展现了针灸的起源、历代针灸学术成就及现代针灸的发展，此前尚未有类似著作，开创了图文并茂针灸史的先河。

由于王雪苔有编撰《针灸史图录》的经验，1992年人民军医出版社约王雪苔主编一部经络腧穴图谱时，王雪苔觉得尽管针灸学诸多方面的内容都可以用图形加以表现，但是迄今为止，我们还未曾见到将诸多方面的内容汇而为一的图谱之作。因此，他设想编绘一部包容面较宽的针灸图谱，而将经络腧穴图谱作为其中的组成部分。同时考虑到当今的时代正是针灸走向世界的时代，所以主张这部图谱采取繁体字汉文与英文对照、文图对照的编写体例，侧重面向国际。出版社很赞成他的想法，表示愿意通力合作，争取早日完成。于是他根据商定的编写步骤，亲自拟定了编写要点与编写提纲，对每章每节提出了编写要求，并根据不同章节的内容特点聘请有关专家担任编写者，使编写工作按部就班地展开，于第2年写出了初稿。在编写过程中，他和各位编写者都深刻地体会到编绘一部图谱要比写一部文字著作复杂得多，加之大多数人不懂绘画，画一幅草图都很困难。这时出版社也感到编绘这样一部图谱，工作的艰巨性远远超出预料，不可能一蹴而就，于是提出来一个分两步走的方案，第一步先出一部汉文简化字的侧重于国内外华人读者的图谱，第二步再考虑编绘一部汉英对照的侧重于外国读者的图谱。王雪苔从实际出发，接受了出版社的建议，对以前所写的繁体字稿进行了较大的改动，终于 2004 年王雪苔主编的《中华针灸图鉴》由人民军医出版社出版。该书共十章，包括针灸文物，阴阳、五行和藏象理论，经络，腧穴，诊法，针法，灸法，腧穴特种疗法，微刺系统诊疗法，针灸临床等。系统地介绍了针灸的历史发展，准确地阐述了针灸的各种理论与方法，共精选针灸图谱 600 余幅（其中彩图 61 幅），是一部图文并茂的针灸学宝典，具有很高的实用和收藏价值。适于针灸科、中医科医师和中医院校师生阅读，也可供临床医务人员和针灸爱好者参考，亦是医院和医学院校图书馆珍贵的收藏书。

王雪苔不仅从事针灸史研究，还为针灸史学的发展培养了优秀的人才。黄龙祥可谓是其得意弟子之一，1983 年始跟随王雪苔攻读针灸史及针灸文献硕士学位，1986 年毕业后留在中国中医研究院针灸研究所工作，长期从事针灸学术史、针灸文献及针灸理论研究。早在他跟随王雪苔攻读研究生期间，就被导师的《针灸史提纲》吸引，经过多年的积累与思考，黄龙祥终于完成了第一部针灸学术史专著《中国针灸学术史大纲》，以及国内外最大的、具有文物鉴定功能的《中国针灸史图鉴》等著作，获得学术界的一致好评，实现了王雪苔生前没能完成的愿望。

3. 一部《针灸古典聚珍》，评点针灸古籍精粹

《针灸古典聚珍》是王雪苔主持编写的一套大型针灸古籍整理丛书，融针灸古籍保护和古籍整理于一体，编排方式新颖独特，是系统整理中医古籍的一次有益尝试。

1994 年 10 月，王宗欣草拟了"关于编纂大型影印丛书《针灸古典聚珍》的建议"，交王雪苔审议，得到了他的支持。1995 年 8 月，出版社正式通过选题报审，该选题被列为中国科学技术出版社一级选题。1997 年 2 月，经新闻出版署批准，《针灸古典聚珍》

在中国科学技术出版社"八五"规划中仅有的四个重点选题中名列榜首。《针灸古典聚珍》是一套大型针灸古籍整理丛书，全书31册。第1册是《针灸史文物图录》《中国历代针灸古籍考证》，由王雪苔亲自编撰，对有史以来见诸文献记载的504种针灸图书进行了考证，并附有清末至民国难以区分年代的针籍33种，近代（民国时期）针籍199种，是迄今对针灸古籍研究考察最为系统、全面、深入的著作。第2册《针灸学术史大纲》、第3册《针灸古典聚珍书目考》由王雪苔得意弟子黄龙祥撰写；第4册至第30册按照编年的方式，收录了从马王堆、张家山出土的针灸文献到清末具有代表性的针灸古籍60余种，采用原本影印和点校排印对照的方式，并有校勘批注说明。第31册为全书总索引。全书编纂历时10余年，融针灸古籍保护和古籍整理于一体，编排方式新颖独特，是系统整理中医古籍的一次有益尝试。

王雪苔将其几十年对中医古籍整理的思考，在编纂这套大型针灸古典丛书时进行了系统的梳理，撰成《论针灸古籍的搜集、整理、研究》加以总结，并简述此套丛书的创新特点如下：

回顾历史上的经验教训，结合实践体会，在编纂《针灸古典聚珍》时进行了一番新的尝试。力图用针灸古籍组成一幅针灸学术发展史的多维画面，将学术研究融入全部针灸古籍整理工作之中。依照这样的思路，在编纂这套丛书时采取了以下做法：

（1）对历代针灸古籍，从先秦开始，到晚清为止，进行一次比较全面的清理，考证古籍撰著特点与学术内容，研究针灸学术发展历史。这些工作本来都是我们过去长期从事的工作，配合此次编纂丛书，将过去的研究结果撰为专著，收入《针灸古典聚珍·总论》，以之与本丛书所收历代古籍互参。

（2）在以上研究工作的基础上，从历代针灸古籍中，选出59种有代表性的古籍，编入本丛书。上自先秦《脉书》，下至清末的针灸专著，有习见的，有少见的，也有近年找到的古佚书。选书的主要标准是看其学术价值的高低，而不只看其名声的大小。有少数相当于我国明以前的国外针灸古籍，因其内容主要来源于我国医书，而且颇有特色，故亦选入。

（3）特别重视版本的选择，对于同一古籍的几种早期版本进行反复的比较研究，将国内能够找到的最佳版本收入本丛书。如果两种版本俱佳，难以割爱时，则兼收并蓄之。如果另有善本因故而不能影印时，则以书影的形式编入本丛书，使读者得见一斑。

（4）为了给读者提供点校本，又要保持古籍原貌，本丛书采取影印与排印对照的编排方式。在影印部分，凡遇原书误刊、残缺、错简之处，则以按语标注于书的天头。在排印部分，一律加以标点和校勘，工作中特别注意底本与校本的鉴别选择，尽力避免校勘失误。

（5）为了便于检索，书前设总目录，书后设总索引。

编纂这部《针灸古典聚珍》，是在中医古籍搜集、整理、研究工作中的一次新尝试。试图以优秀的针灸古籍为构件，为针灸学术的继承与研究，奠定坚实的古代文献基础。这套丛书虽然不是以普及为目的，但并非不考虑普及，王雪苔设想待本丛书出版以后，以排印部分为基础，删繁就简，除其重复，新编一部《古典针灸大成》，既可用于普及，又可用于提高。

王雪苔之所以能有上述思考与创意，与他几十年在中医古籍整理方面积累的丰富经验分不开。他认为当代针灸学术的发展，面临着两大任务。其中，全面清理我们祖先的针灸学遗产，将一切有价值的诊疗技术、临床经验和理论知识认真继承下来是首要任务。要想认真地继承古代的针灸学术，必先做好针灸古籍的搜集、整理、研究工作，还历史上针灸学术的本来面目。

从中医学术角度研究中医古籍，是把视点落到古籍的内涵，以期深入揭示古籍的本质特征，为中医学术的继承创造必要条件。从中医学术角度进行研究，工作难度和工作量都比较大，只有对古籍的全部内容进行深入细致的考察，并与相关的古籍进行认真的比较研究，才有可能做出正确的判断。这是因为任何一种中医古籍都是整个中医历史长河的一个局部，古籍的内容必然同前后左右的其他古籍存在着内在联系，研究者如不能把握全局，也就不可能准确地剖析局部。基于以上观点，王雪苔在近年来对整理研究中医古籍提出来 16 字主张，即"总体设计，系统研究，把握全局，精雕局部"。

1975 年，王雪苔曾拟定《中医文献类编》的编写方案；1979 年，王雪苔出任《中国医学百科全书》针灸学分册主编，也有编写《针灸文献类编》的设想。1980 年 1 月，天津中医学院（今天津中医药大学）召开座谈会，倡议编写针灸学术领域的专题综述，王雪苔再次提出编写《针灸文献类编》的设想，得到与会者和湖南科学技术出版社的支持。1980 年 5 月，成立《中国针灸荟萃》编委会，由王雪苔出任主编。《中国针灸荟萃》共 16 个分卷。然据所见，只有《现存针灸医籍》（1993）、《针灸歌赋》（1993）、《针灸器材》（1993）、《兽医针灸》（1993）和《基础理论》5 个分册。该书于 1991 年获全国首届医史文献图书及医学工具书金奖。

此外，他还专门对历史上比较重要的几部针灸古籍进行研究，澄本清源。世知《灵枢经》是中医基础理论之经典，而不知今之《灵枢经》即古代之《黄帝针经》，更不知针灸基础理论包括经络学说的形成对中医基础理论体系的形成起了重要作用。为纠正世人之误解，王雪苔特撰文《略论〈黄帝针经〉》一文，通过对不同文献的考察，他认为：①《黄帝针经》与《灵枢经》系一源而二歧：《黄帝针经》与《灵枢经》本为源于"九卷《针经》"的 2 种不同传本，同中有异。从源立论者，着眼于 2 种传本内容基本相似，于是认为系一书二名；从流立论者，着眼于 2 种传本的篇目与字里行间歧异较多，于是认为是二书，各有偏颇。②《灵枢经》之称非始于王冰：《针灸甲乙经》卷二论手少阴气绝引《灵枢》文，或许由于误将注文抄入正文所致。然宋·王应麟《玉海》卷六十三引《中兴馆阁书目》，谓《黄帝灵枢经》九卷"隋·杨上善序，凡八十一篇"，可见在王冰之前，已早有《灵枢经》之名。③唐代《灵枢经》不同于现存传世《灵枢经》。④现存《灵枢经》就是古代《黄帝针经》。为澄清官修明堂的历史及学术界的理解差异，王雪苔撰写《唐代甄权〈明堂人形图〉与官修〈明堂针灸图〉考》一文，通过对相关文献进行考察，理清《千金翼方》卷二十六"取孔穴法"叙论中所载两次修明堂经过情形的两个问题：①"贞观中，入为少府，奉敕修明堂"，系指何人？不少研究者认为系指甄权而言，个别研究者又认为是孙思邈自己述说自己，而王雪苔认为指李袭誉；②"吾十有八而志学于医，今年过百岁"云云，出自何人之口？在学术界，有的指为甄权，有的指为孙思邈，各执一词。经王雪苔考证，当是指孙思邈。在澄清这两个问题的基础上，他认为：①甄权所撰的《明堂人形图》，在唐代武德中即已完成；②贞观初年官修的《明堂针灸图》由李袭誉主持，也许完成于贞观二年，也许完成于贞观四年，以完成于贞观四年的可能性为最大。这次修明堂，包括校定《黄帝明堂经》和校定明堂图两方面工作。在学术方面，不但以甄权的原有著作为基础，而且还于完成之后以所作呈示甄权，请甄权审定。所以贞观明堂图虽然不是甄权主持修订的，但是甄权仍在其中起到了主导作用。关于贞观明堂图的名称，古代史志书目均不曾著录。《新唐书·刑法志》中提到的"明堂针灸图"究竟是泛指还是专称，也不明确。不过王雪苔更相信"明堂针灸图"是贞观明堂图的专称。③贞观初年官修的《明堂针灸图》与甄权的《明堂人形图》如出一辙。再从内容来看，两部明堂图存在着明显的一致性，但《明堂针灸图》显然带有对《明堂人形图》的修订痕迹，即增加了腧穴别名和郄、络穴性，更加明确了对腧穴位置的表达，并且纠正了个别腧穴的位置。

4. 标准研究，将针灸从国内推向国外

王雪苔十分重视标准化研究。早在 1976 年，国家科委启动"七四八工程"，编制适用于计算机中文文献检索的《汉语主题词表》，王雪苔受邀参与此事，并任医药组组长，主要负责中医药学部分。他率领课题组成员，从中华人民共和国成立前后的中医药期刊刊载的文章中选录了 2 万余条题录，从中分析、规范出中医中药主题词 2000 多个，建立起主题词间的属、分、用、代、参关

系，成为科研机构研制中医中药数据库的主要依据。该项目 1977 年底脱稿，1980 年出书，1985 年获国家科技进步二等奖。

在针灸国际化进程中，王雪苔的一个突出贡献是他很早便提出了开展针灸国际标准化工作。

由于中国幅员辽阔，方言众多，以及针灸不仅用于中国而且还在日本、韩国、越南等周边国家应用，针灸术语的命名存在许多差别，由此产生各种问题。例如某些穴位有许多不同的名字，相同的中国汉字的发音也不同，这就导致了许多错误和理解上的困难。1955 年，在王雪苔组织召开的一次座谈会上，北京医院的前苏联内科首席专家瓦格拉力克代表前苏联医学专家反映他们对学习中国的针灸很感兴趣，但是却苦于中国医师对穴名的发音不统一，难以准确掌握穴位名称。王雪苔敏锐地意识到，针灸要走向国际，穴位名称的统一将是一个不容忽视的问题。于是，当即决定组织人力研究经穴名称标准化工作。这项工作后来由以王德深为首的课题组接任，遗憾的是在这之后中断了多年。终于，于 1980 年 10 月这项工作又得以继续开展，王雪苔重新主持局面。1982 年，以我国专家意见为主的提案终于在世界卫生组织西太平洋地区办事处举行的马尼拉会议上获准通过；又经过了 3 次地区会议，1989 年 11 月在日内瓦，世界卫生组织正式通过了《针灸穴名标准》。在西太平洋地区代表的讨论中，争论最大的是要不要采用汉语拼音来拼写穴名的问题，他率领中国代表团据理力争，终于取得了共识，确定了由汉语拼音、代号、汉字组成的穴位标准名称。该标准经过 WHO 的发布与施行，纠正了穴名的混乱，方便了学术交流，成为针灸涉外医疗、教学、学术交流中重要的沟通形式，推动了针灸在世界范围内的普遍应用。

1989 年，王雪苔分析研究了国际针灸标准化的动态，向国家中医药管理局领导建议立即成立针灸经穴定位课题组，启动相关研究，同时提出了实施方案。虽然王雪苔没有成为这一项目的负责人，但他始终以一种高度的责任心与使命感关心该项目的实施与推广工作。

世界卫生组织西太平洋地区终于在 2003 年启动了针灸经穴定位标准项目，于当年 10 月在马尼拉召开第一次非正式会议，研究穴位位置的标准化问题，准备利用 2 ～ 3 年时间解决腧穴定位标准。王雪苔作为中国方面学者参加了世界卫生组织西太平洋地区启动的经穴定位国际标准研究项目，他以坚实的专业知识、丰富的国际交流经验和出色的领导才能，在有关经穴定位的基本原则、方法、骨度和基准点、经穴定位的表述方法及样稿的编写等方面起到了决策作用。

2008 年，腧穴定位国际标准由世界卫生组织西太平洋地区颁布。这与王雪苔的努力是分不开的。正如 WHO 西太平洋地区传统医学官员在会议闭幕式上的发言中所指出的"没有王教授的出色主持，本次会议不可能取得这样大的成功"。日本《医道の日本》在报道这次会议文章中专门配发了王雪苔作为大会主席的照片，照片的题注这样写道："会议主席王雪苔，他表现出的丰富的控制会议进程的经验获得一致好评。"也正是由于他的出色表现，使得经穴定位国际标准制定得以顺利开展，他再次为针灸走向世界做出了重要贡献。

5. 登高望远，指明针灸发展方向

（1）关于针灸研究

中华人民共和国成立以来，我国针灸学术界比较系统地清理了针灸学术的历史遗产，广泛地进行了临床应用和治病经验总结，用现代科学方法开展了针灸的临床研究和理论研究，发表的针灸论文已达 10000 余篇，取得了历史上无与伦比的针灸科研成就。

王雪苔认为针灸研究的成果是巨大的，这些成就推动了国际医学界应用和研究针灸热潮的发展。但是，我们的研究工作经历过不少曲折，存在不少不足之处。

首先，针灸的临床研究进展比较缓慢。对不少疾病的针灸治疗观察还只是一般性的临床总结。除了少数病种以外，多数病种缺乏更深入的研究，特别值得注意的是，在临床研究中对于中医

针灸基本理论重视不够，忽视辨证论治原则。比较多的是强调专病专穴的研究，将针灸学降低为简单的疗法，割裂了在基础理论指导下进行四诊、辨证、立法、配穴、施术的完整体系。

其次，实验研究同临床研究的结合不够密切，有些实验研究的设计离临床实际情况较远。对于实验动物同人体的差别也注意不够。除了经络现象的研究以外，多数实验研究还只是沿着现代医学思路，而沿着中医理论进行探讨的还比较少。

再者，就全国而言，还有一种偏向，就是对于某些课题大家抢着上，而许多亟待开辟的领域和课题却没有人去做。例如在临床研究方面，各地较多的是研究针灸治疗疼痛和瘫痪，在实验研究方面，许多单位偏重于针刺镇痛的机制研究。对于针灸学术的基本问题，包括基本理论、基本技术和基本知识，无论文献研究、临床研究或者实验研究都还注意得很不够。

鉴于上述情况，在今后的针灸学术研究中，他提出以下几个方面应当特别引起注意：

第一，要把针灸的临床研究摆在首要位置，而提高针灸疗效的研究又要作为临床研究的关键问题。除要结合针灸学术的特点，从总体方面研究辨证论治的规律以外，还要一个病证一个病证地进行探讨，研究针灸治疗每一种病证的具体方法和规律。医圣张仲景所说的"勤求古训，博采众方"，对于针灸研究同样是适用的。既要十分注意中医理论对针灸临床的指导作用，又要广征博求古今中外的成功经验，用于临床实践，从而总结出针灸治疗每一种病证的辨证论治规律。在今后的针灸临床研究中，应注意尽可能地大家分工，多观察一些病种。特别是对于针灸治疗急症炎症、传染病、内分泌失调和现代物理化学因素所致的疾病，更应给予足够的注意，改变那种只用针灸止痛、治瘫的现象。针灸临床研究，既要坚持中医理论的指导，又要大力提倡应用现代科学方法，包括合理的科研设计、现代科学的观察手段，以及对科研结果的分析判断、统计处理等。针麻临床同针灸治病虽有区别，但在针麻临床研究中，也应注意中医理论，努力探讨辨证施术。

有些手术可以单用针刺镇痛，有些手术则需要针刺与药物互相补充，发挥各自的长处。

第二，要加强针灸基本理论、基本技术、基本知识的研究，特别要注意经络、腧穴、各种刺灸法的研究工作。目前对这方面的古代遗产，还清理得很不够，许多重要问题还未深究，不甚了了。对于经络研究，要特别注意探讨经络循行路线的客观观察手段，在此基础上进一步总结规律、阐明实质。此外，对于经络学说的临床应用规律和经络诊断的研究，也应给以足够的重视。对于古代的经穴和奇穴，应当深入地加以考订，包括腧穴的定位、主治范围、性质、腧穴与经络的关系等。更要用现代科学方法研究腧穴，探讨它的生物学和物理学特性，并且把腧穴研究同经络研究结合起来，研究两者的关系。关于刺灸法的研究，应当努力继承古代的丰富刺灸技术，包括多种多样的针刺手法和施灸方法，尤应深入研究针刺得气和补虚泻实、温寒清热的方法及其机理。对于灸法的研究，更应大力提倡。对于现代发展的有效刺灸技术，以及头针、耳针等，也应深入加以研究，提出有说服力的科研资料，不应仅停留在一般临床经验水平。

第三，针灸作用原理的研究，不能只限于针刺镇痛，而要从针灸的全面调整作用加以考虑，包括针灸对脏腑功能的调节作用，增强机体防御免疫力的作用，促进受损组织的修复与代偿作用等。古人早已指出针灸的基本作用在于疏通经络，调和阴阳，扶正祛邪。今天应该沿着中医这一深刻的理论见解加以探讨。因此，理论研究必须密切结合针灸临床，体现临床防治疾病的特色。不但要注意实验动物与人体的区别，还要注意生理状态同病理状态的区别。因为在正常生理范围内，针灸的调整作用往往不易显示。

第四，要注意同其他学科的交叉与渗透。事实上，近年的针灸临床工作由于同现代自然科学相结合，已经在同其他学科的交叉点上产生了一些新的治疗方法，如电针、激光穴位照射、穴位磁疗等。在今后的研究工作中还应从中医基本理论出发，有意识地探索同其他学科交叉的可能性。例如，针灸作用原理研究同现代生命科学的一些学科的交叉问题；针灸技术研究同无线电学的交叉问题；经络研究同现代控制论、信息论、系统论及中医气功的交叉问题；各种加药灸法研究同中药学的交叉问题等。还要加强不同学科之间的协作，努力创造针灸诊断、治疗、科研专用的仪器，从而扩大针灸临床与科研的方法、手段。

总之，在今后的针灸研究工作中，要坚持中医基本理论和针灸学术固有的特点，方法与途径则要提倡多样化，包括传统的方法和现代科学的方法。他认为，只要这样做下去，既能使针灸学保持原有的理论体系，又将由于现代科学的阐明而发扬光大。

（2）关于针灸发展

20世纪80年代，是针灸界发展风起云涌的时代，是新生事物辈出的时代。王雪苔以战略家的眼光审视这一切，以学者的睿智积极支持着每一项新的发展。20世纪70年代，我国在针刺镇痛领域的研究崭露头角，已经初步打开针灸临床作用机理研究的途径，传统针灸学理论与现代生命科学发生着越来越密切的联系。1981年春，天津中医学院汤德安在卫生部组织召开的"针灸专业本科班教学计划、课程设置和建设的专题研讨会"上提出了"实验针灸学"教材编写提纲和教学大纲，提交大会讨论时，当时中医司的领导和多数与会者对此存有疑虑。正是由于王雪苔对这门课程所表露出的极大兴趣和明确肯定，才使情况有了转机。王雪苔以他特有的气度和亲和力，引导与会专家们达成了共识，促成了"实验针灸学"这门课程的设立，并在天津中医学院率先开始，以后则迅速推广到各中医院校。1985年，在王雪苔的主持下，中国针灸学会首批建立7个专业委员会，"实验针灸学研究会"便是其中之一。对实验针灸学的情有独钟不能不追溯到王雪苔早年的针灸研究经历。1952年，王雪苔就曾带领一个工作组进行针灸对人体免疫系统影响的研究——针灸对人体"补体结合反应"的影响，不但证实了针灸对补体的增加有影响，而且还观察到这种影响是双向调节的。这项具有开创意义的工作，无疑是我国实验针灸学的开端。而现在，已经没有人怀疑，以针灸镇痛、针刺麻醉为肇始的针灸作用机理的研究，是沟通传统针灸理论与现代科学技术联系的重要手段，逐渐成为针灸学现代化、国际化的必要途径。

20世纪70年代以来，随着针灸国际化及现代化的发展及"针灸热"的出现，针灸的研究方向出现了多元化的局面。作为国内外知名的针灸学家，王雪苔深感责任重大，他将研究重点逐步转向针灸学发展战略，为针灸指明了发展方向。

通过对20世纪针灸发展的回顾，1997年，王雪苔明确指出了20世纪针灸的发展特点是：针灸的国际化和针灸的现代化。虽然国际化和现代化促进了针灸学的发展，但他也清醒地认识到其中存在的一些问题：

第一，在针灸国际化的过程中，碰到的主要问题是国际社会对待针灸的态度问题。由于东西方的文化背景与医疗观念的差异，当西方社会接触到针灸时，常常自觉或不自觉地以西方的评价标准来衡量与对待针灸医学。

第二，在针灸现代化的过程中，碰到的主要问题是针灸学术的发展方向问题，避免将针灸现代化变为针灸西医化。中医学的理论体系完全有别于西方医学，针灸是中医学的重要组成部分，理所当然地要在继承与发扬中医理论体系的前提下实现现代化。在国际针灸学术界特别是在亚洲针灸学术界，很多临床者和研究者正是循着这个方向探索针灸现代化的。然而也有相当一部分人不了解中医理论体系的重要性，以为把针灸纳入西医理论体系就是针灸现代化。在他们眼里，针灸不过是一种物理疗法，除了针灸工具、常规刺激参数和建立在神经节段论基础之上的刺激部位有临床意义以外，经络学说、辨证论治、针灸补泻等都毫无价值。于是丰富多彩的针灸医学变成了用几根针和少数常用穴位的简单疗法，按照这种思路进行的理论研究尽管也能说明针灸的某些作用机制，但却难以指导临床实践。

针对以上遇到的这些问题，近年来，王雪苔在各种学术会议发表演说，在学术期刊上发表文章，大声疾呼针灸的发展要重视保护和发扬其中医学特色。他认为，21世纪针灸学的发展将是国际化和现代化齐头并进的过程，在这个过程中，我们要充分发挥针灸的特点与优势，为全人类的医疗保健做出更大的贡献。他提出针灸发展的四项战略任务：①促使针灸成为世界医学的组成部分，让全人类都能获得针灸医疗服务；②改进经络诊断与针灸治疗技术，向着高疗效、低损伤方向变革；③提高针灸临床水平，从广泛应用转向重点攻克疑难病症，并让非针非灸、无创无痛的穴位特种疗法成为亚健康人群的重要自疗手段；④加强以经络学说为核心的基础理论研究，争取取得突破性进展。他认为，坚持这个发展方向，一个既具有中医特色又有现代科学技术内涵的现代针灸学必将会产生。

王雪苔曾撰文提出在针灸现代化的过程中，一定要注意保持和发扬针灸特色。他曾说："中国针灸在几千年的发展历程中，经过长期的历史沉淀，形成了非常鲜明的特色。"认为针灸特色既显示了针灸与药物疗法的重大差异，又显示了针灸与现代物理疗法的明显区别。针灸特色是针灸理论特点、实践特点及其优势在诊疗过程中的展现。由于针灸特色与针灸疗效密切相关，所以在制定针灸发展战略时应该十分重视保持与发扬针灸医学的特色。

（3）关于21世纪针灸学术

具有悠久历史的中国针灸学，在其漫长的发展过程中，经历了原始经验积累、基本理论形成、专门学科创立、临床与理论全面发展等阶段，成为中医药学的重要组成部分。历史上中国针灸学的发展，始终循着中医药学特有的理论体系，并且不断地吸收当时的科学成就包括认识上和技术上的成就，使本学科得以不断地拓宽与深化。自从20世纪50年代以来，中国针灸学又跨入了一个崭新的发展阶段，这就是传统的针灸学术与现代科学技术相结合的阶段。这种结合，使古老的针灸与现代科学相互沟通，促进了西方医学界对中国针灸学的了解，加速了针灸走向世界的进程。

21世纪的针灸发展趋向如何？它将呈现哪些特点？要想对此做出预测，就必须研究针灸的历史与现状，把握针灸学的发展规律。从针灸发展史来看，制约针灸发展趋向的因素有三：一是中国针灸固有的理论与实践的特点；二是当时的科学技术；三是民众在新的生活条件下对针灸诊疗技术不断产生的新要求。考察21世纪的针灸发展趋向，也离不开这三条。

根据针灸发展规律，王雪苔对针灸的基本理论、诊断技术、治疗方法分别进行考察，并指明这三个方面的未来发展趋向。

第一，针灸基本理论本来就是中医药学的基本理论，但由于针灸治病是通过体表而作用于相关的部位和器官，所以经络、腧穴和气的理论在针灸学中占有特殊的重要地位。经络是沟通身体内外、上下、左右的联络、反应和调节系统，气循经络而运行周身，腧穴则是经络之气出入的场所，三者是密不可分的。本来，以经络学说为核心的针灸基本理论，早在《黄帝内经》时代就已形成。2000多年来，针灸、推拿、气功的实践，证明了这个理论能够实实在在地反映人体生命活动的规律，能有效地指导临床。可是对于伴随着实验科学而发展起来的现代西方医学来说，这个理论则完全是陌生的，甚至是不可理解的。因为用西方医学那套对结构层次进行还原分析的实验方法，难以观察到活生生的完整人体在特定条件下显现的现象和规律。因此，当传统的针灸学术与现代科学相碰撞时，中西两种医学理论就显得格格不入，以致在关于针灸作用机理问题上出现经络学说和神经体液学说的对立。但是这种对立只是暂时的历史现象，随着科学研究不断深入，人们观念不断更新，两种理论必然会加快相互渗透过程，最后达到水乳交融，浑然一体。

例如，关于经络的循行路线及其实质问题，在20世纪50年代前期，国内外从事以现代科学研究针灸的学者很少有人重视，全盘否定的意见占据了学术界。自20世纪50年代后期以后，有一部分学者开始注意对经络进行探讨，观察循经低电阻与放射性同位素循经迁移现象，但因方法上存在缺陷，未能坚持下去。也曾有人试图从躯体神经分析、血管走行、淋巴循环通路等方面为经络循行路线找到根据，有人试图找出经络的特殊结构，都没有成功。从20世纪70年代以来，研究者调整了有关经络的研究思路与方法，掉过头来，在完整的活生生的人体上观察经络现象，取得了很大的进展。到现在为止，已进行了循经感传现象、循经感觉异常、循经皮肤病、声信息循经传导、同位素循经迁移、循经等温现象、循经微弱发光现象等的研究，关于循经皮肤电特性的研究也有了重大改进，从而以确凿的科学根据证实了经络现象是客观存在的，并且通过深入研究而初步掌握了经络现象的某些特征及其显现条件。与此同时，以神经机制立论的经穴脏腑相关的研究，也开始向经络学说靠拢，逐渐向经络脏腑相关的研究过渡。

经络研究的进展情况表明，科学界在人体科学的研究过程中，正在冲破过去的西方医学那种还原分析实验方法的局限，而把科学上的最新观察手段，特别是信息、能量的探测手段，直接引入人体科学，这是一个非常值得引人注目的趋向。在科学昌明的今天，人们已经公认信息、能量、物质是构成宇宙的三大要素，人体理所当然的也就是这三大要素的综合。然而不能不遗憾地指出，迄今为止的人体科学，依然过多地局限于结构与功能的研究方面。现在我们看到，随着中医药学基本理论研究，特别是经络与气的研究日益深入，关于人体多层次的信息、能量、物质的协同、转化和调控，将成为研究的主要着眼点。在此基础上发展起来的具有现代科学内涵的针灸基本理论，必然将以崭新的面貌填补人体科学的空白。

第二，传统针灸技术主要用于治疗疾病，在诊断方面，针灸医生也要采取四诊的方法。回顾历史，四诊之中脉诊与舌诊的成就最为突出，专著也明显多于其他诊法。这是由于脉诊与舌诊能够客观地比较明显地反映全身各部分的健康与疾病状态，满足医生司外揣内的要求。近年来，一些科研工作者采用先进的科学技术手段，检测、分析脉象与舌象，又为提高脉诊、舌诊的精确性和客观化程度迈出了重要的一步。到21世纪，除了四诊客观化，包括定性定量化，将会取得重大成就外，同针灸密切联系的经络穴位诊断法的研究进展，也不可低估。本来，从理论来说古人早就知道经络"内属脏腑，外络肢节"，然而在临床实践中，只是掌握了零星的穴位按诊经验而已。可是从20世纪50年代以来，由于现代科学技术进入针灸学术领域，医生得以凭借现代科学技术比较全面而客观地检测经络穴位的反应状态，经络穴位诊断法迅速发展起来。现在被用于临床的诊断技术有耳穴望诊、按诊与电阻探测，经穴按诊与电阻、电位探测，经穴皮肤温度探测，经络电流图描记，经络伏安特性图描记等。通过这些诊断方法采到的有关经络穴位的信息，可以用来辨别疾病的部位、性质和虚实状态。有的诊法被用来检查肿瘤，以盲测法观察，其符合率竟达80%以上。尽管经络穴位诊断法还有待于进一步完善，但是它代表了一种新趋向，总有一天它将作为针灸学术领域的一类特有的诊断方法而被医学界广泛接受。这种情况很可能出现于21世纪。

第三，针灸临床采取的传统治疗方法是针刺疗法与艾灸疗法。针刺疗法来源于砭石治疗，从砭石到青铜砭针，到九针，到专用古代毫针，直到现代毫针，经历了数千年的发展过程。总的发展趋向是，针具越来越精，穴位创伤越来越小，针刺疼痛也越来越轻，安全性越来越大。艾灸疗法也是如此，从最古老的烧灼灸法，发展到14世纪的接触皮肤的艾卷灸法，直到现代的不接触皮肤的艾卷灸法，也是越来越减轻施灸过程的创伤与疼痛。

自从20世纪50年代以来，随着现代科学技术进入针灸学术领域，出现了一类非针非灸的独特的疗法。这类疗法是古老的针灸与现代科学技术相结合的产物，它仍然依据经络理论辨证取穴，可是却具有无创、无痛、无感染的特点，安全有效，更容易被病人接受。王雪苔给这类疗法命名为腧穴特种疗法。其中包括腧穴电疗法、腧穴激光照射疗法、腧穴红外线辐射疗法、腧穴微波辐射疗法、腧穴离子透入疗法、腧穴磁疗法、腧穴声信号输入疗法等。进一步观察各种腧穴特种疗法的临床应用特点及其适应证，研究不同的物理参数对机体的影响及其作用机制，将是今后的科研目标。随着这些目标的逐步实现，腧穴特种疗法的临床疗效将会得到进一步提高，并且普及到家庭，成为人类保健医疗的重要手段，与针刺疗法、艾灸疗法形成鼎足之势。

通过对上述三方面的研究，对于 21 世纪的针灸发展趋向，王雪苔做出如下概括：随着传统针灸学术与现代科学技术相结合的深入发展，经络、腧穴和气的理论将得到科学阐明，能够迅速而且全面地检测机体功能状态的经络腧穴诊断法将被医学界广泛采用，无创痛的腧穴特种疗法将在临床中占有重要位置，传统的中医疗法和针灸疗法也将跨入现代科学技术的行列。

尽管在今后的针灸发展过程中，由于中西医两科医药学的理论体系不同，还会在学术上表现出分歧、冲突，甚至暂时扭曲，但是总的趋势不会改变。总的趋势是由中国针灸学自身的发展规律决定的，而形成这个发展规律的基本因素在于中国针灸特有的理论与实践。因此，传统针灸学术与现代科学技术相结合的结果，绝不是被西方医学所取代，也不会成为西方医学物理疗法的附庸，而是沿着其自身的发展道路，达到一个新高度。新高度的标志是，既保持中医药学独特理论体系又具有现代科学内涵的现代针灸学的形成。

四、重要贡献

在过去的半个多世纪里，王雪苔为寻找中医发展的正确道路而上下求索，在他一系列英明决策的指引下，国内的针灸机构、团体、刊物，从无到有，从不完善到完善，针灸从濒临灭绝的境地获得了重生，从此走上一条迅速发展强大的道路。

1. 针灸机构建设

一个学科要发展，首先要有专门的研究机构。可以说新中国每一个新创的针灸机构、团体都与王雪苔的名字联系在一起。

（1）针灸研究所

1951 年，王雪苔协助朱琏同志创建了针灸疗法实验所，这个当时第一个国家针灸科研机构，即是后来的中国中医科学院针灸研究所的前身，这为针灸的长远发展建立了牢固的根据地。

20 世纪 50 年代初，中华人民共和国百废待兴。由于鲁之俊等人的积极倡导，针灸疗法在延安时期、解放战争中就为保障部队的战斗力发挥了重要作用。因而，新生的革命政府对中医乃至针灸疗法都持有积极的扶持态度。1949 年北京和平解放之后，华北卫生学校迁至北京，王雪苔协助朱琏创建了直属于中央政府的第一所有关中医的研究所——针灸疗法实验所，这个实验所就是现在的中国中医科学院针灸研究所的前身，它成为我国针灸事业的基石。之所以取名"实验所"，是与王雪苔和朱琏当时主张以"现代西方医学理论特别是神经学说作为针灸的理论基础"的学术观点分不开的。虽然由朱琏兼职所长，但日常工作实际上由王雪苔主持。他大力开展了针灸医疗、教学、科学研究与科学普及工作。

（2）国际针灸培训中心

王雪苔非常重视与针灸医疗相关的外事工作。他争取与世界卫生组织合作，在北京、上海、南京成立了 3 个国际针灸培训中心，亲自兼任北京培训中心的主任。同时，抽调一批经验丰富的教师，以突出中医传统理论、兼顾中西医结合、加强临床实践为教学方针，得到各国学员们的好评，很快便形成了一些发达国家的医师争相报名、要求到中国学习针灸的高潮。在此期间，为了早日把针灸推向世界，把国际针灸培训中心办得更好，王雪苔还定期组织召开 3 个国际针灸培训中心的经验交流会。在会上，他建议成立国际针灸学院和加强全国中医院校招收国外针灸留学生的工作。

（3）北京针灸骨伤学院

1979 ~ 1984 年期间，为了促进我国刚刚复兴的针灸事业更迅速、更稳健地发展，王雪苔又同针灸学术界的老领导鲁之俊同志共同发起、创建了北京针灸学院，目的是使之成为中国中医研究院针灸研究所的临床研究基地。

在中医发展史上，官方的医学教育始于南北朝时期（443 年左右），将针灸与其他医科分而教之是在唐代（618 年左右）。现代针灸教育发展的源头则来自 20 世纪 50 年代初在北京举办的"全国医学院校高级针灸师资培训班"。这个主要由朱琏和王雪苔承担讲课任务的，由卫生部抽调全国各地医学院校以讲师或主治医师为主的医疗教学人员参加的学习班，培养了一大批针灸临床与教学人员。学成之后，他们中的大部分人都在各自的医学院校开展了针灸教学工作，其中不少人后来成为全国有名的针灸专家或教授。这个培训班为后来针灸学科的迅猛发展奠定了扎实的基础。

20世纪80年代初，各中医学院纷纷成立针灸系或针灸推拿系。有感于邻国日本已经有了针灸大学，作为针灸发源地的中国却没有一所正规的针灸专业高等教育机构，王雪苔在鲁之俊会长的支持下，多次以个人、针灸专家联名、针灸学会等名义向卫生部提出建立独立的针灸学院的建议。至1982年，这个建议得到了新任卫生部部长的大力支持。1983年11月，国家召开计划会议研究1984年的发展规划，卫生部计财司的领导同志征得会议组织者的同意，专门安排了一个小会，请国家计委、教育部、卫生部的有关领导参加，听取王雪苔介绍针灸在中国国内的发展现状和走向世界遇到的严峻挑战，特别是拟建针灸学院对促进针灸在国内和世界的发展，对加强中国在国际上影响将会产生的重大意义。在场的领导同志认为王雪苔所论证的办学理由充分，国家计委的领导同志当场表态同意在北京建立针灸学院。

1984年春，在得到国家计委和教育部的正式批文以后，中国中医研究院抽调一部分骨干成立了北京针灸学院筹备处，王雪苔作为中国中医研究院副院长，分管筹备处的工作。虽然他公务繁忙，然而对于针灸学院的筹备工作，大到办学方针、办学方向，小到许多文件的起草，他都倾注了大量的心血。王雪苔对筹备处的同志们讲，他和鲁之俊建议创建北京针灸学院的目的有二：一是为了迎接针灸走向世界的机遇和挑战，巩固我国的领先地位；二是解决中国中医研究院针灸研究所30多年还没有临床基地的问题。

经过2年多的努力，北京针灸学院于1986年正式成立，并在当年夏季招收了首届针灸专业本科学生，学制5年。后来，因教育部规定大学必须有两个以上专业，除针灸专业外，北京针灸学院又增加了中医骨伤专业，于 1988 年改名为北京针灸骨伤学院。这所有史以来我国的第一所针灸高等教育的专科大学，虽然在 2000 年夏被并入北京中医药大学，但是，当后人再提起这段历史的时候，曾经有过的这个学院无疑是我国现代针灸教育史上值得书写的一笔。

2. 针灸学术团体建设

（1）中国针灸学会

20 世纪 50 年代以来，中国针灸的基础研究与应用研究不断发展，针灸从业人员不断增加，特别是针灸对外的学术交流日益广泛，针灸国际化趋势也日益明显。因此，迫切需要成立专门的学术组织以加强行业领导，也为针灸的进一步国际化奠定中国学术组织方面的基础。因此，1979 年，乘筹建中华全国中医学会（中华中医药学会前身）之便，王雪苔倡议成立中国针灸学会，在一批针灸界老专家、老领导的共同努力下，该倡议得到了相关部门的认可及方方面面的大力支持，中华全国中医学会针灸专业委员会（对外名称为中国针灸学会）终于在 1979 年 5 月获准成立，王雪苔被选为副主任委员兼秘书长，鲁之俊任主任委员。

20 世纪 80 年代，由于党和国家的支持，针灸事业不断发展，并逐步走向世界，许多国家和地区都派学员来华学习针灸，国际上的针灸医学交流与合作日益活跃。因此，中国针灸学会作为二级学会的体制已不能适应当时的针灸发展形势。王雪苔与同仁一起适时向有关部门提出了将中国针灸学会升格为一级学会的申请。几经努力，1985 年，针灸专业委员会终于获准由二级学会升格为一级学会，成为名副其实的"中国针灸学会"，王雪苔被选为副会长，主持常务工作。把针灸学会升格为国家一级学会，至今在中华中医药学会的二级专业委员会中还很少见。这是建立在对针灸学发展趋势有着极为透彻了解的基础之上，具有极大的胆识与魄力才能做到的。从当前针灸已经成为中医药走向世界的潮头来看，当初的这一步，绝对具有战略意义。

（2）世界针灸学会联合会

在现代针灸发展史上最值得大书特书的是世界针灸学会联合会的创建。针灸从6世纪就走出了国门，但要联合世界各国的针灸医学工作者共同研究和发展针灸，却是到了现代才能憧憬。20世纪80年代是针灸在国际国内发展的鼎盛时期，随着中国针灸学会的成立，世界很多国家和地区也成立了针灸学会（协会），数千名从国际针灸培训中心毕业的学员，活跃在各国的卫生战线并取得了辉煌的成绩，在世界范围内出现了针灸热潮，国际上的针灸应用与研究不断增多，各种针灸学术交流日益频繁。

王雪苔凭借一位优秀学者的敏锐目光及卓越组织者的超前才能，关注到这一可喜现象，并从中发现了一些问题。他深入研究各国相继出现的针灸学术团体的性质、规模、构成等，特别是带有区域性的针灸学术团体组织在当时针灸学术发展中的作用。其中创办较早、影响较大的有"二战"以后在法国成立的"国际针灸协会"（SIA），它只吸收个人会员。1983年，奥地利成立的"国际针灸与相关技术医学会"（ICMART），其特点是成员必须有西医身份。"国际针灸协会"在1965～1985年召开了八次世界针灸大会，中国仅仅是派代表出席了第六、七、八次会议。在当时国际针灸发展的潮流中，中国并没有站到应有的位置上，这与针灸发源地的身份实不相称。实际上多数国际针灸专家也认为，中国如能介入进来必将会对针灸学术的发展起到积极的推进作用。1965年第一届世界针灸大会召开时，保留了我国的席位和报告时间就说明了这一点。出于强烈的历史责任感，王雪苔认为，至20世纪70～80年代，各自单一国度及上述两个针灸学术团体已不能适应这种相互联系的国家间的针灸学科的合作研究与学术交流，认为需要成立相应的国际机构以便协调与组织世界各国已有的针灸学术团体之间的工作。所以，在1982年世界卫生组织西太平洋地区召开的穴名会议上，王雪苔倡议成立世界针灸学会联合会。此后，1982～1987年，他以筹备委员会秘书长的身份具体主持了世界针灸学会联合会（简称世界针联，WFAS）的创建工作。在世界针联筹建之初，把世界针联建成一个什么性质的组织，各国观点不一，矛盾尖锐，有的国外学术组织甚至要求退出筹备工作。在这种情况下，王雪苔凭借他在世界针灸界的影响和威望，凭借他对各国针灸现状的熟悉和了解，凭借他的智慧和人格魅力，同时借助他作为筹委会秘书长的工作便利，在与筹委会成员的日常通信之中、在筹委会的会议上认真分析针灸在一些国家的发展状况和法律地位、各国针灸学术组织的状况，力陈发展世界针灸事业，中西医加强团结合作的重要性，讲明道理，耐心说服，坚持原则，讲究策略，以理服人，使持不同观点的代表能够以维护针灸事业发展大局为重，以利于世界针联的建设与发展为重，求同存异，共同做好世界针联的筹建工作。在以王雪苔为代表的国内外专家和学者的不懈努力下，在世界卫生组织的支持下，世界针灸学会联合会终于1987年11月22日在北京成立，成为总部设在北京的世界性学术组织，这在当时我国的所有自然科学学科中是少有的。世界针联成立之初，就联合了覆盖100多个国家和地区的55个针灸学术组织，有近4万名成员。在随即召开的世界针联第一届世界针灸学术大会，来自50多个国家和地区的1500名针灸学者出席了会议，人数超过了以往历次国际针灸学术会议的参加人数。在成立大会上，中国针灸学会会长胡熙明当选为首任针联主席，王雪苔被选为首任秘书长。大会上通过了《世界针灸学会联合会章程》，明确了世界针联的性质、任务、会员条件等，确立了联合各国合法针灸学术团体、团结协作、共同传播、发展针灸学术的组织建设方针，明确了世界针联的组织发展方向。世界针联的成立，标志着我国针灸学科的先进水平和领导地位在国际针灸界得到了充分的肯定，把20世纪80年代我国针灸事业的发展推向了高潮，这是现代针灸发展史上的一块里程碑。1990年在法国召开的第二届世界针联学术大会上，由于王雪苔在国际针灸界所具有的名望，他以绝对多数票被会员大会代表选为第二届世界针灸学会联合会主席。2000年11月11日在韩国汉城（今首尔）召开世界针联的第五届会员大会上，他被聘为世界针联终身名誉主席，以高度评价其对世界针联工作与针灸学科发展及针灸国际化方面的杰出贡献。

世界针联成立后，王雪苔又努力推动其与世界卫生组织（WHO）的联系。他提议从机构联系、学术活动、人才培养、标准制定等方面入手，争取 WHO 更多的工作支持、经费资助等。事实证明，他的这一观点是非常正确的。其后的世界针联多数学术会议都是与 WHO 联合召开的。自 1998 年与世界卫生组织建立了非政府性的正式工作关系以后，世界针联不但可以派人出席世界卫生组织召开的世界卫生大会和地区性会议，还与之签订了每期 3 年的合作计划。世界针联的发展正进入一个新阶段。由于得到世界卫生组织的支持，世界针联在国际上的影响越来越大，促进了针灸国际化的进程。世界针联从筹划、建立到发展、壮大过程中，王雪苔倾注了大量的心血，这是其在针灸国际化中所做出的又一重要贡献。

3. 中国针灸杂志创建

创办一本针灸界自己的期刊，这是现代针灸学者们的共同心愿，许多针灸学家为之努力。1933～1937 年，由承淡安创办的《针灸杂志》，共出版了 36 期；1944～1947 年杨医亚、马继兴创办的《中国针灸学》杂志，共出版了 4 期；1949 年后，还有《中南针灸》《现代针灸》等杂志，可惜时间都不长。1966 年中国中医研究院曾出版过《针灸杂志》，借用了《中医杂志》的编辑力量和版号出刊，但只出了 3 期就因故而终止。

长期以来，王雪苔也有这样的心愿："一定要在我国创刊一个高水平的针灸杂志。"20 世纪 70 年代末，在时任中医研究院院长、首任中国针灸学会会长鲁之俊的大力支持下，王雪苔开始为创办一本高水平的针灸杂志而努力。他制定了"提高为主，兼顾普及，丰富多彩，实事求是"的办刊宗旨，确定了办刊目的是"既要能反映我国的针灸学术水平，又要适合全国广大医务工作者学习和提高的需要"，提出办刊原则是"坚持实践是检验真理的唯一标准，坚持理论联系实际，认真贯彻百花齐放、百家争鸣的方针，充分发扬学术民主，提倡不同学术观点的学者之间进行自由讨论"。他精心规划着编辑班子的配备、明确挂靠单位与领导关系、稿件来源、刊期，甚至版面形式、刊物名称、各部分内容比例等都经过认真思考和反复研究而确定。杂志定名《中国针灸》，既表明了身份地位，又涵盖了整个学科的内容，且又朗朗上口，易叫好记。正是由于制定了恰当的办刊宗旨和任务，《中国针灸》杂志创办30年来，一直得到针灸界广大同仁的欢迎和爱护，已经成为反映我国针灸临床与科研水平的重要学术窗口。

多年来，《中国针灸》全面报道国内、国外针灸学科的最新研究成果，介绍临床有效的治疗方法，提供各种技能培训、继续教育培训、学术会议及医疗器械产品信息等，很好地指导着世界医疗卫生专业人员从事针灸临床、教学、科研工作。在国家中医药管理局举办的全国中医药优秀期刊评比中，《中国针灸》曾先后获得二等奖、一等奖。在中医药105种期刊中，2009年被中国学术期刊评价委员会评为"RCCSE中国权威学术期刊"。经过多年努力，《中国针灸》已经成为中国科技核心期刊、中文核心期刊、中国医学专业核心期刊、全国中医药优秀期刊、RCCSE中国权威学术期刊，并被《中文科技期刊数据库》《中国科学引文数据库》及美国《化学文摘》（CA）、美国《医学索引》（MEDLINE）、日本科学技术文献数据库（JST）、波兰《哥白尼索引》（IC）等数据库收录，实现了王雪苔的愿望，真正成为了"高水平的针灸杂志"。

五、传承谱系

1948年，王雪苔被分配到华北人民政府卫生部直属华北卫生学校担任生理教员，这时恰逢朱琏在此大力开展针灸教学及《新针灸学》编撰工作，自此他开始接触中医针灸，并拜朱琏为师。由于王雪苔具备深厚的西医学基础，学习针灸容易许多，很快便能从事针灸教学并协助朱琏开展《新针灸学》编写工作。

朱琏（1909—1978），1931年毕业于苏州志华产科学院，1935年加入中国共产党，成为石家庄第一位女共产党员和杰出的妇女运动领袖。同年创办"朱琏诊所"，以此作为掩护，积极开展抗日救国运动。抗日战争爆发后，朱琏奔赴抗战前线，1939年赴延安马列学院学习，1940年被任命为延安中国医科大学副校长，1944年拜任作田老先生为师，学习针灸。因战争需要，在华北人民政府董必武主席的支持下，她在平山县创办了华北卫生学校，兼任校长，针灸为当时开办的4个学科之一。1949年华北人民政府迁移到北京，朱琏也随同到京。到北京后朱琏任中央人民政府卫生部妇幼司副司长、中央防疫委员会办公室主任，她参加了全国卫生工作方针的制定。在她的建议和努力下，1951年成立了中央人民政府卫生部针灸疗法实验所，并担任所长。中国中医研究院成立后，实验所更名为针灸研究所，她兼任所长。期间，王雪苔一直协助朱琏开展针灸疗法实验所的工作。

20世纪50年代初期，人们对针灸能治病普遍缺乏必要的了解，运用针灸治病的针灸从业人员也很少，因此王雪苔非常重视针灸的普及和推广工作，他倡导并直接参与在全国各地派遣针灸医疗组、举办针灸培训班，为针灸事业发展及应用培养许多传承人。

为了能更好地传承针灸学术，为了能更好地适应针灸事业快速发展的需要，王雪苔在20世纪80年代任中国中医研究院副院长时，以战略家的眼光，着手针灸高级人才的教育。他决策由中国中医研究院针灸研究所与以张缙研究员领衔的设在黑龙江祖国医药研究所的全国针灸高等教育基地合作，联合举办针灸硕士研究生班。当时一般院校的导师每次仅收一两名研究生，而针灸硕士研究生班每期则可招收20名左右。前后3期有60多名学生，为20世纪80年代后期及90年代的中医院校针灸教研室改系而后晋升为院，以及针灸在全国乃至世界范围内的大发展，提前做好了高级人才培育的准备，业内人士戏称这几批学生为针灸界的黄埔生。如今这批学生均是各院校针灸系或医院科室的学科带头人、硕士研究生及博士研究生导师，也有许多走上院校领导的岗位，也有许多漂洋过海、经过若干年奋斗在海外站稳脚跟，开创出一片天地，形成蔚然可观的海外兵团。这批学生现在年龄在 40 ～ 50 岁之间，均是专业的领军人物，在年龄、精力、经验方面，正是做事业、出成果的时期。这批人现在正在，将来也必定会为全球的针灸、中医发展做出贡献，使王雪苔的中医针灸战略发展思想得以实现。

参考文献

[1] 朱琏 . 新针灸学 [M]. 北京：人民卫生出版社，1954.

[2] 王雪苔 . 针灸学手册 [M]. 北京：人民卫生出版社，1956.

[3] 王雪苔 . 针灸史图录 [M]. 北京：中国医药科技出版社，1987.

[4] 王雪苔 . 中华针灸图鉴 [M]. 北京：人民军医出版社，2004.

[5] 王雪苔 . 雪苔针论 [M]. 北京：人民卫生出版社，2008.

[6] 王雪苔 .《辅行诀脏腑用药法要》校注考证 [M]. 北京：人民卫生出版社，2008.

[7] 陈佑邦，邓良月 . 当代中国针灸临证精要 [M]. 天津：天津科学技术出版社，1987.

[8] 文立 . 大师风范，针界巨擘——王雪苔教授对针灸事业发展的贡献 [J]. 中国针灸，2006，26（1）：39-44.

[9] 王宗欣 . 雪苔先生著述述略 [J]. 中医文献杂志，2011（3）：52-54.

[10] 辽宁省卫生志编纂委员会 . 辽宁省卫生志 [M]. 沈阳：辽宁古籍出版社，1997.

[11] 王宗欣 . 中医古籍整理方法新论 [J]. 中华医学图书情报杂志，2003，12（1）：32-33.

[12] 陈辉 . 中国当代中医名人志 [M]. 北京：学苑出版社，1991.

第四章

贺普仁

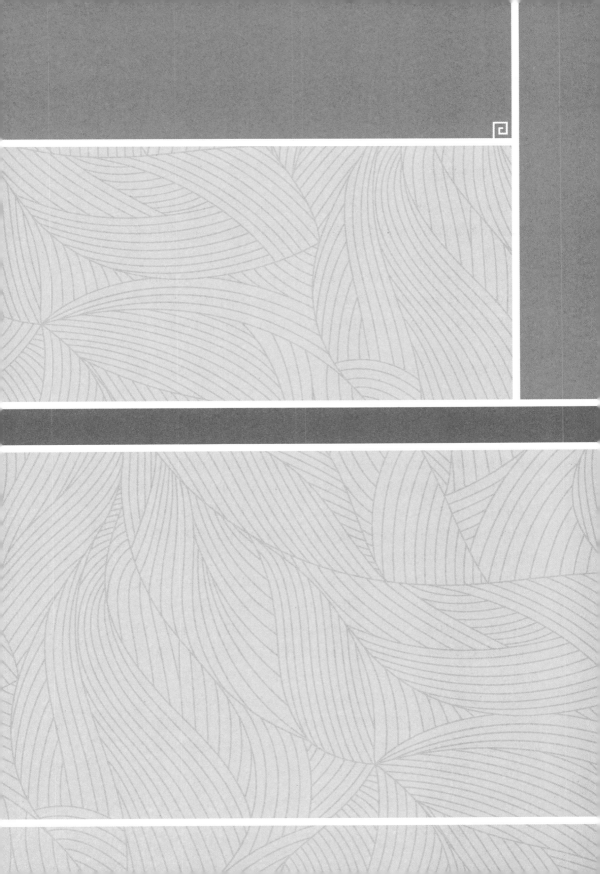

一、成才之路

1. 拜师学医

1926 年 5 月 20 日，贺普仁出生于河北省涞水县石圭村。8 岁在家乡开始读私塾，学习《三字经》《论语》《孟子》等经典启蒙教育书籍。

年幼的贺普仁认为学医能为患者解除病痛，是一个高尚的职业。1940 年 14 岁的贺普仁离开家乡，来到北京前门外三眼井 49 号牛泽华诊所，求师于京城针灸名家牛泽华，开始了 8 年的学医生涯。

旧时的学医过程要跟随老师同住同行，贺普仁做学徒的时候就和老师一起生活，一边随老师应诊一边学习，跟师出诊时，拔罐起针、安排诊务，平时生活上也要做很多零散活，如烧水、沏茶、扫地等。当了几年学徒后，牛泽华觉得贺普仁具备了练习针灸的条件，才开始允许他使用针灸。学医的生活艰苦而紧张，但让贺普仁感受最深的是每天需花费大量的业余时间熟读背诵中医经典内容，其中《针灸大成》更是学习针灸基本功的必读书，是学习经络腧穴的基础。背诵古籍，熟谙经典为贺普仁后来从事针灸临床打下了坚实的基础。

因为当时卫生条件差，胃肠炎较常见，泄泻和呕吐的病人很多，牛泽华以针灸为主，常采用委中或曲泽放血，疗效迅捷，一次就能奏效。面瘫、中风、关节疼痛的病人很常见，牛泽华喜用长针治疗关节疼痛，使用 6 寸芒针，采用透刺的方法，比如阳关透曲泉，曲池透少海，效果显著。当时人们的营养状况不好，感染又多，瘰疬（淋巴结结核）很常见，牛泽华还用火针治疗，效果很好。此外牛泽华还用水罐法，即罐里放些温开水，再取酒精闪火，拔罐之后可以走罐。这些奇异的治疗方法使年轻的贺普仁大开眼界，迅捷的疗效使他惊叹针灸的神奇。

2. 拜师学武

民间有句老话"针灸不练功，累死也无功"。牛泽华经常告诫弟子在学针灸的同时，一定要练功习武。弟子们大多半信半疑，觉得练功习武与针灸并无必然关系。贺普仁当时对习武一事也将信将疑。2 年后，贺普仁与师兄弟互相扎针，体会针感，发现有的人进针不疼，针感强，效果好；而有人则不然。再一询问，前者都是谨遵师命，认真练武者。

贺普仁说："健身养生，是积极地防病于未然。"1944 年，18 岁的贺普仁经张晋臣介绍，拜八卦掌第三代名家曹钟升为师学八卦掌。曹钟升的八卦掌得之于尹福，称之为尹派八卦掌，而尹福的八卦掌又得之于八卦掌先师董海川。尹派八卦掌，得气快，可以训练提高应变能力、提高反应速度。它还有极强的抗击作用，所以健身之外又可防身。为练八卦掌，他每天天不亮就赶路去师父那里练习，2 个小时后回来侍诊出诊，风雨无阻。

贺普仁在练习八卦掌时，结合针灸专业的需要，特别发挥了八卦掌代拳、以掌代勾、掌拳兼施的捶击之功，以八卦之拧、旋、走、转的特点和混元一气之内功，加强改造传统针灸技法，他用拇指和食指分别架在桌边，弯腰将身体的重力压在指上，练习久了手指就有力，进针时不用力就能轻巧的刺入。练习指力对操作火针也大有裨益，针刺时可更为敏捷和快速，而且更容易得气。十几年苦练功法使他的指力、腕力很强，为他日后的快速无痛进针法打下了基础。1982 年，精于八卦掌功法的贺普仁出任八卦掌研究会副会长。

贺普仁认为八卦掌打人，是以心行意，以意导气，以气运身，以身发力。针灸治病也是如此，以心行意，以意导气，以气运针，以针通经。八卦掌是抗暴的，针灸是治病的。两者原理一样，都是以阴阳、五行、八卦之理作为指导；方法也是一样的，都是先在心，后在身，意气为君，身、针为臣，把自己的善意（治病）或恶意（伤人）以气（极微小的物质流）的形式通过针或身（头、肩、肘、手、胯、膝、足）灌注到对方的穴位经络或要害部位，达到治病健身或抗暴之目的。所以"明医理有益于武，明武理有益于医"。

3. 行医之路

在跟随牛泽华学习 8 年针灸之后，仅仅 22 岁的贺普仁开始悬壶应诊。他借了表姨家一间房和几件简单的生活用具，在北京天桥附近的永安路上开设了自己的针灸诊所"普仁诊所"。

贺普仁上有父母双亲和岳母大人，下有妻室和一双儿女，刚开始很艰难，自己准备诊室、设备，"普仁诊所"最初只有 30 平方米，他一个人应诊。天桥一带，三教九流，要立足并不容易。当时的诊金是每位 3 角。为了节约开支，诊所不敢招助手，贺普仁事无巨细，全部亲力亲为。

当时他的诊所附近有很多有名的中医大夫，例如苗振平、沈大海、白守谦等。当时人们的观念是大夫还是老的好，因为贺普仁太年轻了，开始病人也不多。为了提高疗效，贺普仁看病时精益求精，综合应用火针、毫针、拔罐及中药，因为三棱针放血见效快，所以多配合放血疗法。当时每每到了夏末秋初，是急性胃肠炎好发时节，患者临床表现为上吐下泻，针灸治疗见效很快，尺泽放血可止吐，委中放血可止泻。而且基本上只需要一次治疗，症状当时就能消失，立竿见影。对于针灸过程中的意外事件，贺普仁也都有应对的措施，如有时候因为放血，患者会出现血压下降，面色白，素髎穴扎一针，血压当下就能上升，面色也会红润起来。

他不仅有精湛的医术，还有高尚的医德。当时，天桥地区是穷苦人的聚集地。贺普仁经常为贫穷的病人免费治疗，有一年，从端午节到中秋节，一拨拨病人没给钱，先记着账，几个月算下来，病人拖欠的金额达到 1700 元，在当时来讲，这简直是天文数字，但贺普仁没有去追讨，全部当成了义诊。也就是凭着疗效突出，服务态度好，以及诊费上的"不认真"，他的名气越传越大。名气大了，他也没有生出骄傲来，对老大夫仍然是相当尊重。这种态度使得不少有名的老大夫常把病人介绍到他那里去："那里有位小大夫治得不错，你可以去找他。"从此，"小大夫"的名号不胫而走。时间久了，贺普仁名声远播，许多远方病人慕名而来，"普仁诊所"在天桥这个个人诊所林立的地方站住了脚跟。

中华人民共和国成立后，政府要求从医者要重新考证。1950年，贺普仁又到北京市卫生局考试，这次考试非常不容易：头天考口试，考了一个上午；第2天考笔试，100多道题，中医全科内容都在里面。结果，贺普仁考了全北京第6名。

4. 任职于北京中医医院针灸科

1956年，响应党和国家的号召，30岁的贺普仁关闭患者盈门的个人诊所，来到北京中医医院针灸科从事针灸临床、科研及教学工作。弃私图公之路是光荣的，以121元的工资养活11口人的一个大家庭，生活也是严峻的。贺普仁说："生活困难是自家小事，为社会做贡献是国家大事。"

医院刚刚成立，百业待兴，贺普仁年富力强，技术精良，被众多老前辈及医道同仁推选为针灸科的负责人。1958年被正式任命为北京中医医院针灸科第一任正主任，一当就是21年。为北京中医医院针灸科的成长建设做出了不可磨灭的重大贡献。

建院初期，针灸科里只有十几位医护人员，迄今发展至70余位医务人员。最初只设有针灸门诊，20世纪70年代建立了拥有40张床位的北京第一家针灸科病房，现已发展到百余张床位，并设立国内第一家中医卒中单元。贺普仁重视名家的学术经验继承工作及年轻人的培养工作，为王乐亭、夏寿人老大夫配备徒弟及学生，通过跟师学习，这些人都逐渐成为针灸科的骨干医生；重视针灸事业的发展，扩大针灸治病范围，继承并发扬古人流传下来的各种针术，如金针、火针、三棱针等各种针具的应用；重视科研工作，在贺普仁任职期间，针灸科多次获得科研成果奖、科技进步奖。

贺普仁在工作上勤勤恳恳，任劳任怨，不计较个人得失，领导着针灸科同仁向前发展，不幸积劳成疾，因患重病，于 1979 年退居二线，但他仍担任着北京中医医院学术委员会顾问工作，始终关心医院及科室的发展，为针灸科的发展积极出谋划策。

5. 为针灸走向世界做贡献

早在 1976 年，贺普仁就因他那根银针创造的奇迹而蜚声海外。那年他奉派参加了赴西非布基纳法索（当时称上沃尔特）的医疗队，也是医疗队中唯一的一名中医大夫。贺普仁的医疗技术很受外国朋友欢迎，他的医术在异国他乡被传为佳话，邻国的患者也纷纷慕名来就医。看到贺普仁的医疗成效，拉米扎纳总统要求贺普仁为他的小儿子治病。总统桑古尔·拉米扎纳的小儿子穆罕默德，是个先天狂躁型的弱智病儿，雨天往雨地里跑，平时常在豪华的总统官邸随地大小便，肆意损坏贵重摆设和器皿。总统遍寻名医为之治疗，都以失败而告终。这次，他抱着试试看的态度，找到了中国医疗队里的这位唯一的中医针灸专家。经过贺普仁几次精心针治，奇迹出现了，孩子知道躲雨，知道找便盆了。又诊治了几次，竟然跟其他小朋友一起做起了游戏。再不久，小家伙就上学读书了。对此，布基纳法索的报纸、电台一再为之报道。总统夫妇也非常感激贺普仁。为了表达对中国人民的友好感情，总统授予贺普仁一枚国家骑士勋章。通常这是授予外国元首或政府要人的一种很高的荣誉。贺普仁的名声很快就远远飞出了西非这个内陆国家。

1987 年秋，他作为我国针灸界的 5 位代表之一，出席了在北京召开的世界针灸学会联合会国际学术会议。1991 年贺普仁当选为中国国际针灸考试中心副主任，并在当年举行的首届国际针灸专业水平考试中担任主考官。

几十年来，贺普仁曾代表中国针灸界出访过 10 余个国家和地区，他精湛的医术为中外医学界同仁们惊叹不已，为中国针灸走向世界做出了贡献。

6. 教书育人，桃李满天下

贺普仁言传身教，注重学术传承工作，培养了众多优秀的针灸医家。1991年，贺普仁成为国家级名老中医药专家学术经验继承指导老师。几十年来，他以"针灸三通法"理论培养了大批优秀弟子及针灸学研究生，所传带硕士研究生及学生达400余众，可谓桃李满天下，遍布国内外。贺普仁对所收的徒弟的主要要求就是热爱针灸，必须学习《针灸大成》《黄帝内经》及《针灸甲乙经》等经典医籍，这点源于牛泽华的严格要求。

他先后带教国家级学术继承人徐春阳、王京喜、程海英、张晓霞、谢新才、王桂玲，北京市级学术继承人盛丽、崔芮，研究生王可等。目前这些弟子们秉承贺普仁学术思想，有的在北京中医医院针灸科继续从事针灸临床工作，有的已远渡重洋，传播针灸技术。

现北京中医医院针灸科的众多骨干或为贺普仁的徒弟，或曾经接受过贺普仁的教诲。他的徒弟或传人临床上都在运用"针灸三通法"，对于贺普仁的学术进行了系统的总结和发展，贺普仁对徒弟们在学术技艺上的创新表示赞誉。另外，贺普仁还带教了大量国内外慕名前来学习针灸的医务人员。在其影响及悉心指导下，其子女及孙子孙女们继承了他的学术思想，也都在从事针灸相关工作。

二、学术思想

1. 贺氏针灸三通法的含义

（1）"三通法"的四个特点

从狭义角度理解，"贺氏针灸三通法"包括以毫针刺法为主的"微通法"，以火针、艾灸疗法为主的"温通法"和以三棱针刺络放血疗法为主的"强通法"。三法有机结合，灵活掌握，对症使用，或三法合用，或独用一法、二法。

尽管三通法以三种方法命名，但并非三种疗法，其蕴含了贺普仁对中医药学、对针灸医学的深刻理解和认识。因此，从广义角度理解，"三通法"包含四个特点。

特点之一：以"通"体现针灸治病的根本原理。针灸的治病基础是经络，经脉以通为畅，经脉通则血气和，则无病；若经脉不通，则百病生。针灸治疗的关键也在于通经络、行血气。

特点之二：重视多种疗法有机结合。针灸治疗方法众多，《黄帝内经》就提到针具有九针，治疗方法有针、灸、刺络放血等不同，当代针灸的治疗方法更是层出不穷，贺普仁将众多的针灸疗法概括总结为三通法。"三"也可理解为约数，意即多，强调对不同疗法的重视，而非独用毫针，体现了针灸治疗方式的灵活性，

特点之三：概括现代常用的针具。"贺氏针灸三通法"所选的毫针、火针、三棱针是对现代常用针具的高度概括，是针灸诸法的代表，吸收了其他各法的精髓。

特点之四：精妙在"术"。针灸是一门技术性很强的实践医学，临床选穴、手法等操作技术性很强。贺普仁将数十种针灸疗法的精髓凝练为"三法"，并制定详细操作规范，简化了学习掌握的难度，也为深入掌握"三通法"奠定了基础。贺普仁总结了一整套修炼针术之法，同样，对于"温通""强通"也有修炼之法，因此要掌握和使用"贺氏针灸三通法"以取得好的效果，更要重视练习基本功，要与具体疾病相结合去体验"三通法"操作的技巧，使"法""术""人""效"紧密结合，才能真正体会出三通法神妙之处。

（2）"病多气滞"的病机学说，"法用三通"的治疗法则

"病多气滞"是指不同疾病的病因有内伤、外感、七情、六淫，还有饮食劳倦、跌打损伤等，但在任何疾病的发生过程中，气滞是非常重要的病机之一。当人体正虚或邪实之时，致病因素干扰了人体脏腑和经络的正常功能，出现了经络不调，气血郁滞。

正如《千金翼方》所云："诸病皆因气血壅滞，不得宣通。"

"法用三通"是指"三通法"的关键在于"通"和"调"。"通"是方法，"调"是目的。"通"和"调"表达了"三通法"的理论基础，反映了针刺治疗疾病的基本原理为通经络，调气血。"气血不通"是各种疾病的共同机制，选择适当的针灸方法，通过不同的渠道疏通经络、调节气血，三种方法有机结合，对症使用，称为"法用三通"。疾病不论虚实，皆可用三通法，多种不同的治疗方法结合应用是针灸治疗疾病的重要途径。

2. 贺氏针灸三通法学术渊源

（1）微通法

1）"微通法"的概念

"微通法"指的是以毫针针刺为主的一种针法。所谓微通，其意有五：①毫针刺法，因其所用毫针细微，故古人称之为"微针""小针"。②有微调之意。用毫针微通经气，好比小河之水，涓涓细流，故曰微通。微调之意蕴含在轻巧的手法之中，手法轻巧给予患者良性刺激，是微通法取得理想疗效的关键。③取其针刺微妙之意。应用毫针，从持针、进针、行针、补泻直到留针、出针各个环节都要求运用正确针法，掌握气机变化的规律，从而真正理解针刺的精微奥妙之处。④手法轻微之意。细心观察贺普仁的针法，可以发现手法轻巧是取得理想疗效的关键，针刺应给予患者感觉舒适的良性刺激。⑤选穴组方精微。贺普仁在临床应用上，依据针灸经典文献，参考各家学派的学术思想，结合自己的临床体验，扩大腧穴的主治范围，活用经穴，发挥透穴，妙用奇穴。其针灸处方不仅是腧穴功能的集合，更是升华和精髓。针灸处方中体现穴位组合和穴法结合的精微之处。

在《针灸大成》卷九"治症总要"谓："中风不省人事，人中、中冲、合谷……针之不效，奈何？答曰：针力不到，补泻不明，气血错乱，或去针速，故不效也。"说明不能单纯注重穴法，只有把选穴配穴和操作手法结合起来协同应用，才是取得最佳疗效的关键。

2）"微通法"操作方法

包括持针、进针、候气、补泻、留针、出针等六个步骤。

① 持针

持针是指拇指在内，食指、中指在外，固定针体调神定息。

② 进针

根据贺普仁的体会和临床习惯，采用的是用努劲单手进针。方法是用拇、食二指捏紧针体，微露针尖 2～3 分置在穴位上，以同手中指按压穴位的旁边，把屈曲的拇、食二指突然坚实而有力地伸直努劲，使针尖迅速透过表皮及真皮。除了一些特殊穴位，其他大多用这种努劲单手进针法。

③ 候气

"候气"是指针刺后，机体对针的刺激产生的"反应"，患者常常有针下的异常感觉，术者指下常常有沉紧、吸着等感觉。应用手段促进"反应"的产生和显现，这就是候气阶段的内容。也叫作"催气""气至""导气"等。主要候气法有，弹指法：手离针柄，以指弹动针柄，使针体振动。食指向外弹为泻法，拇指向内弹为补法，是候气的方法之一。刮针法：以食指按压针柄，拇指指甲缓缓刮滑针柄。实证向上刮，虚证向下刮，也是一种候气法。飞针法：以拇指、食指捻转针柄，旋即放手，再捻再放。捣针法：用右手腕部抖动，使针穴在原部位上下做小幅度频繁提插，适用于局部有麻木、顽疾、死血的疾病。

④ 补泻

补法：针刺形式以轻、柔、徐为主；刺激量以小、渐、久为主；对机体产生作用的性质以酸、柔、热为好；对机体的影响以舒适、轻快、精神振奋为目的。

具体操作法：进针后，采用"探索式"刺入地部，所谓"探索式"就是徐徐渐进而轻巧地把针尖纳入地部，要求得气过程由小渐大，以小角度的捻转法或微弱的雀啄法，要求感传面慢慢扩大，感传线细而缓，在这个基础上，柔和地单向持续捻转，角度一般以 180° 为宜，同时再送针深入 1 ~ 2 分，然后留针。

泻法：针刺形式以重、刚、疾为主；刺激量以大、迅、短为主；对机体的影响以明显的、触电性的麻酥感为佳，从而达到祛邪的目的。

具体操作法：进针后，迅速将针尖插入地部，要求得气过程要快、大，行气时较频捻针柄或快而大为度的提插针体，要求感传面大并且迅速，感传线粗而疾，在这个基础上，以快速的左右角度相等的捻转，同时辅以快的提插动作，使针感显而著，达到最大的感传面和最远的感传距离。如此反复操作 3 ~ 5 次后，把针提起 1 ~ 2 分，然后留针 10 分钟左右。一般重泻法采用此术。

⑤ 留针

是指针刺施用补泻法后，将针置于穴位上的停留阶段。目前，大多留针 20 ~ 30 分钟。

⑥ 出针

指起针必须聚精会神，如思想不集中，就容易丢针，或漫不经心一抽而出，引起出血或造成血肿。

在运用补泻手法时，主张补法起针宜缓，不应在出针时再施以刺激，特别在留针短，针下仍有沉、紧的感觉时，应把针体"顺"至松动后，再徐徐出针，揉按针孔；泻法起针宜速，轻轻覆盖针孔即可，不必揉按。

（2）温通法

1）"温通法"的概念

温通法是以火针和艾灸施于穴位或一定部位，借火力和温热刺激，激发经气，疏通气血，以治疗疾病的一种方法。温通法包括火针和艾灸两种方法，临床以火针应用范围更广。它们的治疗作用都是利用温热刺激，温阳祛寒，疏通气血，是通过经络和腧穴的作用来完成的。

其一，火针古称之燔针、焠刺、白针、烧针，如《灵枢·官针》曰："九曰焠刺，焠刺者，刺燔针则取痹也。"《伤寒论》曰：

"烧针令其汗。"其施术特点是将针体烧红，然后刺入人体一定的穴位或部位，从而达到祛除疾病的目的。

其二，火针具有针和灸的双重作用。火针针刺穴位，对人体也有调整作用，此同微通法；温热属阳，阳为用，人体如果阳气充盛，则阴寒之气可以驱除，即火针有祛寒助阳的作用，此同艾灸法。人身之气血喜温而恶寒，如《素问·调经论》曰："血气者，喜温而恶寒，寒则泣不能流，温则消而去之。"又曰："寒独留则血凝泣，凝则脉不通。"血气遇寒则凝聚不通，借助火热，得温则流通。火针主要适用于疑难病、顽固性病症、寒证等。

其三，火针既是针具的名称，又是一种针法的名称。从针具看，火针即古代九针之一。《灵枢·九针十二原》《灵枢·九针论》《灵枢·官针》及《素问·针解》中对火针的形状及用途都有具体论述。从针法看，火针刺法是用火将针烧红后，迅速刺入人体一定的穴位或部位，以达到治疗目的的一种方法。《备急千金要方》《千金翼方》《针灸资生经》《针灸聚英》《针灸大成》等多部古籍，都对火针疗法做了专题讨论，可见这一方法在针灸疗法中的重要位置和实用价值。

其四，温通法包括火针和艾灸为主的刺灸方法。其关键在于"温"，这两种方法的优势与特色就在于它的"温热刺激"。《素问·调经论》说："人之所有者，血与气耳。"又说："血气者，喜温而恶寒，寒则泣不能流，温则消而去之。"《素问·八正神明论》更指出："血气者，人之神。"气血是人体生命活动的动力与源泉，温通法借助火针的火力、艾灸的温热刺激，不仅能温通经络，而且以阳助阳，能激发人体经脉的阳气，继而启动下焦命门之元阳、真火，增强经络对气血的营运与推动作用，以疏通脉络，既可"借火助阳"以补虚，又可"开门祛邪"以泻实，乃至"以热引热"，使壅滞的郁火得以疏泄。

贺普仁从 20 世纪 60 年代起在火针疗法的适应证及治病机理方面做了尝试和探讨，于 20 世纪 80 年代初将火针、毫针、三棱针为主的针具针法提升为"贺氏针灸三通法"，以火针为主的温通理论体系是"贺氏针灸三通法"的主要组成部分，此体系丰富了火针疗法的病机学说，规范了火针操作方法，包括对火针刺法归纳分类、说明针刺留针时间及间隔时间，较古人扩大了施术部位、扩大了火针的适应证，并归纳了注意事项和禁忌证等。独创贺氏火针针具，并制作出一系列适用于不同临床适应证的火针，制定了成熟稳定的制作工艺。

① 丰富了火针疗法的病机学说，突破热病不用火针的禁忌

火针可以治疗一些热证。古人曾提出"以热引热""火郁发之"的理论。热毒内蕴，拒寒凉之药不受，清热泻火之法没有发挥作用之机，而火针疗法有引气和发散之功，因而可使火热毒邪外散，达到清热解毒的作用。临床可治疗乳痈、颈痈、背痈、缠腰火丹及痄腮等症。

② 扩大火针施术的部位，突破了面部不用火针的禁忌

贺普仁认为，面上并非绝对禁针区，在操作时选用细火针浅刺，不但可以治疗如三叉神经痛、面瘫、面肌痉挛等疾病，而且还可用于针灸美容如祛斑、祛痣，只要掌握操作要领，不会出现永久性疤痕，因此在面部禁用火针不是绝对的。

③ 归纳了火针刺法，突破火针不留针的禁忌

贺普仁认为慢针法具有祛腐排脓、化瘀散结之功，主要适用于淋巴结核、肿瘤、囊肿等，此外取远端穴位火针治疗疼痛性疾病时，也需要留针5分钟。

④ 火针疗法治疗的病种大有突破

贺普仁根据临床需要倡导挖掘、应用、发展了这一传统的治疗方法，扩大了临床上的适应证。使火针疗法的治疗病种达100多种，特别对于一些疑难病症取得了很好的疗效，如癫狂、耳鸣、耳聋、外阴白斑、痉挛、肌肉跳、麻痹、麻木、湿疹等。

⑤ 规范了火针疗法的操作规程

首先规范了不同的火针针具，有细火针、中粗火针、粗火针、平头火针、多头火针、三棱火针六种，在治疗过程中依据患者的年龄、体质、患病的部位（或取穴部位）、不同疾病等选用。其次

对火针刺法进行归纳和分类，按针刺方法有点刺法、密刺法、散刺法、围刺法，按出针快慢有快针法和慢针法。第三确立了火针施术间隔时间，间隔时间一般视病情而定，急性期与痛症可连续每日施用火针，但不应超过 3 次，慢性病可隔 1 ～ 3 日 1 次，突破了古人"凡下火针须隔日以报之"的束缚。

2）"温通法"的操作方法

① 针具

临床上根据不同症状及不同穴位，选择不同粗细的火针。火针分为细火针、中粗火针、粗火针、平头火针、多头火针、三棱火针六类。

细火针：直径为 0.5mm 的火针。主要用于面部的穴位、肌肉较薄的部位、老人、儿童及体质虚弱的患者。

中粗火针：直径为 0.8mm 的火针。适用范围较广泛，除面部穴位及肌肉菲薄的部位外，其他部位如四肢、躯干、所有压痛点和病灶周围均可应用。

粗火针：直径为 1.1mm 或更粗的火针。主要用于针刺病灶部位，如窦道、痔漏、淋巴结核、痈疽、乳痈、瘰疬、腱鞘囊肿、皮肤病变等。

平头火针：主要用于灼烙浅表组织。如胬肉攀睛、雀斑等。

多头火针：以三头火针多见。刺激面积较大，可免除普通火针反复点刺的繁琐。多用于面部扁平疣、皮肤斑点、黏膜溃疡等。

三棱火针：具有火针与三棱针的双重特点。主要用于外痔、高凸的疣、瘤等，有切割灼烙之功。

火针疗法除火针外，还需要酒精灯一具，以及酒精和消毒棉球等辅助用具。这些工具齐备后，就可以进行施术治疗。

② 选穴

应根据病人的具体病情及病灶部位，选择适当的经穴、痛点，或在病灶处直接针刺。

循经取穴是根据病人的临床症状表现，辨证归经，按经取穴，在经穴上施以火针，通过经络的调节作用，使疾病缓解。痛点取穴，即在病灶部位寻找最明显的压痛点，在痛点上施以火针，通过温热刺激，使经脉畅通，疼痛则止。还有一种治疗方法即在病灶处或周围进行针刺，因病灶的形成多由于局部气血运行不畅，火针刺激可使循环改善，组织代谢增强，病灶得以消除，疾病得以缓解。

③ 施术

其一，针刺方法。火针的针刺方法可分四种：点刺法、散刺法、密刺法和围刺法。

点刺法：根据临床症状，辨证归经，在经络上选择一定的穴位，施以火针；或在病灶部位寻找最明显的压痛点，在"阿是穴"上施以火针。经穴刺法，是通过火针对经穴的刺激，来温通经脉，行气活血，扶正祛邪，平衡阴阳，调节脏腑功能。这种刺法适用于内科疾病，使用的针具以细火针或中粗火针为宜，进针的深度较毫针浅。痛点刺法主要适用于肌肉、关节病变和各种神经痛，痛点刺法可选用中粗火针，进针可稍深一些。

散刺法：是将火针疏散地刺在病灶部位上的一种刺法。通过火针的温热作用温阳益气，改善局部气血运行，使经络畅通，从而达到缓解麻木、治疗瘙痒、定痉止痛的功效。散刺法的针距一般为 1.5mm，多选用细火针，进针较浅。

密刺法：即用火针密集地刺激病灶局部的一种刺法。此法是借助火针的热力，改变局部气血的运行，促进病灶处的组织代谢，使疾病缓解。密刺法主要适用于增生、角化的皮肤病，如神经性皮炎等。针刺时的密集程度，取决于病变的轻重，一般间隔 1cm，如病重可稍密，病轻则稍疏。如病损部位的皮肤厚而硬，针刺时可选用粗火针，反之则用中粗火针。针刺的深度以刚接触到正常组织为好，太浅太深都不适宜。

围刺法：是用火针围绕病灶周围针刺的一种针刺法。进针点多落在病灶与正常组织交界之处。在病灶周围施以火针可以温通经脉，改善局部气血循环，促进组织再生。其主要适用于皮科、外科疾患。围刺法所用的针具为中粗火针，每针间隔为 1 ～ 1.5cm

为宜。针刺的深浅视病灶深浅而定，病灶深则针刺深，病灶浅则针刺浅。

其二，行针方式。根据进针快慢分类：可分为快针法和慢针法。

快针法：是进针后迅速出针的一种最常用的火针刺法。"火针疗法"以快针法为主。一般都是进针后迅速出针，整个过程只需要 1/10 秒的时间。借助烧红的针体所带来的热力，激发经气、推动气血，温通经络。快出快入是火针的优势。它治疗疾病具有省时、痛苦短暂的优点。

慢针法：火针刺入穴位或部位后，停留一段较短的时间，然后再出针。留针时间多在 1 ~ 5 分钟之间。在留针期间可行各种补泻手法。慢针法具有祛腐排脓、化瘀散结之功。主要适用于淋巴结核、肿瘤、囊肿等，以及各种坏死组织和异常增生一类的疾病。

其三，具体操作。

a. 针前

首先要选择针具，应根据患者的性别、年龄、体质及病情虚实、施针部位来选择火针针具长短粗细。

体位：常用的体位为仰卧位、侧卧位、俯卧位、仰靠坐位、俯伏坐位及侧伏坐位等，应以施术者取穴正确、操作方便，患者舒适为原则，这与毫针的体位选择是一致的。

安慰：相对来说，火针看起来可怕，痛感较强，患者有较强的畏惧心理。医者应态度温和，安慰患者。其实，在熟练的操作下，火针之痛是完全可以被患者接受的。初次施行火针，宜用短细的火针，以便减轻患者的恐惧感，有利于患者的配合，使治疗顺利进行。

定位：火针运用不多的医生，因火针进针迅速，定位不易准确，故可在针前做定位标记，一般用拇指指甲掐个"十"字，针刺其交叉点，要手疾眼快，保证点刺准确。如果是针刺某一部位或肿块、囊肿等，要选择好进针点，充分暴露患处，固定体位，必要时可让助手帮助固定肿块、体位等。

除了直接针刺病灶局部外，无论是选择经穴还是寻找压痛点，都要在消毒之前进行。

消毒：在选择的穴位或部位上，先用2%碘酒消毒，后用75%的酒精棉球脱碘，以防感染。针刺破溃的病灶时，可直接用酒精或生理盐水消毒。医者双手可用肥皂水清洗干净，再用含75%的酒精棉球擦拭。

b. 针中

烧针：消毒后点燃酒精灯，左手将灯移近针刺的穴位或部位，右手以握笔式持针，将针尖针体伸入外焰，根据针刺深度，决定针体烧红的长度。在使用火针前必须将针烧红，针红则效力强，痛苦少，祛疾彻底，起效迅速。

进针：将针烧至通红时，迅速将针准确地刺入穴位或部位，并快速地将针拔出，这一过程时间很短，要求术者全神贯注，动作熟练敏捷。

针刺深浅与疗效也很有关系，火针针刺的深度要根据病人的病情、体质、年龄及针刺部位的肌肉厚薄、血管深浅而定。一般四肢和腰腹稍深，胸背宜浅。

出针：火针进到一定深度迅速出针，然后用消毒干棉球揉按针孔，以使针孔闭合，防止出血或感染。如需排血或排脓，则应使血或脓出净后，用干棉球擦拭针孔即可。

留针：火针疗法以快针为主，大部分不留针。当火针用于祛瘤、化痰、散结时，则需要留针。留针的时间多在1～5分钟，如针刺淋巴结核，需留针1～2分钟；取远端穴位，火针治疗疼痛性疾病时，可留针5分钟。

火针留针时也讲究"得气"和针感，在火针行刺中或刺入部位后，要细心体会针下的感觉，根据感觉调整留针的深度。如用火针刺压痛点，当针下出现沉紧感时，已"得气"，留针1～2分钟。

c. 针后

火针术后仍需用酒精灯将火针通体烧红，以彻底杀灭微生物，防止交叉感染。

针后要保持局部洁净，防止感染。若当天出现针孔高突、发红、瘙痒，不要搔抓，以免范围扩大，这一般是机体对火针的正常反应，不必紧张。因火针治疗是经过高温加热后进行的，感染的可能性很小，应告之患者不必担心，这种反应会很快消失。针后当天不要洗澡，以免污水侵入针孔。若针孔局部出现轻微感染，可外涂消炎药膏。囊性病变加压包扎，以免复发。火针治疗期间忌生冷，禁房事。

其四，施针间隔时间。贺普仁认为患者的就诊间隔时间也视病情而定。急性期与痛症可连续每日施用火针，但不应超过 3 次。慢性病可隔 1 ~ 3 日 1 次，长期治疗。

3）"温通法"注意事项和禁忌

① 施行火针疗法时应注意施术前、施术中和施术后等几方面问题

第一，在施术前要向病人耐心解释火针不痛的道理和治疗效果，消除顾虑，以解除病人怀疑和怕疼心理，使病人有信心接受治疗。

第二，针刺时注意靠近内脏、五官、大血管及肌肉薄弱的部位，应慎用或浅刺，以免发生意外。

第三，针刺后对病人做好医嘱，如针后针孔出现红点并瘙痒，为针后的正常现象，不能搔抓，症状数天后可缓解，不需处理。在火针疗法当天还要嘱病人最好不要洗澡，保护针孔，以防感染。在行针后，术者还应注意用消毒干棉球揉按针孔，这样一方面可减轻病人的疼痛感，另一方面又起到保护针孔的作用。

第四，孕妇及新产后产妇、瘢痕体质或过敏体质者，慎用火针疗法。

第五，用火针疗法时应注意安全，防止烧伤或火灾等意外事故发生。

② 火针的禁忌

第一，精神过于紧张、饥饿、劳累的患者，以及大醉之人都

应禁用火针,以防止出现昏针等不适症状,给病人造成不必要的痛苦。等他们的不适症状缓解再行治疗。

第二,不明原因的肿块部位,大失血、凝血机制障碍的患者,中毒的患者,精神失常者,不宜采用火针疗法。

第三,在行火针治疗时,应问清病人的既往史,如患有糖尿病的人,禁用火针,因其针孔不宜愈合,易造成感染。

第四,人体的有些部位,如大血管、内脏及主要的器官处,禁用火针。

第五,在火针治疗期间应忌房事,忌食生冷食物。

第六,火针治疗后还应禁止当天沐浴,以防针孔感染。

③ 意外情况预防处理

a. 疼痛瘙痒

火针后针孔若出现微红、灼热、轻度疼痛、瘙痒等,属于正常现象,片刻至数天后可自行消失,可不做任何处理。火针治疗中及针刺后,若疼痛剧烈持久,则属异常。若痛感持久不散,针后出现红肿热痒者,则属于局部感染,与消毒不严、棉球污染、针后搔抓或过早淋浴有关。所以针前医者要严格消毒,消毒方向是从内向外,针后要用消毒干棉球按压针孔,并嘱咐患者针后不要搔抓,当日不要淋浴。

糖尿病患者较易出现感染,故应慎用火针,即使用,针刺前要严格消毒,针后要认真防护。已出现感染者,可局部选用黄连膏、化毒散膏、红霉素膏、百多邦外敷等,酌情口服抗生素。

b. 出血血肿

因火针有开大针孔的作用,故火针施治时出血比毫针多见。针刺时除非为了放血,应尽量避开血管,选择粗细合适的火针。火针可用来排污放血、清热解毒,这种出血可待其出净或血色由污黑变鲜红方止,血量过少则余邪难清。

有时针刺后皮下出血引起肿胀疼痛,继则局部皮肤呈青紫色。如青紫面积较小时,可待其自行消退;如青紫肿痛较甚,要先冷敷止血,12 ~ 24 小时后再行热敷,或在局部轻轻揉按,一般需

1～2周方可消散，但不会遗留后遗症。这就要求医者熟悉解剖部位，针刺时避开皮下血管，出针时按压针孔，发现肿胀则用手指加压于干棉球，按压10分钟左右，不要揉。

（3）强通法

1）"强通法"的概念

"强通法"就是放血疗法，即用三棱针或其他针具刺破人体一定部位的浅表血管，根据不同病情，放出适量血液，通过调整血气、通经活络以达治疗疾病目的的针刺方法。强通法的典型方法是放血疗法，还包括拔罐、推拿等疗法。

2）"强通法"的操作方法

① 针具

三棱针、毫针、梅花针、火针、火罐、橡皮止血带。另外，注射针头、小手术刀片等也可作为放血用具。

② 取穴

取穴原则：放血疗法的穴位选择也符合常规针灸处方的组成规律，即近部取穴、远部取穴和随证取穴。

按腧穴取穴：首先，放血疗法选用特定穴较多，因井、荥、输、经、合、原、络、俞、募及八脉交会穴等特定穴，具有特殊的治疗作用，故常作为首选。奇穴具有一定的穴名和明确的位置，但未列入十四经系统。这些奇穴对某些病证具有特殊的治疗作用。如耳尖、太阳放血治疗红眼病，四神聪放血治疗高血压等。

按部位取穴：取反应点。某些疾病的发生发展过程中，在经络循行的通路上或在某些穴位上，会有压痛，或类似丘疹样改变，这些就是反应点，这是体内脏腑之气在皮部的反应。因为十二皮部是十二经脉之气表现于体表的部位，也是络脉之气散布的所在。故在反应点放血，可以调节经脉之气，治疗脏腑病变。

取血管显露处。头面、舌下、腘窝都为静脉显露之处，有些穴位周围的静脉也比较明显。发生病变时，静脉的形态、颜色均可能发生变化，在该处放血，易于出血，奏效快捷。

取病灶局部。即直接在病灶处放血。疮疡、急性扭挫伤及多种皮肤病都适合此法治疗。

除常规取穴外放血疗法还经常选用经验穴。如耳背血管放血治疗头痛、头晕；身柱、大椎放血治疗疟疾。

③ 刺法

速刺法：即点刺法。先在针刺部位揉捏推按，使其充血，然后右手持针迅速刺入皮下 0.5～1 分，立即出针，挤压针孔周围，使血液流出数滴即可，最后以消毒干棉球按压针孔。此法用于井穴、十宣穴及耳尖等末梢部位。面部穴位放血也多用速刺法，如印堂等皮肉浅薄部位可提捏进针，即左手拇、食二指将针刺部位的皮肤捏起，右手持针，从捏起的上端刺入，点刺即可。

缓刺法：适用于浅表静脉放血，如尺泽、委中等肘窝、腘窝部位放血最宜此法。操作时用橡皮止血带系在所刺部位的上端或下端，施术者右手拇、食、中三指持三棱针，对准穴位或静脉努起处，徐徐刺入 0.5～1 分深，然后将针缓缓退出，血即随针流出，停止放血时，将橡皮止血带解开，用消毒干棉球揉按针孔，血即可自止。

挑刺法：适用于胸部、腹部、背部、头面部穴位及肌肉浅薄的部位，如很多疾病发生时会在身体的不同部位显示出类似丘疹的反应点，挑刺这些反应点，即可治疗疾病。施术者左手按压施术部位的两侧，或夹起皮肤，使皮肤固定，右手持三棱针，将表皮挑破，使血或黏液流出，最后行无菌消毒。

散刺法：用三棱针在病灶周围上下左右点刺数针或几十针，然后用手轻轻挤压局部，使之出血。此法多用于痈肿、痹证及皮肤病等。

叩刺法：此法常用梅花针，将针具和皮肤消毒后，针尖对准叩刺部位，使用手腕之力，将针尖垂直叩打在皮肤上，并立即提起，反复进行。根据不同情况分别选用弱、中、强三种刺激强度，可使局部微量出血。神经性皮炎、顽癣等皮肤病，以及神经性疼痛、皮肤麻木等症均宜于此法治疗。

针罐法：多用于躯干及四肢近端等肌肉丰厚处，是一种针刺后加拔火罐的治疗方法。消毒后，先用三棱针或皮肤针针刺局部，然后在局部拔罐,5～10分钟后,待罐内吸出一定的血液时,起之。丹毒、扭伤、乳痈、白癜风、痤疮等疾病可采用此法治疗。

火针法:是一种火针和放血结合的疗法,具有双重功效。将火针烧热后刺入一定的部位,使血液流出。此法多用于治疗下肢静脉炎、下肢静脉曲张、血管瘤、疔毒等病症。

放血后如发现血色暗红,不予特殊压迫止血,令瘀血流净血色逐渐转为鲜红时出血自止;如放血后即发现血色鲜红,一般情况下,穴位点刺出血时,3～5滴即可,予以压迫止血。

5)"强通法"的注意事项和禁忌

① 注意事项

第一,取穴准确。取穴准确与否直接影响疗效。不应该因为是放血疗法就忽略其重要性。在取反应点时,应注意与毛囊炎、色素斑等鉴别。

第二,消毒严格。针具的消毒可采用蒸汽锅、煮沸或药物浸泡等方式。消毒针刺部位时应注意方向,从其中心向四周环行擦拭。施术者的手指也应用75%酒精棉球擦拭,操作时应尽量避免手指直接接触针体,如必须接触时,可采用酒精干棉球作为间隔物,以保持针身无菌。放血后,如针孔较细小,针刺部位较少,可分别用消毒干棉球擦拭即可;如针刺部位密集,针孔较粗大,皮肤无其他破损时,应用75%酒精涂擦消毒,最后再以干棉球按压。

第三,针具锋利。操作前应仔细检查针具,针尖、针刃锋利,方可治疗。皮肤针针尖必须平齐、无钩,针柄与针头联结处必须牢固,以防叩刺时滑动。若针具锈蚀、弯曲应弃之不用。若针尖不正、有钩、过钝时,都会给病人造成不必要的痛苦,影响治疗效果。因此,针具应随时检查,经常维修。

第四,刺法娴熟。进针要快,持针要稳。操作时,应使全身力量贯注手臂,运于手腕,到达针尖,然后再针。

第五,出血适量。临床上应根据十二经气血的多少、其运行情况及患者病情的不同状态决定是否放血及放血量的多少。一般情况下,穴位点刺出血时,3～5滴即可,如在静脉处放血,血色由深变浅时则可停止。

②"强通法"的禁忌

第一，阴血亏虚的患者应慎用此法，如重度贫血、低血压、有自发性出血倾向或扭伤后血不易止者都不宜选用。大汗及水肿严重者亦禁用。孕妇及有习惯性流产患者，也不可贸然放血。大劳、大饥、大渴、大醉、大怒者，应使其在休息、进食或情绪稳定后再予治疗，以免发生意外。

第二，针刺手法不宜过重，针刺深度应适宜，禁忌针刺过深，以免穿透血管壁，造成血液内溢，给患者增加痛苦。

第三，在临近重要内脏的部位，切忌深刺。如胸、胁、腰、背、项部等处，应注意进针角度和深度，否则可造成生命危险。因动脉和大静脉不易止血，故应禁止放血。大血管附近的穴位也应谨慎操作，防止误伤血管。如果不慎刺中动脉，应立即用消毒干棉球按压针孔，压迫止血。

三、临证特色

1. 选穴思路

（1）循经取穴

在众多的穴位中，如何进行选穴是比较关键而又有一定难度的，贺普仁一般以循经取穴为基础。要做到这一点，首先必须按照经络学说来辨证。清代的《琼瑶神书》曰"医人针灸，不知何经受病，妄行取穴"是针灸疗效不好的重要原因之一，因此针灸选穴的一个重要依据就是要按受病部位来分析病位在何经。强调针灸治病必须按病变部位来分析，才能顺藤摸瓜，选出正确的穴位，真正做到"有的放矢"，这是循经取穴的基本原则。

（2）随症选穴

针对某一主要症状取穴称之为随症选穴。关于随症选穴贺普仁理解有两方面的含义：一是根据疾病的病因病机来选取穴位，既要考虑病所与经络的联系，又要根据经络、脏腑的理论酌情选用治疗病因的穴位，此时的选穴就要注重辨证取穴与辨经取穴相结合。二是根据疾病过程中出现的症状来选取穴位。实际上针灸史上比较有代表性的对症取穴大多见于特定穴中，其中五输穴最为突出。

（3）性能选穴

补气：太渊、气海、百会、膻中。

补血：血海、膈俞、中脘、悬钟。

滋阴：三阴交、阴郄、太溪、照海。

壮阳：命门、关元、太溪、肾俞。

疏肝：丘墟、太冲、内关、期门、蠡沟。

健脾：太白、建里、章门、脾俞。

解表：合谷、外关、大椎、（五输）经穴。

祛风："风"字穴位。

温里：荥穴、壮阳穴。

通行穴：支沟、手三里、天枢、曲池、三焦俞、条口、环跳、归来。

利水：太溪、四渎、三阴交、阴陵泉、水分、水沟、水道。

祛痰：络穴。

镇静安神："神"字穴。

升举：百会、"冲"字穴、补气穴。

活血祛瘀：郄穴、局部放血、补血穴。

醒脑开窍：百会、四神聪、人中、井穴、会阴、内关。

退热：大椎、膏肓俞、阴郄、劳宫、尺泽、耳尖放血、曲池、清冷渊。

治汗：合谷、复溜、阴郄、尺泽、气海、劳宫。

扶正祛邪：原络配穴。

（4）部位选穴

偏侧肢体：听宫。

身体上半部：合谷。

身体下半部：太冲、环跳。

头顶：太冲、涌泉、合谷。

头两侧：足临泣、外关、中渚。

枕部：至阴、后溪、长强。

前额：解溪、丰隆、合谷。

面部：合谷、冲阳、气冲、条口。

眉棱骨：肝俞。

目：肝俞、臂臑、养老、光明、目窗、风池、行间。

鼻：通天、列缺、上星、孔最、肺俞、膻中。

口唇：脾俞、太白、丰隆。

牙齿：太溪、曲池、合谷、偏历。

舌头：通里、照海、风府、哑门、滑肉门。

耳朵：太溪、外关、悬钟。

颈项：列缺、支正、昆仑。

咽喉：通里、照海。

肩：条口。

肘：冲阳。

手：大椎、中脘。

脊柱：后溪、人中、大钟。

背：合谷、养老。

胸部：内关、足临泣、梁丘、太渊、孔最、大陵。

乳房：足临泣、梁丘、内关、肩井、少泽。

胃口：内庭。

胁部：丘墟透照海。

胁下：内关。

胃脘：足三里、梁丘、丰隆。

腹部：支沟、手三里、三阴交、足临泣。

少腹：蠡沟。

腰部：委中、太溪、合阳。

前阴：大敦、水泉。

后阴：承山、二白。

大腿：腰阳关、秩边、环跳。

腿部：风府、腰夹脊。

足底：关元、气海、命门、肾俞。

足趾：百会、中脘、章门。

腋窝：内关、蠡沟。

（5）病因选穴

外感：合谷、外关、大椎。

内伤：如伤食取足三里、天枢。

外伤：局部放血、循经郄穴。

2. 选法思路

（1）微通 - 毫针 - 内伤

一般的内伤疾患，如脏腑功能失调、气滞等，即用毫针通调为主，虚则补之，实则泻之。

（2）温通 - 火针 - 顽疾

对于顽固性疾患，如骨质增生、卒中后遗症、面瘫后期等，多加用火针疗法以温通之，其效果才能较为理想。火针也有强通的意思。当然对于阳虚外寒明显者，也用艾灸或红外线照射以温通。

（3）强通 - 拔罐 - 外感

而对于外感类疾病，如感冒、痹证，或内虚易外感者，多用拔罐法以祛风邪等。对于瘀血明显者，如静脉曲张等，也用放血疗法以强通。

3. 用穴精粹

（1）单穴用法心得

贺普仁认为研究穴位既要注意普遍性，也不可忽视其穴位的相对特异性。分析单穴疗法的突出特点，其一是穴位单一；其二是操作方法有特色，如手法、针刺方向和角度及患者的体位等。

1）听宫

听宫穴归经为手太阳经，其位居头侧部，为"手足少阳、手太阳之会"，主"癫狂、眩仆、喑不能言"等。贺普仁曾用本穴治疗中风、肢体震颤、落枕、肢端肿胀、耳鸣耳聋、癫证等多种病症。

"太阳主开""听宫此其输也"。凡外邪侵袭，多从太阳经始，调理太阳经可祛表邪、散风寒，治疗由于外受风寒所导致的颈项强直疼痛。太阳为开，开则肉节渎而暴病起，故暴病者取之太阳，如中风中脏腑，其发生多由风、火、痰三者引起，病变涉及心、肝、脾、肾等脏腑，涉及上、中、下三焦，主要病机为气血不通，经脉不畅。太阳主筋，太阳经气通达，则周身经脉得以充润。听宫穴可通行全身气血经脉，故可以治疗半身不遂，也可以配合列缺、条口、环跳等穴共同治疗，以增强通经活络之力。另外听宫穴具有益聪开窍、通经活络之功，从经脉流注上来看，太阳与少阴相交相贯，互为络属，故可调于前而治于后，调于阴而治于阳。

治疗耳聋、耳鸣时，可配合应用筑宾穴。筑宾为肾经穴位，为阴维郄穴，郄穴为经气汇聚之处，善于治疗突发病、急性病，肾开窍于耳，阴维主一身之阴，故筑宾有补肾益阴之效，对耳部疾患有很好疗效。

2）侠白

侠白为手太阴肺经穴位，位于肘上 5 寸，肺主白，穴侠于赤白肉筋分间，故名侠白。因肺主皮毛，白色应肺，故侠白有调理肺气、行气活血、养荣肌肤的作用。《寿世保元》云："治赤白汗斑。"贺普仁在临床上常用其治疗白癜风。

贺普仁治疗白癜风，常灸侠白，配合采用阿是穴火针点刺、背部放血拔罐和局部围刺。灸侠白采用艾卷温和灸，微热刺激穴位，每次半小时，增强行气活血之效。肺气调，气血荣，则斑可消。

3）臂臑

臂臑归属手阳明经，关于其主治病症在历代针灸医籍中有不少记载，如头痛、瘰疬、肩臂痛不得举等，但是唯独没有治疗眼目之疾的内容。臂臑为手阳明、手足太阳、阳维之会穴，故用之可通阳泄热，疏通经气，促使气血流畅，眼目得养。

贺普仁在临床实践中，将此穴作为治疗眼疾的常用穴，它能有效地消除患者畏光、红肿疼痛、视力减弱、辨色模糊、斜视、复视等症状，应用于结膜炎、近视、色弱、视神经萎缩等病，取得满意疗效。

4）睛明

睛明穴位于目内眦，属足太阳膀胱经。为手足太阳、足阳明、阴阳五脉之会。穴位所在，主治所及，故为治疗眼疾所常用，可用于治疗结膜炎、白内障、流泪症、睑腺炎等多种眼病。

实验研究表明，针刺睛明穴可改善眼周围的局部血液循环，提高视神经的兴奋性，调整视神经的功能。一般刺入 1 寸深，不行手法。

5）液门

液门为手少阳三焦经荥穴，可通调三焦之气，肺属上焦，肾为下焦，故此穴也可调畅肺肾气机，起到宣通气机、育阴升津润喉之效，因此常用于声音嘶哑、失音等症。

失音与肺、肾关系密切，正与液门穴性相符，故常用于治疗失音，还可配合应用水突、听宫等穴。针刺时以毫针刺入 2 寸深，向上方斜刺，使针感沿经向上传导为佳。

6）伏兔

伏兔位于髂前上棘与髌底外侧端的连线上，髌底上 6 寸，位于大腿前面股四头肌处。归属足阳明胃经，为"足阳明脉气所发"，又为"脉络之会"，故具有强腰益肾、通经活络之用，对血脉闭阻不通，经络运行受阻之半身不遂、痹证、痿证及下肢诸多症状均有较好的疗效。贺普仁常用于治疗下肢麻木、肌肉萎缩、坐骨神经痛、腰椎间盘突出等病症。

贺普仁运用本穴的特点是令患者采取跪姿进行针刺，只有取跪姿，才能充分体现伏兔穴的穴名、穴性特征。如患者不能坚持此体位，可缩短留针时间。

7）养老

大凡阳经郄穴以治痛为显效，养老为手太阳经穴，又为郄穴，《类经图翼》云："疗腰重痛不可转侧，起坐艰难，及筋挛，脚痹不可屈伸。"太阳经贯通上下，达于四肢，与督脉、阳脉、阳维脉相交会,《素问·厥论》曰:"手太阳厥逆……项不可以顾,腰不可以仰……"故对于肢体活动障碍甚为有效。贺普仁单取养老治疗腰腿痛,结合一定的补泻手法,手到病除,立竿见影。养老也是治疗眼部疾患的重要腧穴。

8)上廉

上廉位于曲池下3寸,为手阳明经穴,阳明经多气多血,刺之可荣养气血、通经活络。贺普仁常以上廉为主穴治疗脱发,选穴少而精,取得了较好疗效。必要时配合中脘、足三里、阿是穴等以增强补养气血之功。

9)百会

百会属督脉,为督脉与手足三阳、足厥阴之交会穴,又名三阳五会。具有息风潜阳、醒脑安神、散邪通督、益气升阳之效,临床常用于治疗头痛、眩晕、中风、失眠等。因其可升提固摄,贺普仁常用之于脱肛的治疗。必要时,可配合应用长强穴,则效果更佳。操作时,可毫针刺,用补法,也可采用艾灸和火针治疗。

10)长强

长强位于尾骨尖端与肛门之中点凹陷处,为督脉之经穴、络穴、督脉与足少阴经之交会穴。关于其主治,《灵枢·经脉》云:"实则脊强,虚则头重,高摇之,夹脊之有过者,取之所别也。"《备急千金要方》曰:"赤白下痢,五痔便血失屎,病寒冷脱肛,历年不愈。"《胜玉歌》曰:"主痔疮、肠风。"

摇头风多为气血阴阳亏损,血虚风动所致。督脉"上至风府,入脑上颠",又别走任脉,与足少阴经相交,可以调和阴阳、益阴息风,长强为督脉所起之原,从而治疗摇头风。又因其解剖位置,可调整大肠功能,临床用以治疗脱肛、痔疮、腹泻等。

11)中脘

中脘位于脐上4寸,为任脉与手太阳、手少阳、足阳明经交会穴,胃之募穴,腑之会穴。中脘能振奋阳气、温经散寒,除可以治疗胃脘痛等消化道疾患以外,还可以治疗很多其他疾病。因其鼓舞中焦之气,可以灌溉四旁,使四肢得以温煦,从而治疗四肢无力、肌肉萎缩等症。

冻疮常取中脘治疗。冻疮多由于体内阳虚生寒，与外寒相合而引发，故治疗重在振奋阳气，灸中脘穴温暖中焦，补益气血而荣养肌肤，故为冻疮所常用。以火针或灸法治疗。

任脉循行至头面，"上颐循面入目"，任脉总任一身之阴，可以燥湿化痰，中脘用于治疗痰湿头痛、前额头痛，穴简而力专。

12）条口

条口穴属于足阳明胃经，阳明经多气多血，如其平调，内外得养，五脏皆安。针刺条口穴，能鼓舞脾胃中焦之气，令其透达四肢，驱除风寒湿邪，促使滞涩之经脉通畅，濡养筋骨，通利关节。

采用条口穴治疗本病，重症可配合火针点刺，轻者针到病除，短期可愈。针刺时可深刺，条口直透承山，《医学举要》曰："若外邪为患，当从太阳经治……"承山穴属足太阳经穴，透刺后，加强了祛除外邪之力。

13）膏肓

膏肓属于足太阳膀胱经穴，善治诸虚百损。贺普仁常取膏肓治疗肩周炎之顽症。患者发病多在半年以上，症见：肩痛，沉重感，缠绵不愈，局部畏风怕凉，活动受限，不能高举，且多伴全身乏力、气短、食欲不振等。此时最宜取膏肓穴治疗。

在治疗肩周炎的病人时对那些比较顽固的情况贺普仁选用膏肓穴，沿着肩胛骨后缘下方向肩部斜刺，局部配合火针点刺。贺普仁主要是根据膏肓有治疗"诸虚百损"的道理，在刺法上加以改进，用于临床实践中取得了满意的效果。膏肓既能扶正，还能驱邪，因此对正虚感受外邪的肩周炎最为适宜。

刺膏肓时，用3寸28号毫针，进针前医生用手指揣摩，重按之局部有酸楚欣快之感，方可进针。刺时沿肩胛骨，向肩头部刺入2～3寸深，使肩周产生酸麻胀感。得气后行捻转补法。

14）肺俞

肺俞为肺脏之气转输、输注之所，穴在肺之分野，可宣肺解表，补益肺气，化痰祛浊，是治疗哮喘、咳嗽的常用穴。关于其主治，《针灸大成》云："肺气热，呼吸不得卧，上气呕沫，喘气相追逐。"《备急千金要方》曰："肺寒，短气不得语，喘咳少气百病。"

15）肾俞

肾俞为足太阳膀胱经穴，为肾脏之气输注之所，可益肾填精，强壮元阳，适用于肾气亏虚、肾阳不足之证，是治疗肾脏疾患的重要腧穴。关于其功效，《针灸大成》记载："虚劳羸瘦，耳聋肾虚，水脏久冷，心腹䐜满胀急……小便淋……腰寒如冰，洞泻食不化，身肿如水……"《胜玉歌》记载："肾败腰疼小便频。"现代研究证实，针刺肾俞穴对肾脏有调整作用，使尿蛋白减少、酚红排出量增加、泌尿功能加强、血压下降、浮肿减轻等。临床常用于治疗慢性肾炎、肾病综合征等。

久病或过于虚弱的患者可配合应用关元穴，关元为任脉经穴，是任脉与足三阴经之交会穴，具有鼓舞肾气、充盛气血的功效，凡久病沉疴、痼疾顽症均可取其治疗，二穴配伍应用，更强化了补肾壮阳之效。除针刺用补法外，可并用灸法。

慢性肾炎、肾病综合征等表现为腰痛腰酸、乏力倦怠，以及面部、下肢或周身浮肿及纳食不佳、尿量异常等，属中医"腰痛""水肿""虚劳"等范畴。本病的发生与肺、脾、肾三脏相关，病初起多为外邪侵入，肺失宣降，脾失健运，久则肾气亏耗，肾阳虚损，命门火衰，治宜补益肾脏，健运壮阳。

16）环跳

环跳为足少阳胆经穴位，常用于半身不遂、坐骨神经痛等症。其皮下深浅层有多条神经分布，针感可向多个方向放散，如针刺时，针尖偏向于外阴，提插刺激，针感可传至阴部，用于治疗阳痿、遗精、早泄、尿潴留等生殖系统疾患。本穴的取效关键在于针感。针刺时以 4 寸毫针刺入环跳 3.5 寸深，向内上方刺。

17）足临泣

足临泣是足少阳胆经的穴位，常用于治疗目赤肿痛、胁肋疼痛、月经不调、瘰疬等症。足临泣是八脉交会穴之一，通于带脉。

妇女的经、孕、产、乳与冲、任、督关系密切，而带脉"起于季胁，回身一周"，约束全身纵行的经脉，带脉出自督脉、行于腰腹，腰腹是冲、任、督三脉脉气所发之处，因冲、任、督皆起于胞中，所以带脉与冲、任、督三脉的关系极为密切，故亦能影响乳汁的分泌，可以治疗溢乳、乳痈等。贺普仁单取足临泣治疗溢乳，取穴独特，疗效显著，明显优于其他治疗方法。

溢乳是指乳汁不经婴儿吸吮而自然流出，其病机为气血虚弱，阳明胃气不固；或肝经郁热，疏泄失常，迫使乳汁外溢。足临泣疏泄肝胆，从而调节乳汁的分泌。

18）中渚

中渚为手少阳三焦经输穴，"渚"是江中小洲之意，三焦水道似江，脉气至此输注留连，犹如江中有渚，故名中渚。手少阳之脉，其支者从耳后入耳中，出走耳前，本穴可清宣少阳经气，祛邪散滞，善于治疗耳部疾患。《针灸大成》言其治疗"耳聋"；《备急千金要方》曰："额颅热痛。"《外台秘要》曰："头痛耳鸣。"临床还常用于治疗落枕、腰扭伤、眩晕、呃逆及咽喉、眼部、肩背部等疾患。

19）少泽

少泽为手少阳小肠经穴，少为小，泽为润，小肠主液，其穴可润泽身体，井穴脉气始出而微小，故名少泽。关于本穴主治，《铜人腧穴针灸图经》曰："目生肤翳覆瞳子。"《针灸大成》曰："喉痹，舌强，口干，咳嗽，口中涎唾，颈项急不得回顾。"《针方六集》曰："疟疾、妇人无乳及乳痈痛，乳汁不通，鼻衄不止。"临床上常取之用于循经病症及角膜炎、红眼病等眼疾、缺乳等，也有指压少泽治疗呃逆的报道。手太阳经起于少泽，止于耳前听宫，作为井穴，少泽有通接经气，开窍启闭之功，善于治疗耳疾。

20）委中

委中为足太阳经合穴，"合治内腑"，泻本穴或放血，可清泄里热，凉血解毒，可用于治疗皮肤科和外科疾患。《针灸大成》中有委中治疗"痈疽发背"的记载。湿热内蕴，热毒壅盛，外发于肌肤、肌肉、筋脉，可致湿疹、疔疮、乳痈、丹毒等，均可取委中治疗。热邪、瘀血壅盛时，耳背静脉多会青紫瘀滞，与委中合用，采用三棱针缓刺放血之法，能加强凉血解毒之功，常用于治疗各种皮肤病，如过敏性皮炎、湿疹、银屑病等。

曲泽、委中分别为手厥阴心包经和足太阳膀胱经合穴，二者常配合应用以治疗急性胃肠炎、中暑、霍乱等病症，有和胃降逆、凉血解毒之效。

21）四神聪

四神聪为经外奇穴，出自《太平圣惠方》，有宁心安神、明目聪耳之效。《银海精微》言其治疗"眼疾，偏正头痛"。贺普仁常取之治疗眩晕、中风、失眠等症，针刺放血后可迅速改善头晕等症状，使血压降低。如肝风内动较明显，伴有肢体麻木、力弱、抽搐、震颤等症，应加用"四关穴"，即合谷、太冲，二穴分别为手阳明大肠经、足厥阴肝经之原穴，配伍应用有开窍醒神、息风平肝之效。

22）背部痣点

经络有一定的循行部位和脏腑络属，它可以反映所属脏腑的病证。皮部是十二经脉功能活动反应于体表的部位，是十二经脉之气散布的所在。在某些疾病的病程进展中，在经络循行的通路上，或在经气聚集的某些穴位上，常发现明显的压痛、结节，或斑痕、突起等，颜色或青或红或褐，这就是痣点，也就是临床上所称的反应点，即脏腑疾病在皮肤上的反应。在胸、腹、背部出现的痣点上放血，可以起到治疗脏腑病变的作用。

五脏俞位于背部，所以五脏病变多在背部有反应，而背部又适合拔罐。临床上常采取背部痣点放血拔罐治疗多种病症，如白癜风、痤疮、皮炎等，效果甚佳。

23）魂门

魂门，为足太阳膀胱经腧穴，位于第9胸椎脊突下，旁开3寸。穴名之意为肝魂出入之门户，主治肝之疾患。贺普仁取之治疗痹证，关于其相关主治，医籍有如下记载，《针灸甲乙经》曰：

"背痛恶风。"《针灸大成》曰："胸背连心痛。"《针方六集》曰："浑身筋骨痛。"

24）风府

风府，为督脉穴。《素问·热论》云："巨阳者，诸阳之属也，其脉连于风府，故为诸阳主气也。"督脉主一身阳气，太阳为诸阳之首，是藩篱之本，通于督脉，风府为督脉穴位，为邪气易于出入之所。《素问·疟论》云："言卫气每至于风府，腠理乃发，发则邪气入，入则病作……中于手足者，气至手足而病。卫气之所在，与邪气相合则病作。"可见关节疼痛、肿胀、变形等常与卫气不行、邪闭经脉，最后阳亏阴耗、关节失养有关。风府可鼓舞阳气，散风祛邪，对外邪侵袭、阳气不足之肢体关节疼痛等有很好的效果，如能配合火针点刺局部，则效果更加。

25）天枢

枢，指枢纽，此穴在脐旁，脐上应天，下应地，穴有连通三焦、职司升降之功，故名天枢。天枢属足阳明胃经，为大肠募穴，可升降气机，调整胃肠，其治疗消化道疾病的作用已在临床得到确切验证，这里不再赘述。足阳明经循颜面而行，天枢可治疗面部病症，《备急千金要方》有其治疗"面肿"的记载，临床可用于治疗脾胃不足、邪滞阳明之面痛。

26）曲池

曲池属手阳明经大肠经合穴，尤以活血化结见长。《类经图翼》记载："曲池，主治瘰疬、喉痹、不能言。"贺普仁常取曲池治疗淋巴结炎、淋巴结核等疾患。针刺时，向上透刺。必要时，可配合肩井穴，肩井为胆经穴，可加强曲池疏通气结、调和气血之功。

曲池常配合血海治疗皮肤疾患。血海为脾经穴位，脾主裹血，温五脏，穴为足太阴脉气所发，气血归聚之海，故名血海，又名血郄，具有活血化瘀、健脾利湿之效，多用于妇科月经不调等。皮肤病多与风、湿、瘀有关，与血海化湿、活血的穴性相符，"血行风自灭"，瘀除则风散，因此为皮肤疾病所常用。

27）至阴

至阴穴在足小指端，为足太阳膀胱经之井穴，膀胱经循头后部而行，因此至阴穴可治疗后头部疼痛。

至阴也是治疗胎位不正的特效穴位。至阴为足太阳膀胱经井穴，《针灸经纶》云："治横逆难产，危在顷刻，符药不灵者，灸至阴穴三炷，炷如小麦，下火立产，其效如神。"《医宗金鉴》云："妇人横产，子手先出，诸符药不效，灸此，灸三壮……"

28）阴廉

阴廉为足厥阴肝经穴位，常用于治疗妇科疾病，尤其是不孕的治疗。《针灸甲乙经》曰："妇人绝产，若未曾生产，阴廉主之。"《针灸大成》云："阴廉主妇人绝产，若未曾生产者，灸三壮，即有子。"

29）神庭

头为诸阳之会，脑为元神之府，神庭为督脉穴位，是督脉与足太阳、阳明经交会穴，贺普仁常灸之用于治疗各型眩晕，取得满意疗效。轻者只灸神庭即可见效，重者与辨证取穴针刺疗法相结合，留针期间灸神庭。

30）阳池

阳池，出自《灵枢·本输》，为手少阳经之原穴，可通利三焦水液，使之输布如常，有生津止渴润燥之性。古医籍中记载了如下适应证：肩痛不能自举，汗不出，颈痛，手腕提物不得，消渴、口干、烦闷等。有报道，阳池施用灸法可治疗子宫脱垂。贺普仁选用阳池治疗失眠，取其疏通少阳、调理气机、输布津液之意，气血津液得调，则心神可安，失眠可愈。

31）次髎

次髎，出自《针灸甲乙经》，是足太阳膀胱经的腧穴，具有强腰补肾、调经活血、行气止痛的作用。归属八髎之一。主治腰痛、下肢痿痹、月经不调、痛经、赤白带下、阳痿、疝气等。《针灸大成》云："主小便赤淋，腰痛不得转摇，急引阴器痛不可忍，腰以下至足不仁，背膝寒，小便赤，心下坚胀，疝气下坠，足轻气痛，肠鸣注泻，偏风，妇人赤白带下。"贺普仁认为此穴对虚者，用补法施术能益其不足；对实者，用泻法操作能损其有余，是临床上常用穴位之一。

32）肓俞

肓俞，出自《针灸甲乙经》。是足少阴肾经穴，为冲脉与足少阴之交会穴。本穴与膏肓、胞肓、肓门相通，为肾气输注于腹部的要穴，故名。有理气止痛、益肾健脾、润燥通便之效。常用于治疗腹痛绕脐，腹胀，月经不调，疝气，便秘。《类经图翼》云："主治腹痛寒疝，大便燥，目赤痛从内眦始。"贺普仁经过对古医书的研究发现肓俞对偏头痛有治疗作用。

（2）对穴用法心得

除单穴外，贺普仁也常取"对穴"，即双穴治疗，各取二穴之所长，相互配合，相得益彰。

1）内关、足三里

内关为手厥阴心包经的络穴，又为八脉交会穴，通于阴维。心包经"下膈，历络三焦"，心包经与少阳经相表里，少阳为气机之枢纽；阴维主一身之里，故内关可以治疗胃、心、胸的病变，如对呃逆有很好效果，有调气降逆之效。

足三里为胃经的合穴、下合穴，阳明亦属土，故本穴为土中之真土，具有强壮脏腑、补气养血、疏通经络之功用，《灵枢·五邪》言："阴阳俱有余，若俱不足，则有寒有热，皆调于三里。"可见其不仅善治吐泻等脾胃疾患，还可作为调节全身的强壮穴使用。内关和足三里二穴常作为主穴用于胃脘痛的治疗中，止痛迅速。

2）内关、郄门

内关为手厥阴心包的络穴，为八脉交会穴之一，通阴维脉。因阴维脉也过胸部，故内关穴可通畅心络，理气行血。是治心、胸病变的有效穴位。早在《难经》中就有"阴维为病苦心痛"的记载，《拦江赋》云："胸中之病内关担。"《备急千金要方》曰："心实者，则心中暴痛，虚则心烦，惕然不能动，失智，内关主之。"实验证明，针刺内关穴后，可以改善心肌供血，调整心率。

郄门为心包经的郄穴，郄穴长于止痛。二穴相配，可以缓解胸痛、憋闷、心慌等症状，治疗多种急、慢性心脏病，如冠心病、心绞痛、房颤、心律不齐、心脏神经官能症等。心包是心的外膜、外卫，附有络脉，能代心受邪，有保护心脏的作用。手厥阴心包经起于胸中，出属心包络，故常取心包经的内关、郄门等穴治疗心胸病症。

针刺时，用3～4寸长针透刺，由内关透向郄门。

3）劳宫、照海

劳宫为手厥阴心包经荥穴，心包经起于胸中，最后进入掌中，出于中指端，并从劳宫分出支脉，与手少阳三焦经相接，劳宫位于掌心，可治疗掌部疾患。荥主身热，善于泄热，《针灸甲乙经》言劳宫主"掌中热"，对手掌的痛痒、起疹等有很好疗效。

照海为肾经穴，足少阴之脉入肺，循喉咙夹舌本。若肺肾阴虚，虚火上炎，可致咽喉疼痛、干咳、咯血。照海又为八脉交会穴之一，肾经脉气归聚于此而生发阴，通阴脉，合于膈喉咙，可滋肺肾之阴，清降虚火，故可治疗上述诸症。《拦江赋》言其治疗"噤口喉风"；《标幽赋》云照海主治"喉中闭塞"。因其益阴清火，滋水涵木，还可用于治疗瘿瘤、瘿病等疾患。

劳宫、照海配伍应用，可治疗口腔溃疡。口舌为心之苗，故劳宫可泻心清火，止口舌疼痛，《针灸大成》云劳宫主"大小人口中腥臭、口疮"，有补肾滋阴之效，取照海益阴填精，引火下行而口疮可消。心包经五行属火，肾经五行属水，水克火，两穴相配既滋肾水，又清心火，这组穴有补有清，刚柔相济，相辅相成，充分发挥了协同作用。

4）丘墟、照海

丘墟为足少阳之原穴，具有清宣少阳郁热、清泻肝胆火热、疏利肝胆之功，临床应用范围广泛。贺普仁用本穴主要治疗肝胆疾患和少阳经分布区域内的病变，如胆囊炎、胆结石、带状疱疹、疝气等病，同时治疗因肝胆功能失调所致的胸胁胀满疼痛、目痛、耳鸣耳聋等症。该穴为原穴，《灵枢·九针十二原》云："五脏有疾也，应出十二原，十二原各有所出，明知其原，睹其应，而知五脏之害矣。"原穴可以反映脏腑气血的变化，脏腑出现病理变化后在原穴出现反应，根据这个特点我们不仅可以用该穴进行治疗，还可以用于诊察，贺普仁在针刺前经常触压患者的丘墟穴，以感知病情变化。

治疗时，贺普仁多取透刺的方法。照海为足少阴肾经穴位，阴脉所生，八脉交会穴之一，与丘墟分别位于内、外踝下。由丘墟向照海方向透刺，以在照海穴处触摸到皮下针尖为宜。采用先泻后补的手法，具有疏肝解郁、调气止痛的作用，达到少阳经气疏通以利转枢、阴经气血充濡的效果。一针刺二穴，可减少患者疼痛，又可增强穴位作用，事半而功倍。

5）大椎、腰奇

大椎为督脉腧穴；腰奇为经外奇穴，位于督脉下部，当尾骨端直上2寸，骶角之间凹陷中。此二穴常作为治疗癫痫的主穴使用。癫痫，中医称痫证，是一种发作性神志失常的疾病，俗称"羊痫风"。发作时突然昏仆，不知人事，口吐涎沫，双目上视，四肢抽搐，或喉间有痰鸣声，醒后如常人。中医辨证认为多由肝、脾、肾等功能失调，导致一时阴阳紊乱，阳升风动，痰阻清窍所致。大椎为诸阳经之交会穴，具有协调阴阳、平降逆乱的功能；腰奇是治疗痫证的经验穴。临床也常配合四神聪共同使用，以增强开窍醒脑之力。

针治时，用3寸毫针，大椎针尖向下，腰奇针尖向上，沿皮刺，酸胀则止。

6）中封、蠡沟

中封为足厥阴之经穴，善主前阴、泌尿、生殖之症，是通达厥阴气血的常用腧穴。蠡沟为厥阴之络穴，别走少阳，可通利三焦，具有疏调气机、化气行滞之功效，两穴合用可疏调经脉气血，常用于治疗前阴疾病。

此处前阴疾患主要指前列腺肥大、慢性前列腺炎、外阴白斑及部分月经失调、泌尿系统结石等。"经脉所过，主治所及"，足厥阴经脉循行是"循阴股，入毛中，过阴器，抵小腹"，其病候所主为"丈夫㿉疝""妇人少腹肿""遗溺""闭癃"等，均以少腹、前阴疾患为主，因此，治疗此类疾患多选用肝经穴位。

7）章门、合谷

章门为肝经穴位，是脾之募穴，八会穴之脏会，足厥阴、少阳之会。章门为脏气出入之门之意。常用之治疗胁肋痛、积聚痞块、腹痛、泄泻、食积不化等。关于其主治，医籍这样记载，《针灸甲乙经》曰："奔豚，腹胀肿，腹中肠鸣盈盈然。"《类经图翼》曰："主一切积聚痞块。"肝脉夹胃，若气郁伤肝，肝气横逆犯胃，胃气壅滞，气失和降则可发生呕吐、呃逆，章门可疏肝利胆，和胃降逆，故贺普仁常选用章门治疗呃逆。合谷为手阳明大肠之原穴，"五脏有疾，当取十二原"，可清泻阳明，调中理气，治疗胃肠疾患，与章门配伍应用，对呃逆有较好效果。

8）心俞、譩譆

心俞穴为心脏之气输注之所，可补心气、宁心神，治疗心悸、心烦、失眠、健忘等症。贺普仁常取之治疗癫证、狂证、痫证。思虑过度，劳伤心脾，阴血暗耗，神无所主，神明逆乱，可发癫证、狂证；心脾气结，郁而生痰，痰蒙心窍，则发痫证，都与心和神明有关，故选用心俞治疗。《针灸大成》言其主"心气乱恍惚，狂走发痫"。譩譆为膀胱经穴，常配合心俞应用，治疗精神、神志疾病。

9）阳溪、后溪

肛门与肠道相连，因此肛门疾病常取大肠、小肠经穴位治疗。阳溪为手阳明大肠之经穴，有清利大肠湿热、通腑行气之功，《铜人腧穴针灸图经》言其治疗"痂疥"。后溪为手太阳小肠经之输穴，亦可清热利湿，《针方六集》中也有后溪治疗"痂疥"的记载。二穴配合，常用于治疗肛门瘙痒。

引起瘙痒症状的原因多与风邪、湿邪有关，如外风侵袭、湿热浸淫等。瘙痒可发生于身体各个部位，风邪袭上，湿热犯下，因此肛门瘙痒多由湿热下注而引发，大肠湿热之人易感染病虫，本病的治则为清热利湿，杀虫止痒。

10）承山、孔最

承山是足太阳膀胱经穴，膀胱经别自腘至尻，别入于肛，承山通过这条入于肛门的膀胱经经别，可治疗肛门疾患，《玉龙歌》言其主治"九般痔漏"。肛门与大肠相连，肺与大肠相表里，郄穴善于急症和血证，因此肺经郄穴孔最可通腑止血。二穴配合应用，可治疗痔疮出血、肛裂等症。

11）四花

四花指胆俞与膈俞，左右各二穴，共四穴，主治五劳七伤，尫羸痼疾。贺普仁常用之治疗低热。

胆俞穴为胆气转输、输注之所，又因少阳为枢，故针灸胆俞，可使气机条达，枢转得利；凡低热日久，必有气血耗伤，瘀血内存；膈俞为血会，可养血益阴，活血通络，二穴相配使用，气机畅，瘀血消，阴血盛，故低热可退。临床可改善各种原因所致的骨蒸潮热等症状，对于一些因体弱、自主神经功能紊乱而引起的低热，更有良好效果。另外，大椎、气海、脾俞等也作为治疗低热的穴位，常与四花穴配合使用。大椎能通达周身阳气，阳泄而热解；元气不足者配用气海、脾俞，可增强荣养气血之力。

12）大椎、攒竹

大椎属督脉，与手三阳交会，关于其主治，《伤寒论》曰："太阳与少阳并病。"《针灸甲乙经》曰："伤寒热盛。"《医宗金鉴》曰："满身发热。"攒竹属足太阳膀胱经，太阳主表，主一身之藩篱，风邪侵袭，先犯太阳，可出现发热、恶寒、头痛等症，此时常取大椎、攒竹合用，放血以疏风散邪，泄热解表。

13）金津、玉液

此二穴为经外奇穴，位于舌下静脉，常配合放血应用，用于治疗舌肿、中风语言不利等，有泻火解毒、活血化瘀、通利舌窍之功。

据临床观察，金津、玉液放血后15分钟，收缩压降低10～30mmHg，舒张压降低10～20mmHg，可持续2～3周时间不等。放血前后利用聚光光源45°角落入甲皱放大60～80倍下对比观察发现，放血后迂曲管攀减少，开放管攀增多，血液瘀滞改善。

（3）自拟方

1）泌尿系统结石方

主穴：中封、蠡沟。

配穴：天枢、水道、归来、关元、三阴交、水泉。

刺法：用毫针刺法，施用龙虎交战手法，先补后泻。留针20～30分钟，每日或隔日治疗1次。

功用：条达气机，通利水道。

主治：石淋。

方解：中封、蠡沟穴都是足厥阴肝经穴位。中封为经穴，主疝瘕、脐和少腹引痛、腰中痛、阴暴痛等症。蠡沟为络穴，别走足少阳，与三焦相通，主少腹痛、腰痛、阴暴痛、小便不利、遗尿等症。两穴合用，有疏肝利气、通结止痛利尿的作用。天枢、水道穴是多气多血的足阳明胃经腧穴。天枢穴为手阳明大肠经之募穴，主治脐腹胀痛，切痛，有疏调肠腑、理气消滞的作用。水道穴主治小腹胀满，痛引阴中，有通利水道之功。二穴同用，有利尿止痛之效。关元穴是任脉的穴位，为小肠经之募穴，足三阴与任脉之交会穴，可补肾益气。三阴交穴为足太阴经之腧穴，与足厥阴和足少阴经交会，可健脾补肾，调气利水。两穴搭配，能培补脾肾，调气通淋，主治气癃、溺黄之症。归来为足阳明胃经穴，可疏导气机，通利水道。水泉穴为足少阴肾经的郄穴，肾属水，针水泉配归来有扶正祛邪、疏窍利水之妙。诸穴配伍，共同达到调整气机、培补脾肾、通利水道之目的。在治疗过程当中，主穴必用，配穴可酌情选取，每次根据辨证选择一两个。有实验表明，针这些腧穴可以解除泌尿系统平滑肌痉挛，使之扩张，从而缓解疼痛，排出结石。

治疗本病，应采用"龙虎交战"手法。先补阳数9次，后泻阴数6次，使之得气，针感强烈但不伤正气。此法针欲泻而先补，犹如欲跃而先退，作用优于平补平泻，临床常用于镇痛，效果明显，若在疼痛发作时行此法治疗，可立即止痛，运用于本病，还可以提高结石的排出率。

针灸排石有一定的选择范围，一般结石直径在1cm之内较易成功。若结石较大，位置较高，或并发严重感染者，则应考虑外科治疗，不可单纯依赖针灸，以免延误病情。治疗前均嘱患者大量饮水，治疗后用小筛网滤尿查石。

2）小儿弱智方

取穴：百会、四神聪、风府、哑门、大椎、心俞、谵语、通里、照海。

刺法：用毫针快速点刺，不留针。进针要稳、准、轻、浅、快，即持针要稳，刺穴要准，手法要轻，进针要浅且快，力求无痛，针不可提插捻转。每日针刺1次，或隔日1次，以3个月为1个疗程。

功用：填髓通督，健脑益智。

主治：小儿弱智。

方解：百会在巅顶，为手足三阳、督脉之会；头为诸阳之会，百会穴居最高之位，四周各穴罗布有序，如百脉仰望朝会，主治癫痫狂证、角弓反张、健忘失眠、惊悸目眩、小儿夜啼等。四神聪为奇穴，主治失眠健忘、癫痫狂乱、肢体不利、中风不语及头部各疾。风府为督脉、足太阳经、阳维脉交会穴。因本穴主治中风舌缓等风疾，故名风府，主治颈项强痛、癫痫癔症、中风不语、肢体不利。哑门为督脉与阳维脉交会穴，主治舌缓不语、颈项强直、脑性瘫痪等。大椎为督脉与手足之阳经交会穴，主治癫痫癔症、头痛项强、咳嗽热病等。心俞为心之背俞穴，主治失眠健忘、癫痫盗汗及各种心部病。谵语在背下夹脊旁三寸所，"压之令病者呼，应手"，主治咳嗽、气喘、目眩、疟疾、热病汗不出、肩背痛。通里为手少阴心经络穴，"支走其络，连络厥阴、太阳，故名通里"，主治舌强不语、失音失语、心悸心痛、心烦失眠、遗尿脏躁等症。照海为八脉交会穴之一，通于阴脉，阴脉发生于本穴，肾气归聚似海，故名，主治失眠癫痫、便频不寐等。

本病属虚多实少，主因先天不足，后天失养，故补益先后为其大法，辅以益智开窍醒神，本方多采用督脉之穴，总督一身之阳气，充实髓海，健脑益智。足太阳膀胱之脉，夹脊抵腰络肾，取心俞和二穴，开通心窍，镇静安神。足少阴肾经照海之穴，滋补肝肾；取通里，心经络穴调补心气心血，与照海相配，共奏补益心肾及使水火相济、心肾相交之功。四神聪为典型的健脑醒神之穴，其连于督脉、太阳经与肝经之间，故善调一身之阴阳，针之可息风宁神定志。在临床中，当辨证以虚为主时，取百会、四神聪、哑门、心俞、譩譆、通里、照海为首。少数以实证为主者，则采用扶正与祛邪并举之法，即在虚证的基础上，加上风府、大椎、腰奇三穴。切不可手法过重，泻之过重。

3）中风方

主穴：四神聪放血（放血仅用于急性期），合谷、太溪、太冲。

配穴：①神志昏蒙，嗜睡甚至昏迷，血压正常者针刺人中，血压高者十二井放血与十宣放血交替使用；躁扰、失眠、乱语，取穴本神。②失语，取穴通里、照海、哑门。③眩晕，急性期四神聪放血，血压高者灸神庭；头疼，取穴合谷、太冲；饮水反呛、吞咽困难，取穴天突、内关；牙关紧闭，取穴下关、地仓、颊车；舌强语謇或伸舌歪斜，金津、玉液放血；舌体萎缩或卷缩，取穴风府、风池、哑门；流涎，取穴丝竹空。④上肢不遂，取穴条口；下肢不遂，取穴环跳；足内收，取穴悬钟、丘墟；强痉，火针点刺局部；抖颤难自止，取穴少海、条口、合谷、太冲；麻木，十二井放血。⑤大便秘结，取穴支沟、丰隆、天枢；小便癃闭，取穴关元、气海；大、小便自遗，灸神阙。

刺法：①急性期：除气虚血瘀型外均用强通法，百会、四神聪、金津、玉液、十宣、十二井放血均采用三棱针速刺法；曲泽、委中采用三棱针缓刺法；余穴用毫针刺，穴取患侧为主，平补平泻，留针30分钟，每日治疗1次。②恢复期、后遗症期：诸穴以细火针点刺，之后毫针留针治疗。穴取患侧为主，平补平泻，留针 30 分钟，每日治疗 1 次。

功用：开窍启闭，疏通经络，调和气血。

主治：中风。

方解：四神聪位于颠顶，令其出血，可使逆上气血下降，暴涨之阳得平，瘀滞经脉通畅。多以三棱针点刺出血，其出血量宜多。太溪为肾经原穴，既可调补肾阴，又可补益肾阳，因此临床既可抑制阳亢，又可益气壮阳，促进气血的平调，是治疗中风的要穴。合谷为手阳明大肠经之原穴，与太冲合曰"四关"，两穴一上一下，一阴一阳，一主气，一主血，相互协调，可共奏清热泻火、镇静安神、平肝潜阳和息风通络之效，用于中风闭证可以解郁开闭。

急性期过后症状稳定时，据病人病情之虚实寒热，选用不同的腧穴给予微通法毫针治疗。持久治之，不能操之过急。虚证多选太溪、太冲、气海、足三里等，以阴经腧穴为主。实证多用环跳、阳陵泉、曲池、合谷、悬钟、四神聪等，以阳经腧穴为主。加强通经活络之作用，同时施以补泻，给予适当的刺激量，宜守方而治。

贺普仁认为，中风的产生，不论出血或是梗死，虽然病因及机制各有不同，但究其根源，经络瘀而不通是最根本的病机所在。经络是运行气血的通路，气血是荣养四肢百骸、五脏六腑的物质。在生理上则是相互依存，"气为血帅、血为气母"相互为用。无论各种各样的病因，最终不外乎导致经络气血不通，经气瘀滞。因此，采用强通法之放血疗法是治疗中风急性期发作的重要一环。气行则血行、血行则气畅，气血通畅而达到清心开窍、平肝潜阳、滋阴息风、通经活络的效果。

卒中后遗症病人患肢多为肌张力高，迈步困难，关节屈伸困难，手指不能伸开，形成"挎篮""划圈"姿态。中医学认为四肢拘紧、屈伸不利实属经筋之病，多为寒凝脉阻、气血瘀滞，经筋失荣以致拘紧不伸、肿胀不用等。

贺普仁治疗卒中后遗症主要采用温通法和微通法。火针是治疗经筋病的最好方法，其选用腧穴多以局部阿是穴为主，配用相应经穴。例如，肩关节疼痛僵硬，肘关节疼痛僵硬发紧，应用火针速刺阳明经循行部位。指关节肿胀僵硬不能伸屈，应用火针速刺掌指关节、指关节、八邪及阳经循行部位。不能抬步、膝关节活动不灵，可用犊鼻及局部腧穴。除火针温通外，酌情选用太溪、太冲、环跳、听宫、阳陵泉、合谷也是常用方法。太溪、太冲可培本补益肝肾，使气血有生化之源。环跳为人之躯体贯通上下阴阳气血之大穴，可疏导周身气血，以阳行阴，以中而行上下，是通畅气血经脉的主要腧穴，针刺时针感要麻窜至下肢，针感不宜过分强烈。听宫是手太阳腧穴，相续足太阳。太阳主筋，太阳经气通达则周身经脉得以充润。听宫穴的应用是贺普仁长期临床经验的总结，与环跳合用可通畅全身气血经脉，是治疗中经络与卒中后遗症的重要腧穴之一。

4）癫痫方

取穴：大椎、腰奇。

刺法：先以 4 寸毫针刺入大椎穴后，针尖向下（尾骶方向）将针卧倒，以沿皮刺法刺入 3 寸半，施以龙虎交战手法。再用 4 寸毫针刺入腰奇穴后，针尖向上（头项方向）将针卧倒，以沿皮刺法刺入 3 寸半，与大椎穴形成对刺，施以龙虎交战手法。隔日针治 1 次，留针 30 分钟。

功用：涤痰祛风，通调督脉。

主治：癫痫。

方解：本病是风动痰涌，阴阳逆乱，神明受蔽所致，故取大椎以清泻风阳，宁神醒脑；腰奇为经外奇穴，是古人治疗痫证的经验效穴，二穴配合应用为治疗癫痫的最基本配穴。大椎总督诸阳，腰奇通于髓海，二穴共调阴阳表里，治疗癫痫疗效确切。四神聪位于颠顶之上，属经外奇穴，具有清热镇惊之功效，与大椎、腰奇合用增加清热、通经、镇惊、安神之作用，多用于癫痫病及某些神志意识障碍疾病。因背俞穴分布于脊柱两侧，故用梅花针叩打，可作用于心俞、脾俞、肾俞、肝俞以达健脾益气、和胃化浊、滋补肝肾、潜阳安神的作用。临床可根据具体辨证情况，分别加用四神聪、百会、上星、合谷、太冲等醒脑开窍。

对大发作期间的治疗，因病人肢体抽搐，针刺时应防止事故；对癫痫持续状态，应进行及时的急救处理，以免延误治疗时机。

5）颈椎病方

主穴：大椎、大杼、养老、悬钟、后溪。

配穴：风寒湿型配外关、昆仑；气滞血瘀配支沟、膈俞；痰湿阻络配列缺、脾俞；肝肾不足配命门、太溪；气血亏虚配肺俞、膈俞。

刺法：毫针刺法，进针后捻转或平补平泻手法，以得气为度，针颈部穴位，针感向肩背部下传，针肩部穴位针感下传至手指，留针30分钟，每日针1次。

功用：行气活血，补肾通督。

主治：颈椎病。

方解：大椎乃颈项之门户，为督脉与手足三阳经交会穴，督脉为"阳脉之海"，总领诸阳经，气血经络由此而过，针刺大椎穴可振奋督脉之阳气，使气旺血行，从而改善颈项部的血液循环，缓解局部神经血管压迫。大杼为八会穴之骨会穴，对缓解颈神经压迫，改善颈椎局部水肿，解除神经根刺激具有良好效果。养老属手太阳经郄穴，《针灸甲乙经》曰："肩痛欲折，臑如拔，手不能自上下，养老主之。"《针灸大成》曰："主肩臂酸疼，肩欲折，臂如拔，手不能自上下，目视不明。"说明养老有活血通络的作用。悬钟为八会穴之髓会穴，有补髓壮骨、通经活络的作用。后溪属手太阳小肠经，是八脉交会穴之一，与督脉相通，有关资料报道，后溪穴通督脉的循行路线是起于后溪穴，沿小肠经上行于腕部，从尺骨小头直上，沿尺骨下缘出于肘内侧（在肱骨内上髁和尺骨鹰嘴之间），向上沿上臂外后侧，出肩关节部，绕肩胛，交肩上，在大椎穴与督脉相交，然后督脉夹脊穴下行……因此针后溪穴治颈椎病是"经脉所过，主治所在"理论的具体应用。

6）偏头痛方

主穴：丝竹空、率谷、合谷、列缺、足临泣。

配穴：内迎香、行间、四神聪、悬颅、颔厌、中脘、足三里、丰隆、气海等。

刺法：丝竹空多透率谷，其余穴多用毫针刺法，泻法为主。内迎香采用放血疗法。

功用：通调少阳之气。

主治：偏头痛。

方解：丝竹空为足少阳脉气所发之处，也是手少阳三焦经的结止穴，率谷属足少阳胆经穴位，而且它又是足少阳、足太阳二经的会穴，一针二穴，宣散少阳经脉风热，通调少阳经气而止痛，有立竿见影之效。《玉龙歌》记载："偏正头风痛难医，丝竹金针亦可施，沿皮向后透率谷，一针两穴世间稀。"丝竹空透率谷是治疗一切偏头痛的有效主穴。合谷是手阳明经原穴，五行属木，对于疏通少阳有突出的效果，具有镇痛的效果，在临床广泛应用。列缺为手太阴经的络穴，《马丹阳天星十二穴治杂病歌》曰："列缺善治偏头患。"与合谷相配，更有原络配穴的意义。足临泣是足少阳胆经的腧穴，远离病所，可引热下行，五行亦属木，《类经图翼》云："木有余者宜泻此……使火虚而木自平。"丝竹空透率谷、合谷、列缺、足临泣作为基本方用于治疗各种偏头痛。证属实热者，常配合内迎香、丝竹空放血，以通脉络郁滞，并配合针刺四神聪、行间等穴醒脑泄热；属虚弱者，可取中脘、足三里、丰隆、气海等穴益气健脾化痰；虚寒明显者，关元、气海可针灸并用。悬颅、颔厌除了有局部取穴的近治作用外，此二穴还是足少阳、阳明两经的交会穴，兼有和胃益中的作用，可以提高疗效。缪刺法亦可应用于本病的治疗中。

7）三叉神经痛方

取穴：合谷、内庭、二间、大迎、天枢。

刺法：天枢、合谷、内庭、二间等均用毫针刺法，酌情使用补泻手法。大迎用放血强通法。面部阿是穴用火针点刺以温通。每次留针 20 分钟，隔日治疗 1 次。

功用：疏散外邪，通经活络。

主治：三叉神经痛。

方解：二间、内庭为阳明经荥火穴，可清热泻火，通利阳明。热象明显者，大迎放血，大迎为足阳明胃经穴位，有祛风止痛、消肿活络之效，《胜玉歌》曰："牙腮疼紧大迎全。"合谷为手阳明之原穴，可使气血两清，疏通阳明经脉。还可选择天枢等穴，以调理阳明，补益中焦脾胃使阳明经气充盛，以利局部阳明瘀滞通行。如有风寒拘紧之象，可在面部阿是穴以细火针点刺。如面部扳机点明显，痛不可触者，可取颜面痛处的相应健侧，以毫针刺，即缪刺法，配合辨证取穴，也可取得满意疗效。

8）下肢静脉曲张方

取穴：阿是穴、血海、太冲、足三里。

刺法：选中粗火针，以散刺法。在患肢找较大的曲张的血管，常规消毒，再将火针于酒精灯上烧红，迅速准确地刺入血管中，随针拔出，即有紫黑色血液顺针孔流出，无需干棉球按压，使血自然流出，"血变而止"，待血止后，用干棉球擦拭针孔。毫针刺余穴，进针后捻转或平补平泻。得气后留针20分钟。

功用：活血化瘀，舒筋散结。

主治：下肢静脉曲张。

方解：用中粗火针点刺患处血管有两个作用，一是因用中粗火针点刺于病处血管，故有放血作用，二是火针本身的作用。火针有壮阳补虚、升阳举陷的功能。直接作用于因长久站立、劳累过度、耗伤气血、中气下陷引起的筋脉松弛薄弱的血管，起到升阳举陷的作用，火针有祛邪除湿、通经止痛的功能。由于火针是一种有形无迹的热力，对于因寒湿之邪侵袭经络，引起筋挛血瘀的筋瘤，用之可以祛散寒湿之邪，使脉络调和，疼痛缓解；火针还有通经活络、散瘀消肿、生肌敛疮、祛腐排脓的功用，对于下肢静脉曲张合并有慢性溃疡及慢性湿疹者，可使疮口周围瘀积的气血得以消散，加速血液流通，增强病灶周围的营养，促进组织的再生，达到祛腐排脓、祛瘀生新的目的。

太冲、血海可疏肝解郁、清泻血中郁热，足三里为胃经的合穴、下合穴，阳明属土，故本穴为土中之真土，具有强壮脏腑、补气养血、疏通经络之功。三穴合用可培补中气，健脾摄血。

9）震颤麻痹方

取穴：气海、中极、列缺、听宫。

刺法：均以毫针刺法，施以补法，每次留针30分钟或稍长，隔日治疗1次。

功用：滋阴补肾，养血祛风，疏风通脉。

主治：震颤麻痹。

方解：贺普仁认为，治疗震颤或以补益为主，或以通经活络为主，其法并非一成不变。若补调正气肾精，兼以养血祛风，选用气海、中极行补法，可以调补正气，益肾充精。如疏调经脉，选用列缺以金克土通畅经络；听宫为手太阳小肠经腧穴，反克于木，与列缺合用数诊可愈。

10）摇头风方

取穴：四神聪、大椎、腰奇、长强。

刺法：均以毫针刺法。长强以4寸毫针沿尾骨端前缘向上刺入3～4寸，多用补法，留针或不留针。其余腧穴用1.5寸毫针施以平补平泻手法，隔日治疗1次。

功用：滋补肝肾，养血息风，调通督脉。

主治：摇头风。

方解：长强为督脉首穴，络于任，与少阴相会，是纯阳初始，可使脏腑阳气春发，诸阳调和，阳生阴长。如《灵枢·经脉》云："督脉之别，名曰长强。夹膂上项，散头上，下当肩胛左右，别走太阳。入贯膂。实则脊强，虚则头重，高摇之……"可见脊强与头摇同属一证，仅为虚实不同，症状部位、程度不同。因此，治疗头摇，长强为主穴，可使阳气春发，阴血得以化生，起到经脉通畅、养血荣筋、柔肝息风之作用。刺长强一穴，强调用4寸毫针。进针后，使针尖沿尾骶骨前缘平缓进针2～4寸，不可直刺过深。以免伤及直肠。操作多用捻转之补法。腰奇，为经外奇穴，位于尾骨尖端直上2寸，善治癫痫等神志病。经贺普仁长期临床观察，认为本穴除治疗癫痫外，对头摇尚有一定效果，作为长强的辅助用穴，常与大椎合用，治疗神志病有较好疗效。针刺方法，用 3 ～ 4 寸毫针行沿皮刺，针尖向大椎方向，多用捻转之补法。大椎为手足之阳与督脉之会穴，其穴性可调达周身之阳气，多用于惊痛、热证等，与长强等穴合用，可增加效力，起到通达督脉阳气，使之气血调和的作用。四神聪为经外奇穴，出自《太平圣惠方》，有宁心安神、明目聪耳之效。贺普仁常取之治疗眩晕、中风、失眠等症，针刺放血后可迅速改善头晕等症状，使血压降低。如肝风内动较明显，伴有肢体麻木、力弱、抽搐、震颤等，配伍应用有开窍醒神、息风平肝之效。

贺普仁认为四神聪、大椎、长强等穴，可共同发挥潜阳平肝、调和气血之用。

11）郁证方

取穴：风府、内关、心俞、大陵、大椎、谚语。

刺法：以毫针微通，施用平补平泻法，每次留针 30 分钟，隔日治疗 1 次。

功用：开窍解郁，安神定志，疏条气机，通经活络。

主治：郁证。

方解：心俞为经气输注之俞穴，为调理心阴之气的要穴，刺心俞可使周身气血达于脑窍。具有通达气血、开窍安神、疏通经络的作用。风府为督脉之穴，具有开窍醒神、安神定志的作用。大椎为督脉之穴，与诸阳经相会，可通达周身阳气，使气血调和。内关为厥阴之络，络于少阳，少阳为枢，刺内关可解郁宽胸而使情志条达，郁闷可解。上述诸穴合用，则可使气血调和，经脉通畅，脑窍得开，而使病愈。

12）腰腿痛方

取穴：肾俞、中空、养老、环跳、局部阿是穴。

刺法：均用毫针刺法，酌情使用或补或泻手法，每次留针 20 ～ 40 分钟，每日或隔日治疗 1 次。

功用：益肾通络，行气活血，散寒除痹。

主治：腰腿痛。

方解：各种腰腿痛与少阴、太阳、少阳经脉关系密切。如"其病……在外者不能俯，在内者不能仰""……抵腰中，入循膂，络肾，属膀胱""厥逆……机关不利者，腰不可以行"。故治疗腰腿痛多取有关经脉的穴位。肾俞补肾壮腰；养老为郄穴，主治急性疼痛，"养老……疗腰重痛不可转侧，坐起艰难……"；环跳有很强的通经活络作用，腿痛连及腰痛时取之；中空为经外奇穴，属局部取穴。

13）慢性支气管炎方

取穴：肺俞、大杼、风门、定喘、曲垣、秉风。

刺法：毫针刺法，以先补后泻之法。隔日针治1次，每次留针30分钟。

功用：通调经络，宣通肺气。

主治：慢性支气管炎。

方解：咳嗽的针刺治疗大法可分为散风祛邪、健脾化痰、泻肝肃肺、益阴清热。主穴为大杼、风门、肺俞，三个穴均为太阳经穴，可共奏宣肺止咳之效。肺俞为手太阳肺经背俞穴，为太阴经气输注之地，肺俞通畅，可使太阴经气旺盛，经气旺盛，肺脏充实，卫外坚固不易感冒，则可行宣肃之功，咳嗽得消；肺气充盛，津液得以输布，痰浊得化。曲垣、秉风为手太阳小肠经穴。太阳为藩篱之本，经气充盛可司卫外固表之能，以祛风散寒，与肺俞相伍，可使腠理充实，免受外邪侵袭。定喘是近部取穴法，为降气平喘之效穴。另外，所有腧穴均位于背部，背部为肺所居，故又有局部治疗作用，可刺激局部气血，加强肺脏气血供养，以利肺气。临证时还应结合不同证型灵活选配其他穴位，对慢性患者平素可艾灸风门、肺俞等穴，只要坚持下去会有益处。

14）银屑病方

取穴：委中、耳背青筋、膈俞、局部阿是穴。

刺法：委中、膈俞、耳背青筋均可用三棱针点刺放血，患处局部用火针治疗。

功用：调理气血，清热祛风，止痒。

主治：银屑病。

方解：委中，别名血郄，善治一切血分病证，具有祛风清热、凉血活血的功用，所以凡血分有疾，再感受风热之邪引起的各种皮肤病皆可应用，是治疗皮肤病的常用穴。耳背穴与之相配，可增强其清血分之热、行血分之瘀的功效，活血可祛瘀、祛瘀能生新，进而达到养血润燥止痒的目的。与膈俞同用，可调和气血而疏风。

15）脱发方

取穴：中脘、足三里、上廉。

刺法：以毫针刺入 1 寸，用补法。

功用：补脾益肾，养血和血。

主治：斑秃。

方解：中医认为该病由于肾精亏虚，发失所养；或因病后、产后，心脾损伤，气血生化无源，加之劳累、情绪紧张，头发失于滋养所致。贺普仁认为气血不足，气血失和，经气阻滞，不能上荣于发而致本病。治疗本病，以补肾健脾、养血和血为治则，选穴少而精，足阳明胃经多气多血，针刺上廉穴，可起调和气血之目的。中脘为胃募穴、腑会穴及任脉与手太阳、少阳、足阳明经交会穴，配合强壮要穴足三里益肾健脾，补气养血，为治本之法。

16）遗尿方

取穴：三阴交、肾俞、关元、中极、气海。

刺法：以毫针刺入穴位 0.5 ～ 1 寸深，视患者胖瘦而定，针刺前排尿。用补法。

功用：调补脾肾，固摄下元。

主治：遗尿。

方解：三阴交补脾气以调理后天，并可通调肝、脾、肾三经经气；肾司二便，遗尿以肾虚为本，故取肾脏经气输注之肾俞穴以培补先天；关元、中极穴为任脉经穴，为强壮要穴，中极又为膀胱募穴，功专助阳、利膀胱，可以温肾固摄，治疗遗尿。气海培元固本。亦可在肾俞、关元加灸，以增强温补肾阳之力。诸穴共奏温补脾肾、固摄下元之效。

17）多动症方

取穴：攒竹、譩譆、大椎、腰奇。可以配合百会、心俞、通里、照海。

功用：平衡阴阳，调和气血，安神宁志。

主治：多动症。

方解：攒竹为足太阳膀胱经穴，有镇静安神之效，为安神要穴；大椎、腰奇通调督脉，平衡阴阳；心俞合用，功善养心定智；通里与照海合用交通心肾；百会位于颠顶，可醒神聪脑。

18）失音方

取穴：液门、听宫、水突、鱼际、列缺。

刺法：以毫针刺之，留针 30 分钟。水突刺入 0.5 寸深，使针感向上传导至咽喉；液门向上斜刺 2 寸；听宫直刺 2 寸。

功用：宣降肺气，滋阴降火，通经调气，升津润喉。

主治：失音。

方解：液门是手少阳三焦经荥穴，为三焦经脉气所发之处，状如小水，以毫针向上斜刺液门 2 寸，可调三焦之气滞，肾为下焦，故此穴亦可调肾，而起到育阴升津润喉之效。听宫穴是手太阳小肠经穴，与手足少阳经交会，深刺此穴 2 寸深，可调喉部经气。水突是足阳明胃经穴，位居颈部，邻近于喉，是治疗咽喉疾病的局部穴位，刺此穴宜 5 分许，亦有调喉部经气的作用，经气得调，则热邪可疏。"肺主声"，声音的产生与肺的功能有关，鱼际为手太阴肺经荥穴，列缺为手太阴肺经络穴，针刺二穴可泄肺热、调经气、生津润喉以治音哑。故诸穴配合应用，可起到育阴清热、通经调气、升津润喉的作用。

19）高血压方

取穴：四神聪、膈俞、内关、丘墟、蠡沟。

刺法：以三棱针速刺法，刺四神聪放血。余穴用毫针刺。

功用：平肝潜阳，滋养肝肾。

主治：高血压。

方解：四神聪为经外奇穴，有宁心安神、明目聪耳之效。贺普仁常取之治疗眩晕、中风、失眠等症，针刺放血后可迅速改善头晕等症状，使血压降低。如肝风内动较明显，伴有肢体麻木、力弱、抽搐、震颤等症，应加用"四关穴"，即合谷、太冲，二穴分别为手阳明大肠经、足厥阴肝经之原穴，配伍应用有开窍醒神、息风平肝之效。膈俞为足太阳膀胱经的腧穴，也是八会穴之血会，具有补血、止血、活血化瘀、理气降逆之功，善治一切与血有关的病证。内关为手厥阴心包经之络穴，络于三焦经，又是八脉交会穴，通阴维脉，具有宁心安神、调理三焦、理气和胃、镇静止痛、疏经活络的作用。丘墟为足少阳胆经原气经过和留止的部位，蠡沟为足厥阴肝经之络穴，二穴同用可疏肝降逆。

20）安神（失眠）方

取穴：百会、神庭、神门、照海。烦躁加本神；气虚加百会、气海；压力大加丘墟、蠡沟；胃不和加中脘、解溪、丰隆；阴虚加三阴交；肝阳上亢加四神聪；梦多加通里、内关。

刺法：毫针刺，留针 30 分钟。

功用：补虚祛邪，交通阴阳。

主治：不寐。

方解：不寐病位在心，取心经原穴神门宁心安神，取督脉百会充荣髓海、神庭镇静安神，三穴共奏养心安神之效。照海属肾经，通于阴，滋阴养心，诸穴共用有交通心肾，使阴阳平衡之效。

21）降糖方

取穴：百会、曲池、内关、太渊、建里、关元、足三里、丰隆、三阴交、太溪、公孙。

刺法：毫针刺，留针 30 分钟。

功用：清热润燥，养阴生津。

主治：消渴证。

方解：足三里为胃之合穴，"合治内腑"，可健脾和胃、扶正培元、通经活络；太溪为足少阴肾经之输穴、原穴，有滋补肾阴之用；三阴交为肝、脾、肾三经之交会穴，可健脾胃、补气血；关元为小肠募穴，功可补肾益精、扶正固本，四穴共奏益气养阴之效。内关为手厥阴心包经之络穴，通于少阳经，少阳乃气机之枢纽，可助脾胃之升降；建里亦可健运脾胃、消积化滞；公孙为足太阴脾经穴，又为与冲脉交会穴，阴维与冲脉合于心、胸、胃，故此组穴位可用于调和中焦。

血管损害是糖尿病多种并发症的病理基础，如糖尿病眼底病变、糖尿病脑血管病变、糖尿病心血管病变、糖尿病肾病等，其中医病机以血脉涩滞、瘀血痹阻为核心，活血化瘀是防治糖尿病并发症的关键。丰隆为足阳明经之络穴，长于祛痰化浊。曲池为多气多血之手阳明经合穴，可清热活血通络。太渊为手太阴肺经之输穴、原穴，五行属土，系脉会，肺朝百脉，有扶正祛邪、补气益肺之效，可改善其微循环的状况。百会为督脉与足太阳、手足少阳、足厥阴之交会穴，为百神之总会，有升阳固脱、平肝息风、开窍养神之效。

22）外感方

取穴：合谷、大椎、外关。各经外感选用各自的经穴；风寒选加荥穴；风热配伍合穴；湿邪加用输穴；暑邪加井穴放血、人中、合穴。

刺法：毫针刺，留针 30 分钟。

功用：祛风散寒，清热肃肺。

主治：感冒。

方解：大椎为诸阳之会，可振奋全身阳气，解表退热，清脑宁神；合谷为手阳明之合穴、原穴，手阳明大肠经与手太阴肺经相表里，有清肺退热之功；外关系手少阳三焦经之络穴、八脉交会穴，通阳维脉，"阳维为病苦寒热"，故可达解表清热之效。

23）减肥方

取穴：丰隆、支沟、关元、中脘、后溪、腹结、然谷、足临泣。

刺法：毫针刺，留针 30 分钟。

功用：健脾益气，祛湿化痰。

主治：肥胖症。

方解：丰隆为足阳明之络穴，可治疗一切"痰证"；支沟为手少阳三焦经之经穴，可宣通三焦气机，二穴合用可通调腑气。关元有壮阳之用；中脘为胃募穴，八会穴之腑会，可健脾和胃；后溪为手太阳小肠经之输穴，八脉交会穴，通于督脉；腹结为足太阴脾经的腧穴，可行气活血，理气降逆；然谷为足少阴肾经之荥穴，有补肾利湿之功；足临泣为足少阳胆经之输穴，八脉交会穴，通带脉，属木，有平肝息风、消肿止带、调经回乳之效。诸穴共奏健脾理气、调肠通腑之效。

24）补血方

取穴：血海、膈俞、中脘、悬钟、关元、三阴交、太冲。

刺法：毫针刺，留针 30 分钟。

功用：补血调营。

主治：血虚证。

方解：贺普仁认为中脘为腑会，又为胃之募穴，能补能通，位于中焦，与脾胃有密切联系，而中焦受气取汁，变化而赤，是谓血；悬钟为髓会，有益肾填髓之效，可强筋壮骨，舒筋活络，益髓生血；关元为小肠之募穴，足三阴与任脉之交会穴，为元阴元阳关藏之处，有培补元气之效；血海穴为足太阴脉气所发，血液积聚之海，有健脾化湿、调经统血之效，为妇人调经要穴；太冲为足厥阴肝经之输穴，属土，原穴，女子以肝为先天，有疏肝息风、养血调经之功；膈俞为血会，有养血调血、宽胸开膈、降逆通脉之效，善治与血有关的疾病；三阴交为足三阴经之交会穴，有滋阴养血、健脾利湿、益肝肾之效。

25）补气方

取穴：百会、太渊、膻中、气海、关元、各经原穴。

刺法：毫针刺，留针 30 分钟。

功用：补中益气。

主治：气虚诸证。

方解：关元为元气之所，是足三阴经与任脉之交会穴，可以培肾固本，补益元气；气海以补气；膻中为心包募穴，气会，有理气宽胸、平喘止咳之效，善于治疗胸闷、气虚之病及哮喘、噎膈、呃逆；太渊为手太阴肺经之输穴，原穴，五行属土，系脉会，有扶正祛邪、补气益肺之效。原穴为脏腑原气输注、经过和留止的部位，"原"即本原、原气之意，是人体生命活动的原动力，为十二经之根本。故有"脏病取其原"之说，原穴对所在部位所联脏腑有很好的治疗作用。百会为督脉与足太阳、手足少阳、足厥阴之交会穴，为百神之总会，有升阳固脱、平肝息风、开窍养神之效。

26）健骨方

取穴：悬钟、太溪、大杼、养老、申脉。颈椎病加列缺、支正、大椎及局部阿是穴；腰椎病加肾俞、后溪、昆仑、命门及局部阿是穴；骨关节病加关元、太白、解溪；风湿病加风市、血海、阴市、外关。

刺法：毫针刺，留针30分钟。

功用：补肾填精，强壮筋骨。

主治：腰膝酸软，筋骨痿弱，腿足消瘦，步履乏力，或眩晕，耳鸣，遗精，遗尿。

方解：养老为手太阳小肠经之郄穴，可增液养筋，明目清热，舒筋活络，善治视力不佳，背痛，急性腰痛，脊椎病；大杼为骨会，足太阳、手太阳之交会穴，又为手足太阳、少阳、督脉之会，有壮骨强筋、祛风解表之效，主治一切骨病，发热，咳嗽，颈项强痛，肩胛疼痛；申脉为八脉交会穴之一，通于阳脉，有镇痉止痛、安神宁心、益肾健骨之效；太溪为足少阴肾经之原穴，有大的流水之义，又为输穴，属土，有滋阴壮阳之效，为四大补穴之一；悬钟为髓会，有益肾填髓之效，可强筋壮骨，舒筋活络，益髓生血。

27）调理脾胃方

取穴：足三里、中脘、太白、丰隆等。

刺法：毫针刺，留针30分钟。

功用：益气健脾。

主治：脾胃虚弱证。

方解：中脘为胃之募穴、任脉合穴、腑会，手太阳、少阳、足阳明交会穴，位于胃之中部，有和胃健脾、通降腑气、生血安神之功。太白为足太阴脾经之原穴、输穴，属土，可健脾化湿，理气和胃。足三里为足阳明胃经之合穴，属土，胃之下合穴，有调理胃肠功能、健中补虚之效，为四大补穴之一。丰隆为胃经之络穴，功可化湿定喘，祛邪安神。

四、经典验案

1. 面肌痉挛

面肌痉挛属于中医的"筋惕肉瞤""面瞤""目瞤"范畴。多自眼轮匝肌开始，逐渐向下半部面肌扩展，尤以口角抽搐最明显。

【针刺治疗】

（1）治疗原则：调理气血，通经活络。

（2）取穴：主穴局部阿是穴；配穴地仓、丝竹空、风池、合谷、太冲、足三里、三阴交。

（3）刺法：面部用细火针速刺。余穴毫针刺法。

【典型病例】

陈某，女，86岁。

主诉：左眼睑抽动20余年，左面部抽动2年。

现病史：20年前因意外精神刺激导致左眼睑时有抽动，未予治疗。近2年来症状加重，扩大到左面颊肌肉抽动，严重发作时左眼几乎不能睁开，引颊移口，面部紧涩，有时整个面部不能自主。精神紧张或遇寒冷后症状明显加重。面黄，左颊不停跳动，频率时快时慢，幅度时大时小。舌质淡苔薄白。脉弦滑。

诊断：面肌痉挛。

辨证：肝郁气滞，气血失调，筋脉失养。

治则：行气活血，养血荣筋，疏导阳明。

取穴：角孙、头临泣、丝竹空、地仓、阿是穴、合谷、太冲。

诊后患者自觉面部轻松有舒适感，五诊后面部颤动次数减少。望诊已能看到面部抽动频率、次数明显好转，舌脉如前。治疗穴位不变，2个疗程后，患者只诉偶有面部轻微蠕动。望诊肌肉震动已消失，面肌活动自如，原方巩固治疗2个疗程后临床痊愈。

【按语】

本病常与经脉循行有关，"头为诸阳之会"，多条阳经循行于面，尤以阳明、少阳更为重要，阳明经多气多血，少阳经多气少血，均与人体气血有着明确显著的关系。正是由于经脉性质与循行部位的重要性，贺普仁认为，虽然本病产生的病因病机及病势发展有不同，但其实质都是面部经脉滞涩不畅、气血不行、局部肌肉失于荣养而致。治疗本病非火针莫属，用一般的药物及针灸方法很难奏效。所刺部位首选痉挛跳动局部阿是穴，次选面部疼痛压痛点及面部腧穴。每次针3～6穴，不可用太多腧穴，隔日治疗1次。

2. 小儿多动症

小儿多动症指智力正常或基本正常，临床表现为与其智力水平不相称的活动过度，注意力涣散，情绪不稳定和任性、冲动，以及不同程度的学习困难，言语、记忆、运动控制等轻微失调的一种综合性疾病，又称儿童多动综合征及轻微脑功能障碍综合征。

【针刺治疗】

（1）治疗原则：宁神定智，调和阴阳。

（2）取穴：百会、攒竹、心俞、谚语、通里、照海、大椎、腰奇。

（3）刺法：毫针刺，用平补平泻法，每日1次，每次留针30分钟，10次为1个疗程。小儿不便留针者，可毫针速刺。

【典型病例】

吕某，男，9岁。

主诉：多动多语已10个月。

现病史：患儿1年前有外伤病史，头部被击伤，头皮下血肿，经治疗后血肿消失，10个月前开始，患儿常耸肩搐鼻，挤眉弄眼，手脚易动，上课时精力不集中，做小动作，说话，不团结同学，有时骂人打人，被老师多次留校，学习成绩明显下降。开始时家长误认为孩子淘气，常施以严格管教，但不奏效，后经某医院诊断为"进行性抽搐"，又经某儿童医院诊断为"秽语综合征"，经治疗后未见明显效果，经人介绍来此就诊。舌淡红，苔薄白。脉细数。

辨证：患儿外伤，气血瘀滞，阴阳不调，心肝失养，神魂不安。

治则：调和阴阳，化瘀通络，宁神安魂。

取穴：攒竹、譩譆、大椎、腰奇。

刺法：以毫针刺之，不留针。

患者隔日针治1次。五诊后挤眉弄眼、搐鼻耸肩动作消失。十诊后活动明显减少，较少与同学吵架骂人，自我控制能力增强。十五诊后患儿已能遵守课堂纪律，学习成绩较前提高。二十诊后已基本正常，能团结同学，尊敬老师，按时完成作业。

【按语】

治疗多动症要重视调理气血阴阳，安神宁志。常用穴位中以督脉之大椎穴，以及督脉循行线上的腰奇穴（本穴为奇穴，但位居督脉线上）抑阳而息风。督脉属阳，多动症临床表现以多动多言为主，故为阳盛之证，取督脉阳经之穴以抑制阳盛而达调理阴阳之目的；攒竹为足太阳膀胱经穴，有镇惊安神之功，历来为医家所用安神之要穴；譩譆亦为足太阳膀胱经穴，位居背后第6胸椎棘突下旁开3寸，是治疗神志病变的效穴，也是贺普仁善于应用之穴。以上四穴合用，治疗多动症可收到很好效果。

3. 五迟、五软、五硬（脑性瘫痪）

五迟、五软、五硬均为小儿生长发育障碍的疾患。三者往往同时并见，故可合为一病述。五迟、五软均以虚证为主，往往成为痼疾而难愈。

【针刺治疗】

（1）治疗原则：添髓通督，健脑益智。

（2）取穴：百会、四神聪、风府、哑门、大椎、心俞、谵语、通里、照海。

（3）刺法：用毫针快速点刺，不留针。进针要稳准、轻浅、快，即持针要稳，刺穴要准，手法要轻，进针要浅且快。力求无痛，针不可提插捻转。每日针刺 1 次，或隔日 1 次，以 3 个月为 1 个疗程。

【典型病例】

孙某，男，3 岁半。

患者足月顺产，幼时并未发现其异常，但至今一直不能行走，仅能说很少话语，吐字不清，无理解力，胆怯怕人，对陌生环境恐惧不安。体质欠佳，易感冒。夜间哭闹，尿床，纳食少，体瘦。舌淡苔薄白，脉沉细。查脑 CT 正常。诊断为小儿弱智。

取上穴治疗 2 月余后，患者渐能行走，吐字较前清晰，爱说话，性格较前开朗，能识别父母以外的其他人，体质有所改善。

【按语】

贺普仁非常重视督脉的作用，他认为督脉并于脊里，入脑，故取督脉之穴以通调督脉经气，充实髓海，健脑益智。膀胱之脉，夹脊抵腰络肾，取心俞和二穴，开通心窍，镇静安神。足少阴肾经之照海穴，滋补肝肾；取通里，心经络穴，调补心气心血，与照海相配，共奏补益心肾，使水火相济、心肾相交之功。四神聪为典型的健脑醒神之穴，其连于督脉、太阳经与肝经之间，故善调一身之阴阳，针之可息风宁神定志。在临床中，当辨证以虚为主时，取百会、四神聪、哑门、心俞、谵语、通里、照海为首。少数以实证为主者，则采用扶正与祛邪并举之法，即在虚证的基础上，加上风府、大椎、腰奇三穴。切不可手法过重、泻之过重。

患儿智力低下，不会与医者进行配合，且疼痛及刺激会使其更辗转翻腾。故针刺宜轻浅不留针，即快针疗法。"刺小儿，浅刺而疾发针"，小儿脏腑娇嫩，形气未充，正是"稚阴稚阳"之体，故采用针法，以补为主，以轻浅为宜。另外，对于快针疗法有一种说法，认为快针为轻度刺激，轻刺激属于补法的一种。因进针速度非常快，患儿无疼痛感。

4. 筋瘤（下肢静脉曲张）

筋瘤是指体表静脉曲张交错而形成团块状的一种病变。

【针刺治疗】

（1）治疗原则：活血化瘀，舒筋散结。

（2）取穴：阿是穴（即凸起静脉处）、血海。

（3）刺法：①选中粗火针，以散刺法。在患肢找较大的曲张的血管，常规消毒，再将火针于酒精灯上烧红，迅速准确地刺入血管中，随针拔出即有紫黑色血液顺针孔流出，无需干棉球按压，使血自然流出，"血变而止"，待血止后，用干棉球擦拭针孔。②毫针刺血海，进针后捻转或平补平泻，得气后留针 20 分钟。

【典型病例】

马某，女，30 岁。

主诉：两小腿静脉曲张 6 年。

现病史：两小腿静脉曲张 6 年，静脉隆起，颜色青紫，发痒、发胀，走路易疲劳。舌苔白，脉滑。

诊断：下肢静脉曲张。

辨证：气滞血瘀，经脉不畅。

治则：通经活络，行气活血。

取穴：阿是穴、血海。

刺法：以火针缓刺法，刺破静脉凸起处，放出少量血液，待恶血出净，其血自止；血海毫针刺法。

该患者共治疗 15 次，肤色完全正常。

【按语】

本病病机多为气滞血瘀，火针点刺局部，可直接使恶血出净，祛瘀而生新，促使新血生成，畅通血脉，临床效果颇佳。由于火针是一种有形无迹的热力，对于因寒湿之邪侵袭经络，引起筋挛血瘀的筋瘤，用之可以祛散寒湿之邪，使脉络调和，疼痛缓解；

火针还有通经活络、散瘀消肿、生肌敛疮、祛腐排脓的功用。通过中粗火针散刺外露的较大的血管，使其瘀血随针外出，起到了三棱针放血的作用，在此还有祛瘀生新之意。用血海可养血活血，起到扶正固本的作用。对于下肢静脉曲张合并有慢性溃疡及慢性湿疹者，可使疮口周围瘀积的气血得以消散，加速血液流通，增强病灶周围的营养，促进组织的再生，达到祛腐排脓、祛瘀生新的目的，故治疗本病有较好的临床疗效。

5. 蛇串疮（带状疱疹）

带状疱疹是由病毒感染所引起的一种急性疱疹性皮肤病。可发生于任何部位，多见于腰部，常沿一定的神经部位分布，好发于单侧，亦偶有对称者。

【针灸治疗】

（1）治疗原则：调气解郁，清热解毒。

（2）取穴：龙眼、阿是穴、支沟、阳陵泉。发于手臂、颈项者加合谷穴。

（3）方法：①点刺、放血。常规消毒皮损及周围皮肤，不擦破水疱，用三棱针沿皮损边缘点刺，间隔 0.5 ～ 1.5cm，病重者间隔小，病轻者间隔大。点刺完毕，以闪火法在其上拔罐 1 ～ 4 个，罐内可见少许血液拔出，10 分钟左右起罐。起罐后用消毒棉球将血液擦净。并用三棱针点刺龙眼穴，出血 3 ～ 5 滴后擦净。②针刺。毫针刺支沟、阳陵泉、合谷，施以泻法，10 分钟行捻转手法 1 次，留针 30 分钟。③艾灸。医者双手各持 1 根清艾条，在病灶处由中心向四周施灸，艾条距皮肤约 2cm，施灸时间视疱疹面积大小而定，约 20 分钟，以皮肤灼热微痛为宜。

治疗首日采用点刺、放血法，然后施灸，以后点刺、放血法与针刺法隔日交替进行，艾灸法每日均采用。

【典型病例】

江某，男，58 岁。

主诉：左腰部起疱疹 3 日。

现病史：患者近日情绪紧张，工作劳累，3天前左侧腰部灼热感，继而出现水疱，呈簇状，以带状缠腰分布，疼痛难忍，不能入睡，伴有烦躁，口苦，咽干，小便黄，大便干。

望诊：左侧腰部疱疹呈带状分布，水疱簇集，共五簇，每个疱疹约黄豆大小，内容物水样透明。疱疹间皮肤正常。舌红，苔黄腻。脉弦滑。

诊断：带状疱疹。

辨证：肝郁气滞，湿热熏蒸。

治则：疏肝解郁，清热利湿。

刺法：龙眼、阿是穴三棱针放血，阿是穴放血后拔罐；支沟、阳陵泉以毫针刺，泻法，留针30分钟。患者每日治疗1次，阿是穴放血拔罐隔日1次。

治疗当日疼痛减轻，可入睡；二诊后伴随症状好转；六诊后已感觉不到明显疼痛，疱疹渐干瘪、消退；十三诊后皮肤平整，诸症消失，临床痊愈。

【按语】

本病多由于肝郁不舒、毒火外袭、湿热内蕴等因素引发，多以疏肝解郁、化毒散火、清热利湿为治则。支沟为手少阳三焦经的经穴，阳陵泉为足少阳经的合穴，二者常配伍应用，有很强的疏肝利胆、清热化湿之效；合谷为手阳明大肠经原穴，长于调气活血，尤擅治疗头面、上肢疾患，此三穴采用毫针微通治疗。龙眼穴位于小指尺侧第2、3骨节之间，握拳于横纹尽处取之，属经外奇穴，是治疗带状疱疹的经验穴，尤以刺血治疗效佳。除上述穴位外，还采取局部放血、拔罐和艾灸的方法，拔罐是介于强通和温通之间的一种治法，此处应用是在三棱针放血的基础上进一步突出强通的作用，以图恶血尽出，加之艾灸的温热刺激，更使血脉畅通，且促进新血生成。本病多属热证，而热证并非禁灸。《素问·调经论》云："血气者，喜温而恶寒，寒则泣不能流，温则消而去之。"此处采用温通的方法，以热引热，借火助阳，使气机、血脉通调，从而快速治愈本病。在本病的治疗中，微通、强通、温通三法同用，疗程短，效果佳。

五、传承谱系

贺普仁师承牛泽华，其传承谱系可分为师承团队和学术团队。

贺普仁师承团队主要有曲延华、杨淑英、王京喜、徐春阳、程海英、张晓霞、崔芮、盛丽、王桂玲、谢新才、王德凤、王可、周德安、王麟鹏、李敬道、李焕芹、王鹏、王雪飞、陈鹏、温雅丽、王春琛、张帆、付渊博、游伟。

其中周德安的师承团队有冯毅、马琴、夏淑文、刘慧林、李彬、赵因，学术团队有陈杰、裴音、洪永波、孙敬青、钱洁、张捷、杨婧；王麟鹏的师承团队有宣雅波、季杰、王少松，学术团队有薛立文、胡俊霞、张旭东、马昕宇。

贺普仁学术团队主要有刘红、程金莲、郭静、李华岳、刘存志、石广霞。

参考文献

[1] 贺普仁.普仁明堂示三通[M].北京：科学技术文献出版社，2011.

[2] 谢新才.国医大师卷·贺普仁[M].北京：中国中医药出版社，2011.

[3] 谢新才，王桂玲.国医大师贺普仁[M].北京：中国医药科技出版社，2011.

[4] 贺普仁.中国现代百名中医临床家——贺普仁[M].北京：中国中医药出版社，2007.

[5] 贺普仁.灸具灸法[M].北京：科学技术文献出版社，2003.

[6] 贺普仁.针灸三通法临床应用[M].北京：科学技术文献出版社，1999.

第五章

郭诚杰

一、成才之路

郭诚杰，教授，主任医师，首批陕西省名老中医，首批全国老中医药专家学术经验继承工作指导老师，首批传承博士后合作导师，国医大师。

郭诚杰 1920 年 12 月出生于陕西省富平县郭家堡，8 岁上小学，15 岁小学毕业后在家务农，17 岁在富平县庄里镇"天成公"棉花店当学徒，23 岁时转入富平县庄里镇"树德恒"棉花店当店员，1947～1949 年进入富平县庄里镇大众药房任店员、副经理，在坐堂医生别鉴堂的指导下，又拜贾汉卿、胡向荣二位中医师发奋学医，1949 年加入富平县卫协会，1950～1951 年在富平县庄里镇行医，1952～1953 年在咸阳专署中医进修班学习，1953～1954 年在西安中医进修学校学习，1955 年任富平县庄里镇中西医诊所所长，1955～1958 年在富平县卫生院任中医师，1959～1973 年任陕西中医学院（今陕西中医药大学）针灸系教师、附属医院针灸医师，1973～1984 年任陕西中医学院针灸教研室副主任，1979～1984 年同时兼任陕西中医学院针灸经络研究室主任，1981 年 7 月～1984 年 6 月任陕西中医学院针灸系主任。他于 1979 年 4 月晋升为针灸学主治医师，1979 年 7 月起任陕西中医学院附属医院针灸科主任，1980 年 2 月晋升为针灸学副教授，1982 年 8 月晋升为针灸学副主任医师，1986 年 11 月晋升为针灸学教授，1986 年 12 月晋升为针灸学主任医师。

他曾任中国针灸学会荣誉常务理事、陕西针灸学会副会长、陕西省卫生厅高级职称评审委员会委员，曾荣获陕西省劳动模范、陕西省科委优秀工作者、陕西省高教系统及陕西中医学院先进工作者。曾获全国（部级）中医药重大科技成果乙等奖。为首批全国继承名老中医专家学术指导教师，享受国务院政府特殊津贴，首批陕西省名老中医，首批全国名老中医学术经验继承工作指导老师，首批传承博士后合作导师，世界非物质文化遗产——中国针灸四位代表性传承人之一，针灸治疗乳腺病著名专家。2014 年

7月被国家人力资源和社会保障部、国家卫生和计划生育委员会、国家中医药管理局批准为第二届"国医大师"。

1. 为母请医困难，遂生学医之念

郭诚杰幼年时母亲多病，因医生较少故请医困难，由于担心医生被别人请走，他常常天不亮就起床，步行三四十里请医生为母亲诊治，自此郭诚杰萌生学医之念，大量收集购买中医典籍暗暗研读。在务农及在商铺担任学徒、店员13年后，随缘进入郭家对面石忠建先生所开的大众药房，当时坐堂医生别鉴堂在当地小有名声，郭诚杰遂跟其学医，从此踏上了学医的征程。后又拜当地名医贾汉卿、胡向来为师，学习中药、辨认药材、随师临证。贾汉卿对郭诚杰要求非常严格，每天都要求郭诚杰反复吟诵《药性赋》《汤头歌诀》《伤寒论》等医籍。郭诚杰自知请医艰难，同时又对中医有着浓厚的兴趣，学习倍加努力，"鸡鸣而起，星高而息"，对涉猎的内、外、妇、儿各科，每有体会则点批记录，为以后的学习研究打下了坚实的基础。

2. 自觉医术尚浅，发奋苦读勤练

中华人民共和国成立后，郭诚杰加入医事会为当地群众服务，白天临证，夜晚攻读，阅读了大量医案，学习前人经验，久而久之，大悟独识，而后验之临床，日积月累，疗效日增。1952年，得知咸阳专署中医进修班招生，"因感到自己知识不够，能力欠缺，新的医学知识难以理解"，遂踊跃报名参加，进修半年余，虽然学习了一些科学知识，但还是感到知道的太少，又考入陕西省中医进修学校，学习期间刻苦钻研解剖、生理、病理等西医课程，为后来的从医生涯奠定了坚实的基础。

1954年郭诚杰开始在富平县医院从事针灸工作。因工作需要，郭诚杰通读熟诵《黄帝内经》《针灸甲乙经》《针灸大成》等针灸典籍。他认为："病者，婴难也；医者，疗疾也。"为医者既要有割股之心，又需医道精良，方能拯难救厄。在行医过程中他常想

病人之想，急病人之急。不论昼夜，经常步行四五十里路出诊送医。其间，郭诚杰采用中医治疗阑尾炎周围脓肿，取得良好的疗效，印证了"中医不是慢郎中"。

3. 肩扛医教研职责，辛勤耕耘铸就大医

1958年陕西秦岭中医进修学校举办中医师进修学习班，县上选派郭诚杰学习。1959年学校更名为陕西中医学院。郭诚杰毕业后留校从事针灸教学工作。为培养合格的中医人才，郭诚杰呕心沥血，辛苦耕耘，每次授课前他都认真备课，"黎明即起诵经典，挑灯夜读觅新知"。他常说要教人明知，首先自明，不能"以其昏昏，使人昭昭"。为提高自己的教学水平，郭诚杰重新研读以前通读熟诵的经典著作，上溯《黄帝内经》《难经》《针灸甲乙经》《针灸大成》等，下及诸子百家。"思虑伤脾"，1年内郭诚杰头发掉了许多，白了许多，然而郭诚杰始终不忘自己肩负的教书育人重任，在体育锻炼调节自身健康的同时，仍不改孜孜不倦的教学态度。郭诚杰在教学中注意教学方法，理论和临床案例相结合，深受学生欢迎。20世纪80～90年代，郭诚杰还为国家培养了一大批针灸研究生，如今他的学生多为国家、省、市针灸领域的领军人物，成为针灸学术界的骨干力量。

4. 勤观察多思考，独辟针刺乳腺病蹊径

"文革"时期，郭诚杰在肿瘤科轮转值班期间，一妇女前来就诊，患者诉乳腺增生，疼痛剧烈，由于其他医生休息不在岗，郭诚杰便尝试用针刺为患者治疗，第二天复诊时患者疼痛明显减轻，要求继续治疗，遂为该患者针刺3次，乳房疼痛消失。自此郭诚杰便开始了针灸治疗乳腺病的研究。几十年间，郭诚杰克服了重重困难，坚持走出学校，在工厂设点普查、送医上门，并定期对经治的患者进行随访，掌握针刺的远期疗效。采用钼靶拍片、热象图、液晶、病理检查等诊断方法，结合本病好发年龄与部位，以及疼痛特点、触诊方法，初步提出了乳腺增生病的诊断标准，

通过病理检查验证所提出的标准是可靠的。经常与基层医疗单位同志一块儿工作，亲自传帮带，对于普及针刺治疗乳腺增生病知识、科学防治乳腺病起到了积极推动作用。

郭诚杰创立了据证选穴针刺治疗乳腺疾病的先河，扩大了针灸临床治疗范围。并在国内率先将乳腺增生病分为肝火型、肝郁型、肝肾阴虚型、气血两虚型四型，近期治愈率从 40% 提高到 57%，总有效率达到 94%。郭诚杰曾主编全国高等医药院校教材《针灸医籍选》，主审全国高等医药院校统编教材《针法灸法学》《针灸治疗学》《针灸学》，并编著了《针灸学讲义》《针刺治疗乳腺增生病》《针药并治乳房病》《针灸研究进展》《陕西名老中医荟萃》等著作，参编了《中国针灸荟萃》《针灸医经选》《现代经络文献研究综述》，发表学术论文 50 余篇。郭诚杰主持的"针刺治疗乳腺增生病临床疗效及机理探讨"荣获 1978 年陕西省科委一等奖，"针刺治疗乳腺增生病临床疗效及机理研究"荣获 1987 年国家中医药管理局重大科技成果乙等奖，"针刺治疗乳腺增生病的临床与机理研究"荣获 1988 年陕西省科技进步一等奖。

郭诚杰认为医生要有良好的医德，他不仅如此教诲后学，而且身体力行。郭诚杰经常免费诊治经济困难的患者，还亲自下乡送医送药。他经常耐心开导患者，细心讲解病因，反对过度医疗，以减轻患者的经济负担和思想压力，主张乳腺手术时应想方设法使患者乳房形态完美、健全，以免造成病人的终生痛苦和遗憾。郭诚杰虽已寿臻耄耋，仍坚持临床，治病救人，言传身教，诲人不倦，把自己多年来积累的宝贵临床经验和研究心得毫无保留地传授给学生，深受晚辈的爱戴。

二、学术思想与学术成就

1. 学术思想

郭诚杰是全国名老中医、享受国务院政府特殊津贴专家、全国老中医药专家学术经验继承工作指导老师、针灸大师、世界非物质文化遗产"中医针灸"代表性传承人之一。从医60年来，他治学严谨，学验丰富，一直致力于中医针灸的临床研究。他注重理论与实践的结合，经过长期的临床实践和总结，逐步探索出了一套临床验之有效的"以肝为枢"的"疏、通、补、调"为特色的诊疗方法。尤其擅长乳腺疾病、面瘫、痹证、月经不调等疾病的治疗，积累了丰富的经验并形成了独特的诊疗特点和针刺手法。在实践与理论的反复锤炼中，逐渐形成了"气血盈亏为病论"，病在冲脉，"以肝为枢"调冲任气血的独特理论体系，现详述如下。

（1）倡经络气血盈亏为百病之因

郭诚杰勤求古训，认真研读中医经典，特别是《黄帝内经》中有关脏腑经络气血的论述，他都详熟于胸。在临证中他深受《黄帝内经》及张锡纯《医学衷中参西录》的影响，着眼于气血之变对脏腑功能等的影响，以气血盈亏顺逆阐释病机。其中尤其重视冲脉对气血盈亏顺逆的作用及在临床生理病理中的作用，对冲脉的生理、病理特点和临床诊疗等颇有心得，特别强调经络气血充盈、顺逆等对人体的影响，以此辨证常获奇效。

气血是维持人体生命活动的基本物质，《素问·调经论》云："人之所有者，血与气耳。"所谓气，《灵枢·决气》云："上焦开发，宣五谷味，熏肤，充身，泽毛，若雾露之溉，是谓气。"气是由五谷精微生发，具有温煦皮肤、充实形体、润泽皮毛作用的一种物质，由上焦开启发布。何谓血？《灵枢·决气》云："中焦受气取汁，变化而赤，是谓血。"血是中焦水谷之精所化生的，行于脉中的红色液体，源于气和津液，不同于气和液，具有营养滋润全身的作用。气与血，主要来源于脾胃化生的水谷精微，通过肺的宣发肃降和经络布散到五脏六腑及四肢百骸。同时，气血在脏腑经络的状态与人体生理、病理密切相关。

郭诚杰在临床实践中认为，疾病过程的基本病理反应取决于气血失常，气血失调是百病之始。生命的本质在于气血在机体中生生不息地循行，气血存而生不止。气血充足及其功能协调与否决定了人体正气的强弱，也影响到邪正盛衰的变化。

临床上气血病机的变化可表现在很多方面。首先，气血病机可表现于阴阳失调。《素问·阴阳应象大论》曰："阴阳者，天地之道也，万物之纲纪，变化之父母，生杀之本始，神明之府也。"《素问·宝命全形论》云："人生有形，不离阴阳。"气血为人体阴阳属性的主要物质基础之一，气血相对而言，气属阳、血属阴，所以阴阳失调根源于气血功能和物质基础的失常。

其次，气血病机还体现于脏腑失调。气血是濡养五脏六腑的物质保障和原动力，脏腑功能有赖于气血的濡养和推动固摄。

再者，气血失调还体现于经络病机中。经络是人体内运行气血、联络脏腑肢体各部的通道。经络系统内属脏腑，外络肢节，具有联系内外、沟通表里的功能。气血循行于经络并疏布脏腑肢节，濡养脏腑和四肢百骸产生正常的机体功能。

综上所述，郭诚杰认为，临床疾病中，无论外感邪气或内伤致病，气血盈亏逆顺是生病与否的本质，气血因受外感或内伤之邪所扰，或盈满瘀滞为病，或亏空虚弱为病，或逆顺不调为病，所以在临证治疗中，当结合脏腑经络所在先辨明气血虚实盈亏和出入循行的顺逆，才能对证治疗。

（2）乳腺病辨证针疗强调冲脉为要

在经络系统中，根据经络主干和分支及分布部位的不同，分十二正经、奇经八脉及经筋皮部等。如上所述，经络病机对指导针灸临床具有更重要的现实意义。郭诚杰在长期的临床实践中，继承了《素问·调经论》之"血气不和，百病乃变化而生"之论，并汇通整合历代医家对气血病机的认识，强调针灸临床中也要明白"治病之要诀，在明白气血"（王清任《医林改错》）的道理。用经络病机分析疾病时，注意气血盈亏与顺逆对脏腑经络病理变化和病证表现的影响。更重要的是，他在用经络气血病机分析疾病时，十分推崇张锡纯重视奇经八脉之冲脉的观点，深受张锡纯"冲脉致病论"影响，认为"百病生于气血不和，冲脉是气血病机的窗口"。

1）冲脉气血郁滞

冲脉为"血海""五脏六腑之海""十二经脉之海"，脏腑气血充盛时冲脉满溢，张锡纯认为："人身经络，皆有气血融贯其间，内通脏腑，外溉周身。"外感或内伤之因，病及脏腑经络，或破坏气血生化过程，或扰乱气血循行之序，结果导致气血亏损或运行迟缓，流通于周身脏腑经络者必然郁滞。除有脏腑及十二经脉症状外，冲脉聚通十二经脉的气血，病必及之并外显于冲脉。血即因之而瘀，气因之而滞。"血一停滞，气化即不能健运"，又冲脉主要布行于头面胸腹，故冲脉所过之处，临床常见胸腹气血郁（瘀）滞之象，或胸胁满闷、闷痛、脘痞，或妇女乳房疼痛等症。冲脉气血郁滞，心失所养，神无所安，气血不能如期达于当时之经脉，也会影响寤寐的规律，表现为卧不安，故郭诚杰临床诊治睡眠障碍，常从冲脉气血郁滞辨治获效。

2）冲脉气逆，头面胸腹气冲

在《难经·二十九难》中记载："冲之为病，逆气而里急。"冲脉气血病时气血上冲也是临床常见表现。杨上善《黄帝内经太素·卷十》解"冲脉"，因"其气壮盛，故曰冲脉也"。张锡纯《医学衷中参西录》中也明确提出"气上逆者，乃冲气之上冲"。由于冲脉汇聚了十二经脉及脏腑的气血，气血充盛，血为体养气，气为用行血，故张锡纯认为在冲脉气血中，冲气为用，即"冲为血海，实亦主气"，在冲脉气机表现中，更多表现出冲脉主动、向上的特性，稍有过盛临床即表现出气逆上冲头面、胸腹之惊悸、眩晕、咳喘、呃逆、呕吐等症，常在脑卒中、胆心综合征、反流性食道炎等病证中见到。冲脉气逆临床上又有多种表现。

冲脉气逆，胃气上泛。冲脉隶属阳明，冲脉与阳明胃关系密切，胃以降为顺，张锡纯认为："阳明胃虚，其气化不能下行以镇安冲气，则冲气亦易于上干。"故冲脉气逆临床常以胃气上逆多见，症见恶心、呕吐、嗳气、呃逆及胃脘痞闷等。

冲脉气逆，上冲头面。冲气向上，还波及头面脑髓。《灵枢·逆顺肥瘦》中云"（冲脉）其上者，出于颃颡"，可见冲脉上循与脑相连；同时，冲脉为人身经脉脏腑气血之海，故冲脉气血之变也影响到脑主神明的功能。如《灵枢·海论》云："血海有余，则常想其身大，怫然不知其所病。"即为冲脉气血上升太过，血气充塞脑髓，清窍闭塞使人昏蒙不知人事。又如因"肾虚之人，冲气多不能收敛，而有上冲之弊"（《医学衷中参西录·论冲气上冲之病因病状病脉及治法》），故可见耳鸣、眩冒等本虚标实之症。

冲气横逆，肝气愤郁。肝主疏泄，调节气机，调畅情志，喜条达，恶抑郁。冲脉系厥阴肝经，故肝气横逆，肝阳上亢也可扰动冲脉气血逆而向上，除见肝气暴怒，还可见肝阳上亢，扰乱清窍之眩晕、昏厥之症；肝气横逆犯胃，腹中奔豚，气上冲胸，也可见呃逆不止或吐血等。

3）冲脉气血不足，脏腑失养

冲脉聚十二经脉气血，久病脏腑受累失养，气血生化不足，灌注冲脉气血减少，冲脉气虚血弱，所过之处见气血不足之象，如清窍空虚之眩晕、中气不足之纳少、痞胀、身困乏力，心神失养之心悸、不寐多梦，肺气不足之气短、胸闷、咳喘等。临床从冲脉气血不足论治，也是郭诚杰的主张。

综上所述，冲脉秉一身脏腑经络气血，上联脑髓，过胸腹气街，内属阳明，并少阴而上，系于厥阴肝经，故冲脉气血逆乱之变，可见于上述脏腑经络气血病证。所以郭诚杰主张临床从治冲脉气血出发，治疗上述病证。

4）冲脉不和，经带育胎变故

冲脉气血失调，除了表现为常见的脏腑病证外，临床上还多与生殖系统的疾病密切相关。因为冲为血海，起于胞中，源于先天之肾精充养，有赖于后天之脾胃不断化生与输布的水谷精微资生。肾精充足，血海满盈，冲脉盈泻有时，月经定期而至。精血同源，"血从水化，是谓之精"。冲脉能上"渗诸阳"，下"灌诸精"，在性机能的发育和维持正常的生殖机能方面起着重要作用。所以《素问·上古天真论》云："太冲脉衰少，天癸竭。"太冲脉的盛衰决定着生殖功能的正常与否。并且，冲脉对人身诸脉有约束之责，"冲脉动，诸脉皆动"。冲脉病变，影响先天肾精不足，天癸延迟，并且后天气血不足或郁滞及胞宫失于精血濡养，故临床冲脉之病妇女多见经带育胎病证。

冲脉不和，月经失调。脾统血，脾气虚弱，生化不足，统摄无权，冲脉血虚并且气弱不固，血虚冲脉失养，且冲与任脉相连，"为肾脏之辅弼，气化相通"，肾虚不藏，冲脉不敛，转致滑脱，可见经水行时多且久，过期不止或不时漏下，甚至血崩。肾精不足，肝血亏虚日久，则天癸延迟，气血不能充盈冲脉以时而至成月经，故临床可见经血不能以时至或月经量少，甚则闭经。

冲脉空虚，影响胞产。女子胞是冲、任、督脉的起点，"一源三歧"，是与冲脉直接相连的"奇恒之府"。冲脉气盛血海充盈则天癸以时至，先后天肾精足，胞有所养，胎有所系，方能孕育后代；冲脉气虚则冲任不固、血海不足，不能种子系胞不养胎；"血海元阳不足，失其温度"，胞宫虚寒，不能温养，故无子；冲脉空虚则血海枯竭，女子闭经，男子虚精，也不能孕育。

5）冲脉与第二性征

早在《黄帝内经》中就认识到冲、任、督诸脉与男女第二性征有密切的关系。中医认为，乳房的生理、病理直接受冲任二脉经气盈亏的调节。《十四经发挥》云："冲任为妇人生养之本。"任脉之气布膻中，冲脉之气散于胸中，共司乳房之发育、衰萎。冲脉气血充盈，上行布散胸中，乳有所养而形丰。若冲脉气血郁结或空虚，或不足以充养乳房，或气血郁结于胸及乳络，气血凝结于乳则见乳房包块或结节，并伴有疼痛，甚者热毒随冲脉气血停于乳络，则生痈疽之病。另肝气郁结、脾虚痰凝等均可使冲任二脉气血失调，终因气滞、痰凝、血瘀互结于乳房而导致疾病的发生。因此，乳房病的病因首责于冲任失调。《圣济总录》亦云："妇人以冲任为本，若失于调理，冲任不和，或风邪所客，则气壅不散，结聚乳间，或硬或肿，疼痛有核。"指出乳癖的病理基础在于冲任不和。《外科医案汇编》云："乳中结核，虽云肝病，其本在肾。"《景岳全书》曰："妇人乳汁乃冲任气血所化，故下行为经，上行为乳。"又因"女子以肝为先天"，肝藏血，主疏泄，直接调节着冲任血海的盈亏，但肝体阴而用阳，极易因忧思郁怒，情绪变化而致肝气郁滞，失于疏泄，气滞血瘀，致使冲任二脉失于条达，乳房失于濡养而生乳疾。因此，无论肾虚还是肝郁均能导致冲任失调，进而产生乳癖。

冲脉气血还与男性第二性征密切相关。早在《灵枢·五音五味》中云："黄帝曰：士人有伤于阴，阴气绝而不起，阴不用，然其须不去，其故何也？宦者独去何也？愿闻其故。岐伯曰：宦者去其宗筋，伤其冲脉，血泻不复，皮肤内结，唇口内荣，故须不生。"以上说明冲脉的生理功能也是维持男性正常生殖内分泌活动的必要条件之一。冲脉气血充盈，后天肾精充沛，故能种子并须髯喉结生。若冲脉气血异常，则临床常见须不生，甚者肾精不生或弱而不能育。

总之，郭诚杰以中医脏腑气血经络理论为据并结合60年行医所悟，总结出人之所病，病在气血，气血异动，显于冲脉的认识，并用理论指导临床治疗。

（3）调冲脉气血，以肝为要

郭诚杰总结从医60年来的针灸临床经验，继承《黄帝内经》气血津液理论，并结合张锡纯"冲脉为病"，创造性地提出气血为病显于冲脉的经络致病论，用此分析疾病的发展变化过程。在此理论指导下，郭诚杰更进一步提出"治冲脉气血，以肝为治"的冲脉气血病诊治大法，治疗冲脉气血异常表现在头面、胸腹及乳房和经带育胎等生殖方面的病证。以乳腺病、周围性面瘫等病的针灸或针药结合治疗见长。郭诚杰在学术上硕果累累，经过数十年的潜心钻研，秉承中医"实则泻之，虚则补之"的原则，形成了"疏、通、补、调"的学术思想，并总结出临床针灸或针药并用应西医辨病与中医辨证相结合的学术思想，现详述如下。

① 调冲脉气血，以肝为治，"疏、通、补、调"为法

中医认为，所有疾病不外虚实两端，实有外感六淫之邪及内伤气血痰火湿食，虚为素体虚弱或久病阴阳气血津液俱伤。其总

的治病原则为"实则泻之，虚则补之"。郭诚杰博览古代诸家医籍，广阅现代针灸医书期刊，结合自己多年临床经验积淀，反复思考、总结提炼，提出了"疏、通、补、调"学术思想，这一思想是对中医治病原则的具体深化，其本质"疏"与"通"针对实证而设，而"补"仅对虚证而立，"调"则是对机体失衡的病理状态的调整，使阴阳平衡，精神顺治，疾病恢复，身体康健。

"疏"即疏散、疏导之意，其有两层含义：一指疏散外邪，对外感六淫实邪为病者，治宜疏散，即采用疏散外邪之法为主治疗，具体为或宣发疏散风寒，或疏解风热之邪，或清热化湿除燥，使外感邪气尽退则病安。二指疏导、舒畅之意，疾病或因情志失调、起居不节等不内外因所致之内伤实证者，或为气血痰火湿食等有形之邪停聚脏腑经络者，郭诚杰认为人体气机关键在于"以肝为枢"，若"以肝为枢"气机障碍，必致阴阳气血紊乱而见脏腑、经络之病。针对人体气机这一特点，以"疏"肝为核心，疏肝气，补肝血，柔肝阴，恢复肝的阴阳平衡及其他脏腑的正常功能，病去体安。

"通"指畅通脏腑、经脉，或化瘀逐湿祛（积）食等直去脏腑经脉中的有形无形之实邪，使因实邪堵塞经脉而致不通之邪尽去，经脉通畅，经脉通则气血流畅，脏腑组织器官得以营养而功能正常，其方法是运用针灸之法在局部、远端或应用中药之法行气活血，促通局部经络气血的运行。

"补"即补益不足。对于素体虚弱，或因病致虚，或年老体弱者，则以"补"为要，或益气养血，或补益肝肾，扶助正气，改善功能。其方法或用针，或用灸，或用药，正复则安。

"调"即调理。临床上对于诸多虚实证不很明显、虚实错杂或脏腑功能紊乱初起者，郭诚杰主张以针灸、药物调和、调理，调经脉，调气血，调上下，调内外，调情志，调饮食起居，以平和为期而纠正紊乱的脏腑、经脉与气血，逆转病情向愈。

②"疏、通、补、调"学术思想在临床中的应用

郭诚杰以针，或药，或针药并用治疗乳腺病见长，他在中医

脏腑经络理论的指导下，经过几十年的临床实践积累，继承和发扬张仲景调肝以治四脏的学术思想，创新性地提出了"肝为枢"，以通气血，补肝肾，调冲任，治疗乳腺病的学术思想。在国内率先创立乳腺增生病的中医辨证分型，开创了国内外针刺治疗乳腺增生病的先河。

其一，论基础。他认为肝脏是人体生理病理的核心、枢纽，肝藏血、主疏泄正常，则五脏运转如常，人体气血运行通畅，四肢百骸经络九窍得养，行动灵敏。《素问·调经论》及《灵枢·本神》都指出："肝藏血。"肝脏具有根据人体活动需要调节外周血量和血凝状态的功能。朱丹溪《格致余论》云："司疏泄者肝也。"肝具有条畅气机，调节情志的作用。脏腑气机的升降出入顺畅有赖肝气的条达，肺之宣发肃降、脾之运化水谷精微、胃的受纳、胆汁的排泌等均有赖肝对气机的调节，因此，肝是脏腑气机的枢纽，肝脏一方面通过调节气机调节其他脏腑功能，另一方面，通过十二经脉的接续和气血循行来加强脏腑间的联系和影响。清代唐容川的《血证论》指出："木之性主于疏泄。"肝脏还通过调节气血，调节情志，肝气条达则心情舒畅，否则或郁郁寡欢、情志压抑；或肝疏泄太过，肝气上逆，急躁易怒。《素问·痿论》云："肝主身之筋膜。"《素问·六节藏象论》云："肝者……其充在筋。"又《素问·经脉别论》云："食气入胃，散精于肝，淫气于筋。"阐明了肝以藏血濡养筋膜；肝血亏虚时则筋膜失养，致肢体拘急不利的道理。

其二，以肝为枢，论治乳腺病。乳腺病治疗强调以肝为枢。对于实邪阻滞经络者，还同时以"通"法行气活血化瘀相合，消散乳内气结。以肝为枢即"疏"，调理肝经经气为先。对于肝肾阴虚或气血虚弱型的患者，则"补"益肝肾，调理冲任，或健脾益气养血为主。肝主情志，疏畅气机，故乳腺病的患者也常见情志异常，或抑郁，或暴怒，所以在对乳腺病"疏、通、补"时，调节情志和调顺脏腑经脉也十分重要。郭诚杰认为，足厥阴经经脉布于胸胁，乳头色青属肝，若肝气不舒，胸胁经脉郁阻不通，气机不畅致气滞血瘀而见乳腺疾病。乳房部位为足阳明经脉所过，阳明乃多血多气之经，乳房又是妇人气血流注之处，若肝气受阻，又可横克脾土，导致脾胃气机失其升降，致水湿不化而痰湿内生，气血痰湿互结乳络，形成乳腺疾病。明代医家余听鸿云："若治乳从一'气'字着笔，无论虚实新久，温凉攻补，各方之中，夹理气疏络之品，使其乳络疏通，气为血之帅，阴生阳长，气旺流通，血亦随之而生，自然壅者易通，郁者易达，结者易散，坚者易软。"同时，"女子以血为用"，肝主藏血调冲任，故无论从血、从气，肝皆为枢，都需从调肝而起。从"疏、通、补、调"出发，郭诚杰认为乳腺病的病机以气血痰湿火瘀阻为多，治疗在以调肝为先的基础上，配合脏腑辨证和气血辨证处方用药、选穴，或疏肝理气，或化瘀散结，或祛痰清热，或健脾利湿，通经活络。一方面可辅助补气、益气、降气等理气调气而通经络，助肝调气血通经脉；另一方面，辅助以促进脾胃功能的穴位或中药，以使气血有所生，湿痰有所化，则自然达到邪（瘀血痰湿）去脉通、痛止、癖消的效果。临床选穴以疏肝健脾、畅阳明之气为主，并随症加减而补泻之。甲组穴：屋翳、合谷、乳根（期门），均双侧。乙组穴：肩井、天宗、肝俞，均双侧。两组穴位交替使用。对于气血虚弱者，方剂以《医宗金鉴》圣愈汤方加减；常伴情志抑郁忧思者以《太平惠民和剂局方》之逍遥散加减或归脾汤最为常用；易怒者辅以柴胡疏肝散加减。

③ 调肝为先，辨治杂病

在"肝脏为人体脏腑气血枢纽"的认识指导下，本着辨证论治、脏腑相关的思想，郭诚杰临床治疗杂病也强调"调肝为先"，结合脏腑辨证和气血辨治，论治杂病。诚如《血证论》云："三焦之源，上连肝胆之气。"清代周学海也在其《读医随笔》指出："凡脏腑十二经之气化，皆必藉肝之气化以鼓舞之，始能调畅而不病……医者善于调肝，乃善治百病。"对于内伤杂病者，郭诚杰强调在辨证基础上，以"疏、调"为先，先以方药疏调肝气，肝气调顺，则其他脏腑气机的升降出入才可有序进行。而"气、血、痰、火、湿、食"等阻滞经脉的有形之邪，其形成皆与脏腑气机紊乱有关。所以郭诚杰治疗内伤杂病，不论病证归属何经，常配以肝经原穴太冲和募穴期门，以理肝气、平肝风、调肝血。如临床上治疗产后癃闭，小便不利，郭诚杰常以肩井、期门、委阳为主穴，还可配以肝俞。对于痰瘀实邪弊阻经脉者，在"疏、调"基础上，合以"通"法，即加祛痰化瘀行血之穴位或方药，以达其效。如针刺治疗瘀血阻络之肝硬化患者，以肝俞、膈俞（血会）、血海（调一切血证之要穴）和足三里为主穴活血化瘀，理气散结，配以蠡沟。肝肾阴虚者则以补益肝肾之阴为主，以左归丸合六味地黄丸加减。

④ 畅通经脉，疏散风邪，论治面瘫

周围性面瘫是指茎乳孔以内发生的非化脓性炎症而引起的周围性面神经麻痹。中医称之为"面瘫""口僻"，俗称"吊线风""歪嘴风"等。虽病因目前尚不完全明了，郭诚杰却认为，其病机核心以各种因素导致的局部经络气血不通为特征。故主张面瘫的治疗，初期"以通为先"是其关键，以取面部局部穴为主来实现。在此基础上，再辅助以"疏"法，即疏散风寒或风热之邪。对于年高体弱或久病脉络空虚难以恢复者，则强调补益气血而通养经脉。临床上郭诚杰取穴以手足三阳经在面部的局部穴位为主，如地仓、颊车、阳白、攒竹、迎香等穴，配以远端的合谷、太冲等穴。再根据邪气性质，如为风寒侵袭，则加刺尺泽、列缺，风热者加刺风池、曲池等穴。针刺手法操作上特别强调运用透刺之法。风寒常配合艾灸、面部按摩等方法调理局部经气；风热者可加刺昆仑、外关，或点刺少商出血，也可加用清热败火之药。后遗症及外伤性面瘫除针刺上穴外，可配合注射神经生长因子。年高体弱久病脉络空虚者，则以补益气血为先，在局部取穴的基础上，取远端足三里、脾俞、胃俞，以健脾胃，益气血，同时电针脉冲用疏密波以振奋推动气血，并配以扶正祛风之方药等。郭诚杰除针刺外，还酌情加活血通络之药，如川芎、白芷等通行局部经脉，此乃其学术思想"通"的具体体现。

（4）临证注重辨病与辨证相结合

郭诚杰重视经典，在继承中医学的同时，敢于创新，从不废弃西医，他认为中西医两个医学体系各有所长，应相互取长补短，临床必须将中医的辨证与西医的辨病相结合，西医诊断疾病以局部病变为主，西医用药规范程序，中医诊断疾病以整体观念为主，量体裁衣偏重个性，他认为中西医相结合，临床才能有的放矢，提高治疗效果。临床先辨西医之病，明确诊断后，再辨中医之证，不可偏废，不管是乳腺病还是周围性面瘫均是如此。所以郭诚杰虽是个老中医，但他仍然学习并掌握有关西医知识并应用这些知识指导临床。尤其在诊治乳腺病方面，西医重视病发部位，乳疾病位在乳，病变表现却呈多种多样，如乳块之大小、边缘、表面、硬度、活动度、与皮肤粘连与否等均需审视细查。再别中医之证，据病依证，确立治则，选用相应的治疗方法，方可提高疗效。他强调应用针灸、中药或针药并用的疗效，同时结合现代科学和医学的治疗手段，如应用现代科学原理研制的乳腺增生治疗仪，临床取得满意疗效，获世界和平周国际金奖及陕西电子工业厅二等奖。经多年临床筛选所用治疗乳腺增生病的乳乐冲剂，服用方便，疗效满意，深受患者的欢迎。

2. 学术成就

（1）银针妙手，屡起沉疴

郭诚杰青年时苦于母亲病痛求医之难，遂立习医之志，锲而不舍。从医 60 余载，他始终如一，坚持以临床为根本，把治病救人当成自己生活中最重要的一部分。

郭诚杰自 1949 ～ 1954 年间在西安秦岭学校、陕西省中医进修学校等接受了系统的中医理论学习后，于 1950 年开始正式独立从事中医针灸临床工作至今，从未中断临床工作，正是这样的坚持，奠定了他丰富的临床经验。行医几十年来，他诊治患者数十万人次，尤其擅长乳腺疾病、面瘫、痹证、月经不调等疾病的治疗，积累了丰富的经验并形成了独特的诊疗特点和针刺手法。

20 世纪 70 年代初，他在科室轮转时，针对肿瘤科乳腺增生患者，在无经验借鉴的基础上，他依照辨证大法针刺后收到明显疗效，这促使他开始了针刺乳腺增生病的系列研究。一直到 20 世纪末，他坚持深入街道、乡村开展乳腺病诊疗 1 万多人次，总结归纳了乳腺增生病的针灸诊疗规律，探究发病机理，拟定针刺治疗方案，成为国内外针刺治疗乳腺增生病第一人。总之，郭诚杰在临床中的勤奋，逐渐形成了针药并治乳癖、面瘫、不寐及月经不调等病证的特色诊疗方案并在临床推广应用。

2007 年"郭诚杰教授临床经验、学术思想研究"作为"十一五"国家科技支撑计划项目；2010 年陕西中医学院附属医院获批建设第四批国家级名老中医药专家郭诚杰学术思想传承工作室以来，90 岁高龄的郭诚杰坚持临床工作，每周出诊 2 次，目前已接诊来自全国近 30 省的患者千余人次，全国各地甚至海外的患者络绎不绝。

（2）师古不泥，大胆创新

郭诚杰勤求古训，师古不泥，广览群书，取众家所长，中西合璧，大胆创新；他善于发现和总结临床中的问题，勇于探索，在乳癖、面瘫、不寐及月经不调等病证诊疗中见解独到、有创新，形成了自己独特的诊疗经验和系统的学术思想，临床疗效较高，成果显著。

1）开创针刺（电针）治疗乳腺增生病（MGH）的先河

20 世纪 70 年代，郭诚杰大胆提出"应用针刺可有效治疗以疼痛和包块为主症的乳腺增生病（MGH）"的假说，并通过大量临床病例总结，肯定了针刺治疗 MGH 的疗效，开创了针刺治疗乳腺增生病的先河，扩大了针刺治疗的病症范围。

2）倡导辨病与辨证结合，首次确定 MGH 中医辨证分型，并确定主配穴位及治疗方案

郭诚杰主张辨病与辨证结合，在明确诊断 MGH 的前提下，结合病位及患者体质等进行辨证。经大量临床病历总结，确定了治疗 MGH 以标本缓急、实则泻、虚则补为则，以肝为枢、和气血、

调冲任为基本治疗大法。

3）探索病因，阐发治疗机理

早在 20 世纪 80 年代，郭诚杰通过临床和动物实验，证明了雌二醇（E2）增高是 MGH 发生的主因，针刺可抑制卵巢 E2 分泌，针刺还提高 MGH 痊愈者的细胞免疫功能（T 淋巴细胞转化率、E 玫瑰花结形成率）而发挥治疗作用。同时，他在国内首创注射 E2 的 SD 大鼠及家兔 MGH 动物模型，初步揭示了针刺对 MGH 的作用机理。

4）积极探索经络实质和针刺的免疫调节作用

郭诚杰早在 20 世纪 70 ～ 80 年代就开始了积极的科研工作。他带领团队在经络实质研究和针刺调节机体免疫方面，做了深入的理论和实验研究，针刺与免疫学功能的研究获陕西省 1978 年科学技术成果一等奖；我国对经络实质的研究获 1979 年陕西省科技成果二等奖。

5）学术思想：气血盈亏论

郭诚杰不但精于临床，而且勤求古训，博采众家之长，中西相参，在实践中不断体悟和创新中医理论。他在《黄帝内经》对脏腑经络认识的基础上，受张锡纯对气血经络“冲脉为病论”的影响，提出了“气血盈亏论”，调冲任以治，以肝为枢，针药并用。脏腑经络气血不调为病，冲脉为血海，十二经脉气血所会，故病在气血盈亏，治在冲脉。而肝主藏血，畅气机，所以调冲任秉承张仲景调肝以治四脏经络气血的学术思想，创新地提出调冲任，以肝为枢，疏气机，通血脉，并总结为“疏、通、补、调”四法。

（3）传承岐黄之术，弘扬中华文化

郭诚杰从医从教 60 余年来，诲人不倦，毫无保留地将经验技术传授给学生和弟子，桃李满天下。讲台上，他一丝不苟精心讲授，必明其理；病床边，他指导研究生与留学生，口授亲传，倾力指导，细致入微。他应邀在全国多所中医药机构讲学、指导，在学术交流会上分享他的经验成果；同时，他还作为针灸讲习团专家，应邀前往日本介绍针灸疗法，传播中医文化。他传授知识海人不倦，临床指导技艺毫无保留。已培养针灸人才2000余名（其中硕士17届37名、海外学生学者100余名、经验传承徒弟20余名），弟子遍五洲，桃李满天下。其中，许多学生已经成为国内外针灸界的著名专家和学科带头人，成为针灸学界的中坚骨干。1989年郭诚杰被国家中医药管理局及人事部授予"全国首批500名老中医学术继承人指导老师"，2013年1月被国家中医药管理局确定为国家首批传承博士后合作导师。2014年6月被评为全国第二批"国医大师"。目前已完成"十一五"科技支撑计划"郭诚杰教授临床经验、学术思想研究"项目，国家级"郭诚杰学术思想和临床经验传承工作室"正在开展工作，已建立了6个郭诚杰乳腺病诊疗经验和技术推广应用基地。

（4）治未病，擅养生

郭诚杰作为一名医者，不但医术精湛，带给他人健康，还是健康的践行者。特别是在他步入老年之后，以"治未病"思想，保养健康，给人们树立了良好的健康楷模。郭诚杰虽已进入耄耋之年，但他依然精神矍铄、思维敏捷，这得益于他系统的养生保健。他自创的全身保健操和"合理运动，肠中常清，起居有节，怡情宁心"的养生经验被中央电视台、北京卫视和陕西卫视等多家主流媒体制作成健康养生专题节目，多次播放，弘扬了中医文化，普及了养生保健知识，深受观众喜爱。

（5）德艺双馨，堪为楷模

郭诚杰从事中医针灸临床与研究工作70多年。他医德高尚，医术精湛，淡泊名利，谦和仙雅，时时以患者为先，践行"大医精诚"。其"为医必铸仁心，方能施仁术。术精勤，方可除疾病。诊治勿视贫富，勿欲名利，勿鄙视他医。人命千金，勿枉为之"的座右铭，正是他医者仁心的写照。

三、临证特色

郭诚杰临证60载，致力于中医针灸学临床、教学、科研工作，在乳腺疾病和杂病的诊疗研究方面，几乎倾注了他毕生的精力，经过不懈努力，取得了卓越的成就。

通过开展对郭诚杰学术思想的传承研究工作，总结郭诚杰治疗乳腺增生病和杂病的临床思维规律，以启发后学。现就郭诚杰在乳腺增生病和杂病方面的临证特色分别总结如下：

1. 乳腺增生病

乳腺增生病是临床常见的乳房疾病，郭诚杰通过大量的文献研究和几十年的临床实践，在诊疗乳腺疾病的过程中，具有独特的临证思维，并逐渐形成了一系列特色诊疗方法。

（1）四诊和辨病辨证的诊断思维

乳腺增生病是以周期性乳房疼痛，伴一侧或两侧乳房单个或多个肿块为主要病症表现的妇女常见疾病，中医属"乳癖"范畴。

郭诚杰在大量的临床工作中发现，乳癖患者大多数患有生殖系统疾病，例如月经不调、痛经、附件炎、子宫肌瘤、宫颈糜烂、盆腔炎等。子宫与乳房标志着妇女的生理特征，月经按时而下，乳房因月经而变化，若月事不调，必导致乳房气滞血瘀结块而痛，从而说明肝气不舒是本病的主要因素。雌激素能促进乳腺细胞增生已被现代医学公认，女性雌激素分泌量的多少在 1 个月中有 2 次高峰，在高峰时分泌的量就多，低峰时分泌的量就少，通过这样规律性的变化，才能使乳腺正常的发育，如果雌激素分泌的量比较多，同时延续时间较长，两个高低峰出现的规律紊乱，就可能引起乳腺过度的增生，说明雌激素分泌量的多少与持续时间的长短对乳腺有直接关系，但是雌激素的产生是受腺垂体产生的促性腺激素的影响，腺垂体所产生的促性腺激素受丘脑下部所控制，因此要了解乳癖的病因，不但要知道雌激素对它的影响，还要了解影响雌激素的生成与产生又是垂体和丘脑下部的作用，如这个环节失去正常的功能，就可能导致女性激素的失衡，所以要完全了解乳癖的病因，必须熟悉女性生殖器的功能和腺垂体与丘脑下部的关系，才能对乳癖的病因有全面的认识。

乳癖在生气后或精神受刺激时，疼痛即有明显加重，说明精神因素与其有着密切的关系。郭诚杰在乳腺病普查中得知 130 例乳癖病人中，性格急躁者就有 106 例，证明精神因素可以影响女性激素失衡，但激素的失衡也可导致性格急躁，从临床多数病人叙述病情时可看出，患有本病后多难以控制住自己的情绪。总之，本病与女性激素和精神因素有一定关系，临床辨证时应予以重视。

1）在对疾病的诊断过程中，以主症为判断的核心要素判定疾病

医生通过四诊方法获取疾病的主要线索，患者有乳房周期的疼痛和肿块主症的，即可初步诊断为乳癖，即有斯症便为斯病。

2）中西互参，辨病与辨证相结合

郭诚杰既通过文献了解中医对乳癖的认识，也借鉴现代医学对乳腺增生病的知识。临床确诊乳腺病，一是患者的主症和体征，一是现代实验室辅助检查技术的使用。中西互补，逻辑思维把握细节，辩证思维把握宏观特质，从而获得对疾病全面的认识。郭诚杰将患者症状和体征与辅助乳腺彩色超声学或钼靶 X 线检查有机结合，确诊乳腺增生病（即乳癖）。同时，以司外揣内的取象思维，通过患者的全身外在表象（症状、舌脉和体征等），推论患者的证型特点，并以整体观为指导，辨别乳癖的证型。如以情志为诱因出现症状并脉弦者，就辨证为肝郁型乳癖；如忧思多虑伤脾胃或久病体虚者，并且舌质淡、苔薄、脉细弱者，辨证为气血虚弱型。

3）诊断结论的定性特点

因为中医学认识人体的生命现象更着眼于人生命活动过程中的功能之象，所以郭诚杰对乳癖的证型诊断，也是从症、脉、舌及实验室检查等获得的多角度资料，应用取象思维为主形成的以功能为核心的病证表象。也因此其诊断也具有一定的模糊性、不确定性，辨证诊断更多是定性的判断。如很多主诉乳房疼痛的患者体征上无乳腺包块，但辅助实验室检查可见不典型乳腺增生表现，故中医诊断只能是乳痛证，而西医诊断为乳腺增生病。再如

乳腺病和乳腺增生病都可触及乳房包块，中医诊断中即不能区分二者，统称乳癖。

综上所述，郭诚杰对乳腺增生病的临床诊断特别强调中西结合、辨病和辨证结合，具有切实的临床指导意义。

（2）治疗思维

乳腺增生病（乳癖）属临床外科学（中医外科学）诊疗范围。郭诚杰对于乳腺增生病的治疗思路，秉承中医学以人为本的思想，在中医整体思维基础上，确立治法，具体实施。

1）整体观为主指导治疗

乳癖虽是乳腺局部病变，但郭诚杰对乳癖的治疗强调乳癖的发生与内脏功能的密切关系，即"有诸内必形诸外"。郭诚杰认为外在的乳癖是脏腑功能失和的外在表现，乳癖的辨证临床常见肝郁型、气血两虚型、肝火型和肝肾阴虚四型。所以郭诚杰确立的乳癖治则首先是标本缓急原则。乳房肿块、疼痛为标，脏腑功能失和为本，针对临床常见乳癖证型特点，临床常用标本兼治治则，既治其局部肿块和疼痛，也要辨证分型调理脏腑功能。其次是三因制宜。即因人、因时、因地制宜的治疗。在乳癖治疗中，既根据辨病针对疼痛、肿块进行主穴针刺治疗，同时又结合个体体质特点、病症进展情况及不同地域特点等内外环境因素的变化对乳腺病症的影响，在主穴基础上，辨证施治选穴用药，辨病求同，辨证求异，治疗中有"常"有"变"，反映了中医以人的功能为中心的个体化治疗特点，体现了中医临床中的辨证思维的特质。如乳癖常和妇女月经周期变化关系密切，许多患者乳房多在月经前 7 ～ 10 天出现肿块、疼痛，所以郭诚杰主张乳癖的治疗要因时制宜，结合患者月经的周期，痛时而治，行经则止，针刺治疗在取主穴基础上，根据辨证加减用穴，必要时内服中药，或疏肝理气之乳乐冲剂等。以此示人：证变治变，治变方变的临床治疗灵活性。

2）外治法配合的综合治疗

乳癖患者有很明确和突出的局部症状，甚至体征，所以郭诚杰在乳癖的治疗中，不但治病求本，通过针灸、内服中药调理脏腑功能和畅通经络气血，以消癖通络散结止痛，同时衷中参西，在局部病变上，以还原论思维方式，针对病理变化，借鉴现代医学物理治疗技术，采用局部对症治疗。郭诚杰通过几十年的实验和临床研究，逐渐清晰了解乳癖的现代医学病理特点，根据其病理表现，在主穴电针治疗同时，研制了中医外敷、中医离子导入等局部外治法，有针对性地选择这些方法治疗肿块或疼痛，效果显著。如乳癖疼痛甚，肿块弥漫质中者，取主穴电针治疗为主；如以乳房局部肿块为突出表现，质地较硬、较大，疼痛不明显者，则以肿块局部中药离子导入治疗为主，消散硬结效果显著。对于病程较长、多次复发且路程远的患者，郭诚杰又创穴位皮内针法，通过皮内针可起到长期持续刺激穴位调节机体生理的作用。

综上所述，郭诚杰在治疗乳癖时，其临床思维的特点充分体现了作为一名现代中医衷中参西的特质，概括起来，在对乳癖的认识上，先定病，后立证，并且以证为主，把握乳癖的临床特点。在治疗时，以整体观为主，宏观上确立标本同治、三因制宜及辨证论治的原则，以内治法与外治法结合、针药结合、整体治疗与局部治疗结合为法，微观上配合一定的外治方法，缓解局部症状。具体实施上根据患者的具体情况，分别采用不同的治疗方法、针刺取穴、方药选择，实现了高水平的个体化医疗。

（3）临证思辨特点

1）从肝论治乳腺病

乳房部位为足阳明经脉所过，阳明乃多血多气之经，乳房又是妇人气血流注之处，若肝气受阻，又可横克脾土，导致脾胃气机失其升降，致水湿不化而痰湿内生，气血痰湿互结乳络，形成乳腺疾病。正如明代医家余听鸿所云："若治乳从一'气'字着笔，无论虚实新久，温凉攻补，各方之中，夹理气疏络之品，使其乳络疏通，气为血之帅，阴生阳长，气旺流通，血亦随之而生，自然壅者易通，郁者易达，结者易散，坚者易软。"中医认为女子以血为用，所以当以经调为要，若月经失调，则疾病易于发生；

肝藏血之功受损，久则血虚而耗阴，故火旺，继则伤及肾阴，肾阴亏虚，肾阳亦损，故摄胞无力而病生；若肝疏泄失职，月经未按时而下，必致气滞血瘀，导致经来腹痛。郭诚杰曾普查的 317 例乳腺增生病人中有妇科病（子宫肌瘤、宫颈糜烂、痛经、盆腔炎等）者 228 例，约占 71% ～ 93%。子宫与乳房标志着妇女的生理特征，月经按时而下，乳房因月经而变化，两者气机通畅。若月事不调，气机不宣闭结，必致乳房气滞血瘀结块而痛，从而说明肝气不舒是本病的主要因素，所以治疗本病时应重视辨证论治。郭诚杰从事乳腺病临床数十年，深感辨证在乳腺病治疗中的重要性，同属乳癖病人，因年龄、体质不同，其症状不同。如同样是双乳疼痛，但其疼痛的轻重程度、性质、兼症则各不相同，有的患者除疼痛外，别无其他不适，但有的患者常有困倦无力、食欲不佳、面色不华、脉沉细等症，说明有气虚脾失健运之证；若伴腰腿酸困、畏寒怕冷、夜尿多、脉沉细，表明有肾阳虚，根据不同的证情，临证应采用不同的治疗法则。在临床诊治中，也有无证可辨的病人。所以郭诚杰认为在辨证的原则下，也应结合辨病，因有些病在某一阶段，由于个体差异，并不能将所有症状表现出来，中医学认为证情与病位有所不同时，应重视病位，乳房疾病病位在乳，其病变表现多种多样，如乳房肿块的大小、边缘、表面、硬度、活动度、与皮肤有无粘连等都需要审视，均需用触按法检查和判断，必要时应用辅助诊断的检查方法检查并进行综合分析而确诊，所以郭诚杰认为辨证与辨病相结合在乳房病的诊治中尤为重要。

关于乳房病从调理冲任论治，郭诚杰认为，冲任的功能与女性激素极为相似，从中药功效分析，无独立调理冲任的药品，而调理肝肾之物亦能调理冲任，而益肾之药，多有调理女性激素的作用，只要调理好肝肾，冲任则亦调理，所以应重视乳房病中疏肝气益脾肾的治疗法则。当然，诸如乳痈则应使用清热败毒之药，再加疏肝之品调理治疗。

总之，郭诚杰这种治疗乳腺疾病从肝论治为主的观点，临证时应遵循。在其思想的指导下，应依据实际表现而知常达变。

2）临证辨思特点

乳癖属于"乳痰""乳核"范畴。清代高锦庭所著《疡科心得集》始称"乳癖"，并对其症做了较为详尽的论述，该病病因病机多因肝气不舒，冲任失调而导致乳房胀痛结块，该病多以在经前、生气、劳累后疼痛加重、肿块增大变硬为特征。乳癖辨证分为虚实两类，实证有肝火与肝郁之别，虚证分肝肾阴虚、气血两虚。辨证如下：

① 肝郁者

双乳胀痛结块，多于经前、生气后加重，并向腋下、肩背部放散，胸闷不舒，喉中有梗阻感，腹胀纳差，月经周期紊乱，舌质不红或有瘀斑瘀点，舌苔白或兼腻。

肝气郁结于乳，气血受阻，导致气滞血瘀而结块，情志不畅即痛作，并走窜腋、肩等部位；肝失条达则胸闷不舒；气结于喉则时觉梗阻；肝气犯胃，脾失健运则腹胀、纳呆食少；肝藏血，肝气不舒，冲任失调，故月经不能按时而下。治疗原则以疏肝理气为主。

② 肝火者

乳房、胸胁胀痛，两乳结块，拒按，生气则疼痛加剧，伴有口苦，咽干，目赤肿痛，月经错前，心烦易怒，尿黄，舌质红，苔黄，脉弦数。

肝主疏泄，若疏泄失职而郁，则肝气横逆，故乳房胸胁胀痛；乳头色青属肝，若肝气郁结湿痰流注于乳络，则乳痛结块；情志不畅而使肝郁气滞加重则生气后痛剧；肝与胆相表里，胆味苦，郁久化火，其味上泛于口见口苦；肝气横逆犯胃，胃失和降则呕；肝热迫血妄行而致月经错前；肝火引动心火，君火妄动则心烦易怒、尿黄、目赤、舌质红、脉弦数。治疗原则以清泻肝火为主。

③ 肝肾阴虚者

乳房疼痛时轻时重，胸闷，胁肋隐痛，头晕，目眩而干，腰腿酸软，五心烦热，颧红盗汗，舌红少苔或无苔，脉弦细而数。

肝气郁结，不通则痛；郁久化火伤阴致肝阴虚而见胸闷，胁肋隐痛；阴虚则木火必旺故头晕、目眩而干；木火旺必耗肾阴则腰腿酸软，五心烦热，颧红；阴虚而虚火旺，其加于阴则盗汗出；舌红、脉细数均为阴虚之象。治疗原则以滋补肝肾为主。

④ 气血两虚者

乳房疼痛，多在劳累后加重，全身倦怠无力，纳差，稍动则头目眩晕，自汗出，心悸怔忡，易睡易醒，面色不华，舌体瘦，舌尖淡嫩，脉沉细。

因素体虚弱或因长期忧思而伤脾，脾失运化，气血化源不足，肝无所滋则失其条达而乳房结块；五脏六腑、四肢百骸失于濡养则倦怠无力；气虚失于固表而自汗出；血虚神无安舍则心悸怔忡，易睡易醒；心主血脉，其华在面，血虚则舌体瘦而淡嫩。脉沉细为气血双虚之象。治疗原则以补益气血为主。

（4）针治立法选穴

针灸治疗乳癖是郭诚杰多年来在临床一直实践探索的一项工作。经 20 余年近万例患者的治疗观察，并通过与中、西药及自愈对照组进行比较，其针刺疗效优于其他各疗法。由于针刺止痛迅速，肿块消退快，疗程短，医疗费用少，故为一种有效的治疗方法。但治疗时必须辨证论治，据证选穴，掌握针刺得气而施以补泻手法是提高疗效的关键。

选穴：根据本病病因在肝，又多累及脾的特点，以疏肝健脾、畅阳明之气为主，并随症加减而补泻之。

甲组穴：屋翳、合谷、期门，均双侧。

乙组穴：肩井、天宗、肝俞，均双侧。

加减配穴：肝火旺去合谷加太冲、侠溪；肝郁加阳陵泉；肝肾阴虚去肝俞、合谷加肾俞、太溪；气血两虚去肝俞、合谷加脾俞、足三里；月经不调去合谷加三阴交；胸闷肩困去合谷加外关。

方义：本病病位在肝，因肝气不舒常导致胃经经气不畅，乳房为胃脉所过，气血凝滞则结块且痛，故选屋翳以畅乳部的经气而活血；期门为肝之募穴，可疏肝郁之气；合谷为手阳明之原穴，足三里为足阳明胃经之合穴，二穴并用以加强疏导上下阳明经气的作用，并有养胃健脾之功；脾胃为后天之本，如脾胃健运，气血充盈，不但可以加强抗病能力而且可以防止肝火犯胃，取肝俞以疏肝气，选太冲而泻肝火；肝胆互为表里，肝火旺则胆火易灼，故用肩井以疏胆气，侠溪以泻胆火；若肝胆气郁，三焦之气亦不畅，则胸胁胀痛，并有腋肩部不适而痛，手足少阳经历行于肩、腋、胸、胁，故用阳陵泉、外关而疏导少阳经之气；天宗虽为小肠之穴，但以治乳疾而功著；脾俞健脾，以补后天之脾土，使气血旺盛；肾俞、太溪以滋肾水，补肾不足，使肝阴得其充。

针刺方法：屋翳穴针刺呈 25° 向外刺入 1.5 寸，有胀感；期门穴在 7～8 肋间向外平刺 1.5 寸，有胀感；肩井穴针尖向前平刺 1 寸，有胀麻感并向肩前放散；天宗穴针尖呈 25° 向外下方刺入 1.5 寸，有胀重感；其他穴可按常规操作方法进行。

上两组穴交替使用，每日 1 次，补虚泻实。连针 10 次为 1 个疗程，疗程间休息 3 日。

2. 杂病

郭诚杰不仅在治疗乳腺增生病上有卓越的成就，而且在治疗其他疾病中也有其独特之处，现将郭诚杰在其他病诊疗中的特色陈述如下：

（1）针药并用治疗面瘫

周围性面神经麻痹是茎乳突孔内急性非化脓性面神经炎引起的周围性面神经瘫痪。是临床上常见的面神经功能障碍性疾病。属于中医风中经络之"口眼歪斜"范畴。中医针灸在治疗周围性面神经麻痹中有非常悠久的历史和确切的疗效，郭诚杰在几十年的临床工作中，在继承经典的基础上，结合自己的经验，提出自己的观点。

1）病因病机认识

引起周围性面瘫的临床常见病因多见外感之邪，又有情志不遂及外伤等原因。郭诚杰总结分析几十年的临床面瘫病例，认为周围性面瘫的病因主要有以下几种：

① 热毒侵袭

如咽炎、牙龈炎、牙痛、中耳炎等面部邻近器官炎症，常常累及面部神经，所以对各种口腔、颜面及五官的炎症除积极治疗外，应做好口腔清洁。

② 病毒性感冒

外感疫毒邪气，邪入经络，除口眼歪斜外，常见耳后乳突疼痛及发热等症。

③ 情志

临床上还见到因生气后出现面瘫的病例，从现代医学角度考虑，因生气后交感神经兴奋，血管收缩痉挛，根据解剖，面神经上边的神经粗，下边神经细，面神经供血受影响，而后导致面神经缺血，功能受到影响。

④ 外伤

各种外伤引起的面部骨骼受损也易导致面神经的损伤。这类面瘫都有不同程度的面部外伤史。

⑤ 外感六淫邪气

外感六淫邪气是周围性面瘫临床最常见的病因。初春及深秋入冬时常见此类病例。患者起病多有一侧面部受风冷的经历。老年人和婴儿常见，体虚的青年也多见。中医认为脉络虚弱，六淫之邪以风为首入侵经络而成此病。现代医学虽不承认风邪致病，但认为周围性面瘫因受冷风引起血管痉挛，面神经供血失常，细胞处于失常状态，从而引起面神经损伤。

2）辨证论治

① 基础取穴方

对于周围性面瘫的针刺治疗，郭诚杰根据对周围性面瘫的病机认识，根据穴位所在、主治所在和辨证取穴的原则，针刺取穴多从患侧面部阳明经和少阳经选。第一组：颊车和地仓互相透刺，阳白和鱼腰互相透刺；第二组：下颊车和下地仓互相透刺，鱼腰和丝竹空互相透刺，手阳明经和足阳明经取合谷和太冲。两组穴位交替使用，一般情况最快需要 5 ～ 6 次，有的需要 1 ～ 2 个疗程。为了防止出现穴位疲劳，即穴位的适应性，以及防止针刺局部皮肤时皮下组织受损，所以取穴要进行两组穴位交替应用。另外，在治疗时，当病初发，邪在面部经脉，经筋浅部，用斜刺、浅刺法，仅将针刺入皮下，或达浅部肌肉层即可，以祛除浮在肌表上之邪气。针刺取穴除取患侧局部穴位外，选手阳明大肠经原穴合谷，为循经远端取穴，仍效典籍"面口合谷收"，以疏散风热，行面部气血而通络。翳风位在面神经管出颅附近，取之，以增疏风散邪之功。但急性期关于本穴的刺激量，多年的临床治疗体会是急性期宜小，2 周后可适当增大，这样疗效较为显著。

② 辨证分型

在基本取穴的基础上，结合病人的病症表现，加减选穴，郭诚杰总结了临床辨证分型针刺选穴的规律如下：

风寒型面瘫应加上灸法，以温经散寒祛风；感受热毒疫邪和外感风温引起的面瘫可配用清热解毒的中药制剂如板蓝根、大青叶等，针刺穴位取外关、昆仑，外关为手少阳三焦的络穴、八脉交会穴，通阳维脉，昆仑为足太阳膀胱经经穴，针刺昆仑和外关二穴，可祛除风热疫毒之邪。

内伤情志肝气郁结者，除选用针刺常用穴位外，可配合内服活血和疏肝理气的药物，如柴胡、郁金、当归、芍药等，针药同治，促进经脉气血的顺畅。

外伤引起的面神经受损而至面瘫者，在伤后恢复的初期和中期，及时使用针灸能很好促进神经生长，或者要增加疗效，可在穴位注射神经生长因子或甲钴胺等，以促进神经的生长。面瘫时耳后痛的可用翳风，因面神经从耳后出来，神经水肿引起疼痛。伴有感冒而引起头痛、耳后疼痛，可用太阳、风池。

同时，在治疗过程中，应根据病情给病人做认真地解释和说明，一般面瘫病人心理上对疾病都有恐惧，特别是年轻人。应该给患者解释周围性面瘫的病因、发病过程，使患者认识到周围性面瘫是临床常见的疾病之一，同时，针灸治疗是经过实践证明非常有效的治疗方法，应该鼓励患者坚持治疗，积极配合，以尽快取得最好的临床疗效。另外，郭诚杰在周围性面瘫的治疗过程中，特别强调患者的饮食起居调护等。俗话说，三分治，七分养。对面瘫的患者也不例外。在针灸治疗期间及疾病恢复的初期，嘱咐患者注意面部保暖、防风，外出时有风或室外温度较低时，尽量戴口罩。平时可用手搓脸，并用热水洗脸以促进颜面部血液循环；另外，注意预防感冒、避免劳累、起居规律、少熬夜等，以促进经脉气血运行的恢复。

（2）扶正调脏治失眠

失眠症是指在具备良好的睡眠条件，且无躯体因素影响的情况下，出现入睡困难、反复易醒、早醒，并且每周多于4个夜晚，连续1个月以上，以致不能满足机体生理需要而出现躯体功能异常的一组综合征。是临床上的常见病、多发病。郭诚杰对失眠症的治疗，在中医脏腑经络理论指导下，经过几十年的临床实践，总结出了一套独具特色的诊疗方案。

1）病因病机

郭诚杰认为：失眠一证，虽有虚实之分，但正气虚弱是其发病的根本，脏腑功能失调是发病的基础。进入21世纪，随着人们生活节奏的加快，工作负担重，压力大，生活起居违背自然规律，积劳日久，损伤正气，影响脏腑气机，临床失眠症很多见，主要表现在心肝血虚或心肾两虚等证，实证多表现为气滞、血瘀、痰火郁结；虚证多表现为阴虚、气虚、血虚。究其病机，总属本虚标实、虚实夹杂。

2）脏腑辨治失眠

郭诚杰认识失眠症，首先，多从脏腑辨证，根据中医"心主神明"的理论，郭诚杰认为失眠的病位在心，故心神扰乱是失眠的核心病机。又根据中医整体观，五脏虽各有所主，但病久累及多脏，故临床还多见除心以外的脏腑受损而失眠者，并且多与心同病为失眠：或见心脾失养者，或见心肾不交者，或见肝阳上扰心神、心胆虚怯者等。其次，虚实辨证上，郭诚杰认为失眠中有虚证、实证之分，但以虚证多见。或气虚，或血虚，或阴虚等，而临床上失眠患者以休息不足，积劳成疾者多见，劳伤气血，故以气血虚弱不足多见。另外，从阴阳卫气营血辨证，失眠多是阴阳失调，卫气营血不和所致，违背了自然界阳躁阴静的特点。

因此，郭诚杰治疗失眠症，以病机认识为基础，一方面调理脏腑气机，以养心安神为基本治法，根据辨证分析，或兼以健脾，或兼补肝肾，或兼疏肝解郁，或兼和胃等，以达到心与他脏共治，使脏腑气机和顺的目的。另一方面，郭诚杰在治疗失眠症中，对于大多数偏于虚弱型的患者，治疗中多用补益之法，使心有所养，则心神自安，睡眠改善。郭诚杰或补气，或补血，或补阴，经脉气血充实，各有所归，则眠安。针对阴阳失调，营卫不和之失眠，治当滋阴潜阳，重镇安神。

郭诚杰既谙熟针灸理法，也擅长应用方药。所以郭诚杰对失眠的治疗并不局限于方药或针灸一种，临床上，他通常以针药结合治疗失眠，以求更快取效。在针刺穴位的选取上，一方面郭诚杰根据中医脏腑经络理论取穴，因他认为失眠病位在心，故针刺治疗时必选手少阴心经之原穴神门。原穴是脏腑原气输注、留止在经脉四肢的腧穴，针刺原穴能使三焦原气通达，调节脏腑经络功能，治疗疾病。因此针刺心经原穴可改善心的运行血脉和心主神明的功能。配合经外奇穴印堂，起到调和阴阳、畅达气机、安神助眠的功效。另外，郭诚杰认为失眠多为阴阳失调，心肾不交，故治失眠神门穴还常与足少阴肾经原穴太溪配伍，既滋补肾阴，又同神门相应，交通心肾阴阳，阴阳之气顺接，心神安定，眠自安。对于心脾血虚、肝阴不足、肝阳上扰心神者，则可选配三阴交穴，以健脾养血，补肝肾之阴。同时，为了避免在一个针刺疗程中一组穴位重复针刺过多，郭诚杰通常配用两组处方，交替使用。因背为诸阳之会，又膀胱经汇聚十二经脉之气血，故另一组穴位取背部心俞、肝俞、肾俞，以交通阴阳，调理脏腑功能。同时，可配头部百会、四神聪、神庭等，充养清窍，镇静安神。临床每多显效。

同时，郭诚杰常常针刺配合中药共用治疗失眠。针刺通过调经脉气血安眠，中药方剂通过理脏腑功能安神定志，两者结合，共达效果。郭诚杰辨证用药治疗失眠，擅用桂枝甘草龙骨牡蛎汤加柴胡。桂枝甘草龙骨牡蛎汤是张仲景《伤寒杂病论》中经典古方，药物组成包括：桂枝一两（去皮），甘草二两（炙），牡蛎二两（熬），龙骨二两。在清代名医尤在泾所著《伤寒贯珠集》中，详解此方，认为："桂枝、甘草，以复心阳之气；牡蛎、龙骨，以安烦乱之神。"简明精要地概括了该方升降并用的特点。而清代王子接《古方选注》中方解："桂枝、甘草、龙骨、牡蛎，其义取重于龙、牡之固涩。仍标之曰桂、甘者，盖阴钝之药，不佐阳药不灵。故龙骨、牡蛎之纯阴，必须藉桂枝、甘草之清阳，然后能飞引入经，收敛浮越之火、镇固亡阳之机。"指出此方阴阳并用之妙，也符合失眠症阴阳失调、营卫不和的病机特点。所以郭诚杰用此方多见效。另外，对于虚证失眠者，郭诚杰则以归脾汤为基本方，健脾益气养血养心。脾为后天之本，气血之源，心主血脉，心主神。积劳日久伤脾胃后天之本，后天乏源，心失所养，心神不安则失眠。治当补其不足，心得血养，心阳得气鼓动，脉中气血可按时循经行走，阴阳之气顺接，睡眠自然安稳。

总之，郭诚杰临床诊治失眠症，主张脏腑辨证，以虚证多见，病位在心，涉及其他脏腑；病机为脏腑功能失调，营卫不和，心神不安。治疗主张针药结合，选方用药阴阳结合，选穴远近结合，同时强调调摄情志、起居在治疗养护中的重要性。针药养护合璧，力践良效。

（3）治疗痹证，扶正是关键

痹证是中医临床中常见的一种病证，《素问·痹论》中提出："风寒湿三气杂至，合而为痹也。其风气胜者为行痹，寒气胜者为痛痹，湿气胜者多着痹也。"说明痹证的外因主要与风、寒、湿邪有关。"邪之所凑，其气必虚"。郭诚杰认为痹证发病基础首先是人体禀赋不足，素体气虚，或因饮食、起居失于调节，引起气血不足，肌肤失养，腠理空虚，卫外不固，外邪易于入侵，阻塞气血经络，流注经络、关节、肌肉，而致本病。可见正虚于内是发病的根本因素。因此，痹证之病机是以气血亏虚、肝肾不足为本，风寒湿热及瘀血痰浊之邪为标的本虚标实之证。在此基础上，郭诚杰提出痹证的治疗应注重扶正培本。

在取穴方面，郭诚杰认为既要注重补益先天，又要滋养后天，常取手三里、足三里、肾俞等具有补养作用的腧穴，同时根据痹证的发生部位，选取相应的腧穴以通络止痹痛。在组穴方面，郭诚杰注重背部背俞穴的应用，认为通过对背俞穴的刺激，可以调理脏腑，扶助正气，正气强才易祛邪外出，痹痛自消，因此，常采用分组取穴，前后顾及，交替使用，同时，由于相邻两次针刺的穴位不在同一处，可以避免患者对针刺产生耐受，同时患者也容易接受。

在治疗方法方面，郭诚杰善用针刺，但也常配合灸法及罐法，多种方法配合应用。郭诚杰认为，针刺通过补泻手法可达到补虚泻实之效，同时配合灸法和罐法可以温通，疏导经气，使凝滞之寒邪得以温化，共同达到扶正培本，祛邪温通经络，正复邪去，病自愈。

（4）理血调肝治月经不调

月经不调为妇科常见病，是指妇女月经的周期、经量、经色、经质等发生改变，或是表现为月经前、经期时的腹痛及全身症状。中医一般将月经不调归纳为月经先期、月经后期、月经过多或月经过少，但临床上往往不是单纯一种症状出现。月经是天癸、脏腑、经络、气血协调作用的结果与子宫的生理现象。《妇科玉尺》言："经贵乎如期，若来时或前或后，或多或少，或月二三至，或数月一至，皆为不调。"导致月经不调的致病因素是多方面的，外感以寒热，内伤以怒、思、忧居多，或多产房劳等，而这些诱因又是在机体正气不足，气血、脏腑功能失调的情况下导致发病的。其中，气血是产生月经的物质基础；脏腑是气血生化之源，尤以肝、脾（胃）、肾三脏为重；经络对月经的产生起枢纽、调节作用。

1）辨证分型

《黄帝内经》云："妇人之生，有余于气，不足于血，以其数脱血也。"揭示了妇人以血为本的生理特点和容易发生"气血失调"的病因病机。郭诚杰治疗月经病强调肝的作用。正如叶天士《临证指南医案》所云："女子以肝为先天。"肝藏血，主疏泄，体阴而用阳，冲脉附于肝，因此肝脏的功能与女子月经调节有密切关系。肝气条达则血脉通畅，经期如常；肝气郁结，血脉瘀滞，冲任不能相滋则月经异常。同时郭诚杰认为，气血不足又是月经不调的又一大病机。故将月经不调分为：气滞血瘀、肝郁血虚、气血亏虚等三型。

2）辨证论治

气滞血瘀者，多因肝气郁滞，失其条达，气机不利，气不行血，而致气滞血瘀，不通则痛。临床常表现为胸胁胀闷，或走窜疼痛，乳房胀痛，急躁易怒，胁下痞块，刺痛拒按，痛经，甚至月经闭止，经色紫暗有块，舌质暗或见瘀斑，脉涩。郭诚杰予以疏肝理气，通经止痛。临床多选取针刺治疗，穴取三阴交、太冲、地机、子宫。

肝郁血虚者，多因七情内伤，肝气郁结，横犯脾胃，脾气不升，气血不生，营虚血少，或素体先天不足，精血不足，又被情志所伤。临床表现为情志或抑郁，或激怒，乳房疼痛，且面色无华萎黄、皮肤干燥、毛发枯萎、视物昏花、手足麻木、失眠多梦、健忘心悸、精神恍惚。以养血和血、疏肝解郁为法，采用针药结合。穴取阳陵泉、地机、三阴交、太冲、子宫等穴，药用四物汤加郁金、川楝子、香附等疏肝解郁之味。

气血亏虚者，多因禀赋虚弱，过劳，或饮食不节，损伤脾胃，化源不足所致。症见困乏无力，面目浮肿，纳差，便溏，月经量少，或量多，经期延长，易感冒，自汗出。治以养血补气。多采用中药治疗，方以圣愈汤为主。

3）随症加减

郭诚杰在治疗妇科病特别是月经病上有着丰富的临床经验。月经不调伴有寒邪外袭者，针后多在关元处施以灸法。在原有药的基础上加艾叶以温经散寒。伴有乳房疼痛者，多配合针刺胸组屋翳、乳根、合谷，背组肩井、天宗、肝俞，以疏肝解郁，通络止痛。情志不舒，发为烦虑，需养心安神，茯神、远志、酸枣仁主之。

3. 独特的针刺手法

针刺的疗效取决于明确的诊断、正确的取穴及恰当的操作手法，针灸手法是实现针灸疗效的重要环节，也是影响针刺疗效的关键所在，郭诚杰同历代医家一样，非常重视和讲求针刺手法的操作。现就郭诚杰独特、主要的针刺操作手法加以简要介绍：

（1）针刺治疗乳腺增生病的独特刺法

郭诚杰应用针刺治疗乳腺增生病始自 20 世纪 70 年代，经临床反复筛选，多次实践，最终将针刺治疗乳腺增生病的主穴确定为甲乙两组，甲组穴有屋翳、乳根（或膻中）、合谷，乙组穴有肩井、天宗、肝俞，并随辨证加减用穴。在这些主穴的操作上，郭诚杰有自己独特的方法，如针刺屋翳、乳根时，针身与这些穴位的局部皮肤均呈 25° 斜刺，屋翳、乳根二穴分别在锁骨中线平第二肋间隙和锁骨中线平第五肋间隙处各向外斜刺 25° ，深度均达 1.5 寸，捻转行针，使局部产生酸胀的得气感；肩井穴由后向前呈 25° 斜刺 1.5 寸，捻转，这时，一方面局部易于产生酸胀感，一方面针刺的疗效较好，同时也防止了直刺时针尖刺伤肺脏的弊端；向下平刺膻中 1 寸，再加捻转行针，这时针刺局部可出现较为明显的胀感，有的患者针刺本穴后，原有的乳房胀痛、胸胁胀满等症状则可较快地得到减轻。此四个穴位的独特刺法与其他穴位常规刺法结合，共助疏肝理气、宽胸散结、调节冲任、通乳络、止乳痛、消乳块之功而获显著疗效。

（2）人体有关部位穴位的独特刺法

1）眼区穴

在治疗眼部病时，郭诚杰一般要取眼区穴针刺，如睛明、球后等穴。针刺这些穴位时，郭诚杰强调，一要严格消毒，以防感染；二要选对针具，即要选用针身较细、针尖笔直没有卷曲、没有带钩、光滑、有弹性的毫针。针刺时，如刺睛明穴，首先把眼球推向外侧，再进针，进针时一定要把握好针刺的手法、角度和深度，直刺进针大约 1 寸，过浅没什么效果，过深易造成器官的伤害。如进针时病人疼痛较剧，则不宜强行进针，否则就会刺伤血管。进针到应达深度后尽可能的不提插行针，更不能反复提插，否则就会刺伤血管而导致局部出血，应以轻微捻转手法行针，取针时，不要用手接触针体，应用消毒的干棉球夹持针体，慢慢将针身上提取出，针具取针后，还要用消毒的干棉球按压针孔几秒钟，以防止出血。眼区穴位对诸如视神经萎缩、青光眼等病都有很好的效果。

2）项部风池、风府穴位的针刺方法

风池、风府这两个穴位的深部是生命中枢延髓及其附近，针刺这些部位的穴位时要特别注意，风池穴进针一般要斜向前下方刺入，不能向内上方直深刺，一般进针 1.5 寸；风府穴不能向上刺，也不能直深刺，一般刺时要平刺或需直刺时，深度应掌握在 1 寸以内。

3）胸背穴位的针刺方法

胸背穴位的针刺，主要是掌握针刺的深度，不能深刺，深刺容易刺伤肺脏而引起气胸，刺伤心脏而引起更为严重的不良后果，故一般斜刺的长度不超过 1.5 寸。

4）督脉穴

针刺位于后正中线上（脊柱）督脉的穴位时，视胖瘦而定，一般针刺深度应掌握在 1 寸，不能太深，太深则刺伤脊髓。

（3）不同机能状态的独特刺法

1）小孩囟门未闭合针刺头部穴位的方法

3 岁前小孩囟门尚未闭合，如要针刺这些小孩头部囟门部位的穴位如百会、囟会时，郭诚杰认为，囟门部位都比较软，前囟更为突出，针刺前囟、后囟和百会穴时要特别注意针刺的深度、角度和方向。如果在小孩囟门未闭合而患有如脑瘫等疾病需要针刺头部穴位时，针刺应沿头皮刺、浅刺，四神聪治疗小儿脑瘫有效，针刺沿皮刺的方向应为一针向前，一针向后，一针向左，一针向右，长度约为 0.5 寸。再配合远端穴位和小儿按摩、推拿来治疗。

2）尿潴留时的针刺方法

针刺治疗尿潴留有较好的疗效，下腹部的曲骨、中极、关元等穴位常常被选用。尿潴留时，由于这些穴位的深部是被尿液充盈的膀胱，针刺时应选取 1.5 寸针具，向下斜刺，捻转行针，不应提插行针。严谨直刺深刺，否则，刺破膀胱壁而导致漏尿现象的发生。

3）对孕妇针刺的方法

易引起流产的有关部位如孕妇腹部、腰骶部的穴位对针刺的感应十分强烈，针刺后均可使子宫收缩而引起流产，故在怀孕的早、中、晚期均应禁止选用。

四、经典验案

1. 气滞兼血瘀型副乳乳腺增生病

杜某，女，42 岁，1998 年 9 月 21 日初诊。

主诉：右腋前胀、刺痛伴肿块 2 个月。

现病史：患者 3 个月前突感右腋前不适，未经诊治，近 2 个月来，肿块较前增大，且在月经前胀、刺痛加重。去公司卫生所检查疑为脂肪瘤，建议手术切除，因惧怕手术而来诊。

查体：精神可，体形略胖，面色红润，双乳对称，触及右腋前有一 3.5cm×3.5cm 囊性肿块，质软，压痛明显，与周围组织无粘连，颈、腋下及锁骨下淋巴结未触及。舌质淡红，苔薄白，脉弦缓。红外线扫描提示为副乳乳腺增生（右）。

诊断：肝郁肾虚，冲任失调，痰气血瘀结于腋前脉络之乳癖。

治法：疏肝理气，活血散结，通络止痛。

处方：一组穴：阿是穴（副乳肿块上下部各 1 针），合谷（双侧），三阴交（双侧）；二组穴：肩井，天宗，肝俞，均双侧。

刺法：阿是穴选 2 寸毫针呈 25° 刺入肿块内，合谷、三阴交常规刺法，肩井向前刺 1 寸，天宗向外下方斜刺 1 寸，肝俞向下斜刺 1 寸。得气后接 G6805 型治疗仪，强度以患者可耐受为度，每次通电 30 分钟，每日治疗 1 次，每次一组，两组穴交替使用。另嘱患者应调节情绪，保持心情舒畅。

二诊（1998 年 9 月 27 日）：电针 6 次，察其面色如常，右腋前疼痛消失，肿块缩小为 3cm×3cm，治疗方案同 1998 年 9 月 21 日，休息 3 天，继针。

三诊（1998 年 10 月 10 日）：再针刺 6 次后，肿块缩小为 1.5cm×1.5cm，质软，无压痛，休息 3 天，继针。治疗方案不变。

四诊（1998 年 10 月 23 日）：共针 18 次后，患者心情愉快，右腋下无任何不适感，肿块消失。此时，肝气舒畅，冲任调和，痰气血瘀消散而痊愈，后随访再未复发。

【按语】

郭诚杰通过研究调查发现乳腺增生病的发生与肝胃（脾）、冲任关系密切。肝主疏泄，主藏血。足厥阴经脉布胸胁，乳头色青属肝，若肝气不舒，胸胁经脉郁阻不通，气机不畅致气滞血瘀而见乳腺疾病；肝郁化火伤阴致肝阴虚，阴虚则火必旺，火旺必耗肾阴。体质虚弱或因长期忧郁而伤脾，脾失运化，气血不足，肝无所滋则失其条达而乳房结块。乳房又为阳明经脉之所过，故属胃，为胃经营运之处，阳明多气多血，故乳房又是气血、乳汁流注的器官，是冲任气血渗灌濡养之所在，易于气滞血瘀痰凝。若七情不畅，尤其是思虑恼怒，致肝气郁结，横逆而克脾土，脾失健运，胃失和降，则痰湿气血随经互结于乳络，而形成乳疾。郭诚杰认为肝郁气滞，经气不畅，乳络壅阻是本病病机的关键。本案所述之副乳乳腺增生中医古籍中尚无载述。副乳乳腺多位于正常乳房外侧的腋前、腋窝等处。如局部有增大柔软的囊性肿块，多在经前或哺乳期增大疼痛。该病或由先天性发育异常，或由后天肝肾失养，冲任失调，气机郁滞，痰气血瘀凝滞而成。郭诚杰认为，冲任功能与女性激素极为相似，从中药功效分析，无独立调理冲任之品，而调理肝肾之物亦能调理冲任，而益肾之药多有调理女性激素的作用，只要调理好肝肾，冲任则亦调理。本案患者证属肝郁肾虚，冲任失调，痰气血瘀互结，所以在治疗上以疏肝理气、活血散结、通络止痛为法。

乳腺增生病病情复杂，累及多条经脉，牵涉多个脏腑，而且一组腧穴反复针刺后多有损伤。因此，郭诚杰主张采用分组取穴，交替使用，整体调治的方法，调节脏腑经络气血阴阳，使脏腑条畅，经络畅通，气血和顺，阴阳平衡，邪去正安，恢复人体的健康状态。本案根据脏腑经络辨证，取阿是穴疏通局部经气而散结；合谷为手阳明大肠经之原穴，以宣导畅达上下阳明经气，并起到通络止痛的作用；三阴交为足三阴经之交会穴，以调理冲任，滋补肝肾；肝俞以疏肝气；肝胆互为表里，故用肩井以疏胆气；天宗虽为小肠经之穴，但以治乳疾而功著，诸穴合用，并加电刺激，使冲任得调，肝肾得补，疼痛、肿块消失而获痊愈。

郭诚杰认为针刺时应注重针刺手法的运用，如本案中取阿是穴2寸毫针针尖呈25°刺入肿块上下部，就是根据患者具体病情辨证选穴，并在此基础上对所选腧穴进行特殊针刺手法，使针刺发挥最大作用效果。另外，强调毫针刺入腧穴后应出现酸麻胀重等针感，以加强局部经气传导及整体经络的调节，达到疏肝理气、通络止痛的治疗目的。

郭诚杰在大量临床中发现，大多数乳腺增生患者伴有生殖系统疾病（如月经不调、痛经、子宫肌瘤等），而这些生殖系统疾病病因多由于女性性激素的失衡，乳癖在生气后或精神受刺激时，疼痛有明显加重，说明精神因素与其关系密切。郭诚杰在临床中发现多数病人有情绪异常，证明精神因素可导致女性性激素失衡，而且失衡的性激素也可导致性格急躁。因此，他认为在乳癖的治疗中，不仅要注重治疗，同时要重视善后的精神情绪的调理，提出应戒怒去忧、保持乐观情绪、调理月经、防治妇科病的观点是值得我们借鉴的。

2. 气血两虚兼肝郁型乳癖

秦某，女，42 岁，工人，1978 年 3 月 15 日初诊。

主诉：双乳肿块 3 年余，伴疼痛 6 个月。

现病史：双乳肿块 3 年余，近数月来疼痛加剧，多在经前和生气、劳累后加重。剧痛时衣物不能触及，走路唯恐别人误撞胸部，痛楚异常，经服中药获效不显，并伴有头晕、目眩、少气无力、纳差、时有失眠、经来腹痛等症。

查体：面色枯黄，舌质淡而不红，少津，苔白，精神欠佳，双乳外形对称，乳头乳晕及皮色无异常，乳头无溢液。语言低微，无其他气味，脉沉细而弦。双乳外上象限有散在如小枣核大的多个结节，按压疼痛，边界清，与皮肤无粘连。颈腋淋巴结不大，腹壁柔软，肝脾未触及。

诊断：气血亏损，兼见肝郁之乳癖。

治法：疏肝补益气血。

取穴：一组穴位：屋翳（双侧），足三里（双侧），膻中，外关（双侧）；二组穴位：肩井（双侧）、天宗（双侧）、肝俞（双侧）。

刺法：两组穴交替使用，每日一组，连针 10 次为 1 个疗程。

二诊（1978 年 3 月 25 日）：针刺 1 个疗程后，双乳胀痛逐渐减轻。嘱休息 4 天后，继针，并加足三里、气海而补益气血，继用平补平泻手法，留针期间，行针 3 次。

三诊（1978 年 3 月 30 日）：至 14 次双乳疼痛复前，患者神志恍惚，精神极度疲惫，整夜未能入睡，脉沉细而数。由于患者气血亏损，劳倦日增，导致脾失健运，气血无源，正气日亏，故疼痛加剧；肝郁日久化火伤阴致肝阴虚，阴虚则火必旺，火旺必耗肾阴。根据标本缓急治则，今日起取神门以安神定志，用印堂以调和阴阳，配三阴交以滋肾阴、交心肾，三穴共奏安神定志、交通心肾之功而协调阴阳。停针乳腺增生病诸穴。

四诊（1978年4月4日）：连针4次后，失眠除。继用初诊方案针刺乳腺增生病诸穴。

五诊（1978年4月16日）：于第3个疗程后，双乳疼痛及包块消失，舌质淡红，脉沉细，食欲转佳而痊愈。

随访：1981年4月随访，双乳平时不痛，针后4个月经来无痛而微胀，别无不适。

【按语】

郭诚杰认为辨证施治是认识疾病和解除病痛的关键，是中医治病的精髓。乳癖虽是乳腺局部病变，但郭诚杰针对乳癖的治疗强调乳癖的发生与内脏功能的密切关系，即"有诸内必形诸外"。郭诚杰认为外在的乳癖是脏腑功能失和的外在表现，所以郭诚杰确立的乳癖治则首先是标本缓急原则。乳房肿块、疼痛为标，脏腑功能失和为本，针对临床常见乳癖证型特点，临床常用标本兼治的治则，既治其局部肿块和疼痛，也要辨证分型调理脏腑功能。还应遵循三因治宜原则，即因人、因时、因地制宜治疗。在乳癖治疗中，既根据辨病针对疼痛、肿块进行主穴针刺治疗，同时又结合个体体质特点、病症进展情况及不同地域特点等内外环境因素的变化对乳腺病的影响，在主穴基础上，辨证施治选穴用药，辨病求同，辨证求异，治疗中有"常"有"变"，反映了中医以人的功能为中心的个体化治疗特点，体现了中医临床中辨证思维的特质。郭诚杰主张乳癖的治疗也要因时制宜，结合患者月经的周期，痛时而治，行经则止，针刺治疗在取主穴基础上，根据辨证加减用穴，必要时内服中药。

本案患者素性急而易怒，致肝气横逆，疏泄失职，局部乳络气滞而血不行，故经前乳胀痛加重，兼之素体虚弱，加之劳累过度，气血耗伤，则面色枯黄，少气无力，语音低微，舌质淡，脉沉细。由于精血阴亏，神失濡养，则时见失眠。证属气血亏损，兼见肝郁之乳癖。本案是依据"急则治其标，缓则治其本"的原则，按照病情主次缓急而施治的。初针选取双侧屋翳、足三里、外关、肩井、天宗、肝俞及任脉之膻中，针10余次后双乳疼痛减轻，而针第 14 次病情反复，乳痛复旧。经问诊，近几天来整夜不能入睡，精神极度疲惫。分析其因，系患者平素性急躁易怒，肝郁化火而伤及肝肾之阴而致肝肾阴虚，阴虚则火必旺，火旺必扰心神；加之素体虚弱，气血亏虚，神失所养，故见失眠且重。根据标本缓急治则，失眠之病为标病，由于失眠暂时扰乱了机体生理功能的调节，导致了继针无效的结果。故施以神门、印堂和三阴交，三穴相配以安神定志、交通心肾而调阴阳。针 4 次后失眠愈，继而针刺乳腺增生病取穴，于第 3 个疗程后双乳疼痛及包块消失，舌质淡红，脉沉细，食欲转佳而痊愈。

郭诚杰在治疗乳癖病时，其临床思维的特点充分体现了作为一名现代中医衷中参西的特质，概括起来，对乳癖病的认识上，先定病，后立证，并且以证为主，把握乳癖的临床特点。本案乳癖病，病位在肝，证属气血亏虚兼有肝郁；在治疗时，以整体观为主，宏观上确立标本缓急、因人制宜及辨证论治的原则，本案患者素性急而易怒，致肝气横逆，疏泄失职，局部乳络气滞而血不行，兼之素体虚弱，加之劳累过度，气血耗伤。更因精血阴亏，神失濡养，则时见失眠。郭诚杰辨证后认为，失眠为其标病，根据标本缓急原则，调整针刺治疗方案。具体实施上，郭诚杰根据患者具体病情，采用针刺治疗方法和辨证取穴，实现了高水平的个体化医疗。

3. 肝肾阴虚兼肝郁型乳癖

姚某，女，40 岁，1998 年 5 月 30 日初诊。

主诉：双乳疼痛、肿块 6 年，加重 3 年。

现病史：6 年前人工流产后，自感双侧乳房疼痛并见肿块，且逐渐增大。在咸阳市第二人民医院肿瘤科诊为"乳腺增生病"，内服中药（不详），注射"土贝母"等药治疗疼痛有所减轻，但停药后又渐加重。近 3 年来每次月经前、生气后双乳疼痛加重、憋胀不适，并伴有头晕、目眩、耳鸣、入睡困难、多梦、乏力、胸胁胀满、咽干口苦、腰膝酸软、月经前后心烦急躁等症。

既往史：10年前患有肺结核、慢性肠炎。

查体：精神欠佳，形体消瘦，舌红少津，苔薄白，脉细稍弦。专科检查，双乳对称，乳头无溢液，双乳外上象限各触及4.5cm×3.5cm肿块，质较硬，活动度可，边界尚清，与周围组织无粘连，压痛（++），锁骨及腋下淋巴结未触及。红外线示乳腺增生病。

诊断：肝肾阴虚兼肝郁型乳癖。

治法：滋补肝肾之阴，佐以疏肝通络。

取穴：甲组：屋翳（双侧），乳根（双侧），太溪（双侧），三阴交（双侧）；乙组：肩井（双侧），肝俞（双侧），太溪（双侧），三阴交（双侧）。

刺法：两组穴交替使用，每日1次，每次30分钟，10次为1个疗程。

二诊（1998年6月14日）：脉舌、腰困同前。双乳疼痛、头晕、心烦、咽干口苦、胸胁胀满有所减轻，食纳可。触及双乳外上象限肿块缩小至3.5cm×3cm，压痛（+）。休息3天继针，治疗方案同1998年5月30日。

三诊（1998年6月29日）：察其精神好转，舌淡、少津，脉弦细。双乳疼痛明显减轻，心烦、胸闷消失，睡眠可，腰膝酸软减轻，但仍梦多。触及双乳外上肿块缩小至3cm×3cm，压之微痛，效不更方，治疗方案同上。休息3天继针。

四诊（1998年7月13日）：精神明显好转，脉舌同前。自感双乳微痛，心烦、胸闷消失，睡眠、食欲可，腰酸困明显减轻，触及双乳肿块缩小为2cm×2cm，质软、触压微痛。治法同前，休息3天，继针。

五诊（1998年7月24日）：精神可，舌质淡红，苔薄白，脉细弦。经前、生气、劳累后乳房疼痛消失，但尚有微咽干、腰困乏力，触及双乳肿块缩小为0.5cm×0.5cm，质软，无压痛。

【按语】

本患者因为素体肝肾阴虚，阴水虚少，失于滋木，肝失条达而郁滞，其本在于肝肾阴虚，其标为肝郁，肝郁失于对乳络的疏畅条达，而见乳痛、结块。三阴交属足三阴经之交会穴，均通冲任，太溪为肾经原穴，为滋补肾阴之要穴，二穴合，壮水行舟，补肝肾之阴，余穴功在通乳络，散乳结，理肝气。

治疗的整个过程始终以滋补肝肾之阴为主、为本，辅以通散疏肝为标。临床体会，肝肾阴虚型或以此为主的病人与其他各型乳腺增生者比较，治疗后一部分患者往往留有一定症状或体征。

4. 肝火兼血瘀型乳癖

张某，女，42岁，2012年8月31日初诊。

主诉：双乳胀痛、肿块3年余，加重并伴灼热1个月。

现病史：患者于3年前因与人吵架后双乳发现肿块并伴乳房胀痛，随后又阵发刺痛，乳痛常于月经前10天发生，近1个月来刺痛明显加重，且左乳块处有灼热感，其痛由原来的偶然阵性发作变为频繁发生，且持续时间较原来延长，并向左侧腋下放散，病人自述衣服触及也感疼痛，烦躁易怒，口苦，咽喉干燥，多梦，纳食不佳，大便不畅。曾在本地医院服用中药（不详），效不佳，已于本院针灸科针刺治疗5次，中药离子导入治疗1次，自感痛未减轻。末次月经2012年8月5日来潮，量少，色黑有块，少腹微痛。

查体：精神可，面色略暗，舌质暗红，苔薄白腻，脉弦涩。专科检查：月经前4天，双乳对称，乳头乳晕偏黑，左乳外上象限可触及2cm×3cm肿块，活动度欠佳，质略硬，右乳头上可触及3cm×3cm肿块，质中，边界弥漫，双乳触、压痛均（＋＋），双腋下淋巴结未触及。彩超示：双侧乳腺增生。

诊断：肝郁气滞而致血行不畅，瘀血阻闭乳络而成血瘀型乳癖。

治法：活血化瘀，疏肝理气，清热止痛。

方药：丹参30g，川芎15g，三七粉5g（冲服），元胡10g，当归15g，白芍15g，柴胡10g，香附15g，蒲公英20g，金银花15g，紫花地丁 15g，莪术 10g。

5 剂，水煎服，每日 1 剂。

二诊（2012 年 9 月 4 日）：经服用上药 5 剂后，双乳刺痛、胀痛、多梦、大便不畅较前均减轻，左乳热感消失，纳食可。查体见左乳外上象限肿块为 1.5cm×1.5cm，右乳头上可触及 2cm×2cm 肿块，质均较前稍变软，双乳触、压痛均（＋），精神稍好转，面色、舌、脉如故。继续服用 2012 年 8 月 31 日方，5 剂，水煎服，每日 1 剂。针刺治疗：取左、右侧乳部肿块局部阿是穴、屋翳（双侧）、乳根（双侧）、合谷（双侧）、血海（双侧）、三阴交（双侧），留针 30 分钟，每日 1 次。

三诊（2012 年 9 月 10 日）：经服用上方和针刺治疗后，双乳胀痛消失，刺痛明显减轻。左乳内上疼痛，睡眠欠佳，饮食可，大便略干。查：经前 10 天，左乳未触及肿块，自觉左乳内上近胸骨处不适，无压痛，右乳头上有 1.5cm×1.5cm 质中增厚腺体，无触、压痛。精神、面色均稍好转，舌质淡，苔薄白，脉弦细。治疗同前。

四诊（2012 年 9 月 15 日）：经针刺及药物治疗后，左乳疼痛及不适感消失，右乳仍有轻微偶发刺痛，睡眠可，二便调。查：左乳未触及肿块，右乳头触及散在颗粒，舌质淡红，苔薄白，脉弦细。治疗同前。

五诊（2012 年 9 月 20 日）：经针刺及药物治疗后胸胁胀痛消失。查：双乳未触及肿块，无压痛，舌质淡红，苔薄白，脉弦。临床治愈。

【按语】

本案病由肝郁气滞，气郁化火，气滞血瘀，瘀血阻滞于乳络而结块，不通则痛。经辨证后取穴，屋翳、乳根局部选穴，以宣畅乳部阳明经气而活血通络，宽胸理气，消除患部气血之瘀阻；阿是穴更发挥局部消块、通络作用而缓解疼痛；合谷（双侧）助局部穴位疏通阳明经气，加强通络止痛之力；血海（双侧）、三阴交（双侧）具有较好的活血化瘀作用。诸穴相配，疗效相得益彰，故取得了较好的疗效。

5. 肝郁脾虚型乳衄

张某，女，45 岁，1992 年 4 月 13 日初诊。

主诉：右乳头溢液 3 个月。

现病史：患者 3 个月前因家庭琐事致情志不畅，即发现右乳头出现溢液，未予重视。后逐渐加重，但无疼痛感，伴有月经量少，周期紊乱，饮食、二便无异常，1 个月前曾去西安某医院就诊被确诊为"右乳导管内瘤"，欲住院行手术治疗，入院 3 日后看到同病房患者术后的痛苦状态，第 4 日清晨拒绝手术而出院。回家后思想负担较重，以为将不久于人世，给儿女流泪嘱托后事，致使全家沉浸在悲痛之中，故来诊时，母女双双流泪哭叙病情。

查体：体形匀称，神情颓丧，悲伤不止。面色白无华。胸廓对称，双乳形态未见异常，左右对称，乳头、乳晕及皮色无异常，右乳头有粉红色溢液，质地清稀，量多，内衣见多处血红色印迹，按压乳头周围时溢液呈喷射状喷出，乳房周围未触及肿块。舌质淡红，苔略黄，脉弦。

辨证：患者因情志不遂，肝气不畅，肝失疏泄，郁而化火，故见心烦，善太息。女子乳头属肝，肝火上炎灼伤乳络，加之肝火旺盛，克制脾土，脾失统血之力，故可见乳头溢出血液，色淡、量大。脾虚难以运化，见不欲饮食，肝火耗伤阴液，致使阴虚不能敛阳，故见入睡困难。舌淡为脾虚之象，脉弦、苔略黄为有肝郁化火之证。

诊断：乳衄，证属肝郁化火，脾失统血。

治法：清泻肝火，疏理肝气，健脾止血。

取穴：甲组穴位，屋翳（双侧），乳根（双侧），合谷（双侧），用泻法；足三里（双侧），用补法。乙组穴位，膈俞（双侧），脾俞（双侧），补法；肝俞（双侧），泻法。

方解：屋翳、乳根为足阳明胃经穴，分别位于乳房的上下方，是治疗乳房疾病的常用穴，属局部取穴，具有疏通局部血络、止血化瘀之功效。合谷为手阳明大肠经原穴，阳明经多气多血，足阳明胃经过乳房，妇女以血为本，取合谷，属辨证取穴，同名经配穴，以调气通经，活血止痛，泄热。故用泻法。足三里为胃的下合穴、五输穴的合穴，是治疗脾胃病证的主穴，脾胃运化水谷，为后天之本，患者右乳溢出血液色虽淡但量大，故取足三里，针刺补法，以补益气血。并且经研究证实针刺合谷和足三里还可提高自身免疫力。膈俞、脾俞、肝俞都为足太阳膀胱经穴，是相应脏腑之气在背部输注的部位。膈俞为八会穴之血会，善于调血理气，故主治血虚、各种出血、血瘀、血虚内热等与血有关的病证，可加灸以加强补益作用；脾俞为脾的背俞穴，能够调脾胃、理气血，治疗各种脾胃疾病，与脾胃的生理功能密切相关，故取脾俞针对患者由脾虚所致的不欲饮食和右乳溢血之症。两穴合用补法即为健脾益气、调理血气、恢复脾统血之功。肝俞为肝的背俞穴，本病由肝郁所致，故直接取肝俞，用泻法，疏肝理气，泻火济阴，以改善患者的肝郁及阴虚症状。该治疗每日 1 次，连续 10 次为 1 个疗程。每疗程休息 2 ～ 4 天。

二诊（1992 年 4 月 25 日）：已针 10 次，右乳溢液分泌量未减，眼观溢液呈淡红色，质较清稀，别无不适。

三诊（1992 年 5 月 8 日）：第 2 个疗程后，右乳溢液量较前减少，挤压时仍有溢出，但已无喷射状，其色清亮。

四诊（1992 年 5 月 12 日）：因症状较前好转，神情安定，烦躁消失，饮食、二便、睡眠均可，为了加快疗效配服清热疏肝、健脾和营之中药丹栀逍遥散加减。针灸原定两组穴去足三里加阴陵泉以增强健脾利湿之功。

五诊（1992 年 5 月 25 日）：经针刺治疗 3 个疗程，配服中药 8 剂后，右乳溢液挤压时未见溢出，饮食、二便、睡眠均可，月经周期不规律，舌、脉无特殊变化，属近期治愈。停止治疗，3 个月后复查。

六诊（1992 年 9 月 2 日）：乳头未见溢液，乳头、乳晕未见异常，乳房未触及肿块，无压痛，已愈。

【按语】

通过多年的临床治疗，郭诚杰从思想上改变了此病非手术治疗不可的观念，通过近20年来对数十例导管内瘤患者的治疗，积累了一些经验，用针刺治疗配服中药，一般多能在2～3个月获愈。针刺可根据病情选配穴位，但患乳的屋翳、乳根两穴必选。中药用黄芪、当归补益气血；柴胡疏肝解郁，条达肝气；白术、茯苓健脾益气，使脾运化有权，统摄有度；牡丹皮、栀子清热除烦，活血散瘀，利三焦；加用蒲公英、重楼、山慈菇以清热败毒，并且现代药理研究也已证明这3种清热药有抗肿瘤的作用。针药结合多能治愈此病。据郭诚杰实验观察针刺可以提高人体免疫功能和调整内分泌，增强机体的抗癌能力，兼服中药两者相得益彰，从而达到祛邪而不伤正的目的，也免除服抗癌药物的副作用，一些人认为针刺乳腺部位的穴位可能促使癌细胞转移的观点，显然是一种没有理由的臆测，缺乏可靠的依据。

五、传承谱系

1. 第一代传承人

（1）郭英民

陕西中医药大学副主任医师，郭诚杰的儿子，师承传承弟子。一直跟随郭诚杰从事针灸临床、教学集科研工作。发表过多篇郭诚杰学术思想及临床经验学术论文。

（2）殷克敬

陕西中医药大学教授，主任医师，陕西省名老中医，全国名老中医。从事针灸教学、临床和科研近50年，长期和郭诚杰工作和学习，发表过多篇郭诚杰学术思想及临床经验学术论文。

（3）昌兴国

陕西中医药大学教授，主任医师，郭诚杰临床及科研团队主要成员。从事针灸和神经内科的教学、临床和科研工作 40 余年。

（4）郑少祥

陕西中医药大学副教授，从事针灸和神经内科的教学、临床和科研工作近 40 年。郭诚杰临床科研团队主要成员。

（5）张卫华

陕西中医药大学教授，副主任医师，硕士生导师，从事针灸推拿教学、临床和科研工作近 30 余年。长期跟随郭诚杰从事针灸临床、教学及科研工作。现任陕西针灸学会副秘书长、陕西省针灸学会临床分会副主任委员、中国针灸学会学术流派专业委员会副主任委员、郭诚杰教授名医工作室负责人。发表过多篇郭诚杰学术思想及临床经验学术论文，出版有《著名针灸专家郭诚杰教授临床经验精粹》一书。

（6）张仁

现任上海中医文献研究所研究员，中国针灸学会副会长。

（7）张宏印

现任北京大学教授、校医院院长。

（8）曹荣禄

现任陕西省中医医院主任医师。

（9）陈振江

现居于美国。

（10）鞠大宏

现任中国中医科学院基础研究中心主任、博士生导师、研究员。

（11）刘洁

现任湖南中医药大学第一附属医院教授、主任医师、中医科主任。

2. 第二代传承人

（1）王长海

现任空军军医大学西京医院针灸科教授、主任医师。

（2）齐仓仓

现居美国。

（3）王宏才

博士生导师。现任中国中医科学院研究员，世界针灸学会联合会副秘书长。

（4）赵仓焕

现任暨南大学中医系教授、主任医师。

（5）党文

现居于加拿大。

（6）卓廉士

现居于中国台湾。

（7）蔡立皓

现任北京市隆福医院主任医师。

（8）杜元灏

现任天津中医药大学第一附属医院教授、博士生导师、主任医师。

（9）吴鎏桢

现任北京大学生命科学院教授、博士生导师。

（10）刘丽军

现任河北省石家庄白求恩和平医院针灸科主任医师。

（11）李峰

现任空军军医大学西京医院教授、主任医师、中医科主任。

（12）董建勇

现任温州医科大学教授。

（13）姚俊清

现任北京海淀医院主任医师、针灸科主任。

（14）苏同生

现任陕西省中医研究院主任医师、针灸科副主任。"三秦学者"特聘教授。

（15）郑平菊

现任空军军医大学肿瘤研究室教授。

（16）张春燕

现任同济大学附属东方医院教授、主任医师。

（17）艾炳蔚

现任江苏省中医医院教授、主任医师、博士生导师。

（18）赵百孝

现任北京中医药大学教授、针灸学院院长、博士生导师。

（19）乔雪峰

现居于中国台湾。

（20）程小红

现任陕西省中医医院主任医师、科研处处长、博士生导师。

（21）闫丽萍

现任南京中医药大学第二临床医学院教授、博士生导师。

（22）余明哲

现居于美国。

（23）余宽仁

现居于中国台湾。

（24）李智钦

现居于中国台湾。

（25）王瑞辉

现任陕西中医药大学教授、针灸学专家、副校长、博士生导师。

（26）曾旭良

现居于中国台湾。

（27）耿向东

现在北京市海淀区卫生局工作。

（28）刘英儒

现居于中国台湾。

（29）林玲

现居于中国台湾。

（30）张卫

现在上海市针灸经络研究所工作。

（31）朱飞奇

现任广东省韶关市粤北人民医院神经内科副主任医师。

3. 第三代传承人

（1）贾成文

陕西中医药大学教授、硕士生导师，郭诚杰名医工作室主要成员。主要从事针灸教学、临床及科研工作 30 余年。

（2）雷正权

陕西中医药大学教授、主任医师、硕士生导师，陕西中医药大学针灸推拿系党总支书记，郭诚杰名医工作室主要成员。主要从事针灸教学、临床及科研工作近 30 年。

（3）陆建

陕西中医药大学副教授，主要从事中医康复教学、临床及科研工作。郭诚杰名医工作室主要成员。发表过多篇郭诚杰教授学术思想与临床经验整理论文。

（4）刘娟

陕西中医药大学讲师，主要从事针灸教学、临床及科研工作。郭诚杰名医工作室主要成员，郭诚杰教授工作秘书。发表过多篇郭诚杰教授学术思想与临床经验整理论文。

（5）赵晓平

陕西中医药大学附属医院主任医师、教授、硕士生导师，主要从事脑外科的临床、教学和科研工作近 30 年。郭诚杰名医工作室主要成员。

（6）牛晓梅

陕西中医药大学附属医院副主任医师，在读博士。主要从事针灸推拿的教学、临床及科研工作。郭诚杰名医工作室主要成员。

（7）杨斌

陕西中医药大学附属医院副主任医师，主要从事针灸推拿的教学、临床及科研工作。郭诚杰名医工作室主要成员。

（8）赵敏怡

陕西省泾阳县永安医院主治医师，主要从事针灸、乳腺疾病的临床工作。郭诚杰教授临床经验辐射基地主要成员。

参考文献

[1] 郭诚杰.乳腺增生病的研究进展[J].陕西中医，1981，2（5）：29.

[2] 郭诚杰，张卫华.乳癖的辨证与针灸治疗[J].陕西中医，1985，6（7）：317.

[3] 郭英民.乳腺增生病的中医治疗概况[J].陕西中医函授，1993，4：42-44.

[4] 殷克敬，张卫华，安军明，等.名老中医郭诚杰教授临证思辨特点[J].现代中医药，2010，9（5）：1-3.

[5] 郭庭信，郭诚杰.乳腺增生病有关调查[J].陕西中医学院学报，1985，3（7）：33-34.

[6] 郭诚杰，昌兴国，韩祥庭，等.针刺治疗乳腺增生病150例临床观察[J].陕西中医，1982，3（6）：1-3.

[7] 郭诚杰，张宏印，殷克敬，等.针刺对抗E3所致家兔乳腺增生病的观察[J].陕西中医，1987，8（11）：517-518.

[8] 郭诚杰，张卫华，郑少祥，等.针刺治疗乳腺增生病114例疗效观察及机理探讨[J].陕西中医，1988，9（5）：193-195.

[9] 张卫华，郭英民，郭新荣，等.针刺屋翳、乳根等穴治疗乳腺增生病1678例[C]//中国针灸学会."针灸诊疗规范化研究的思路"学术论文集.北京：[出版者不详]，2008：162-164.

[10] 吴焕淦，刘立公，陈跃来，等.灸法的继承与创新[C]//中国针灸学会."针灸诊疗规范化研究的思路"学术论文集.北京：[出版者不详]，2008：24-28.

[11] 吴焕淦，张必萌，刘慧荣，等.针灸临床研究的战略思考[C]//中国针灸学会."针灸诊疗规范化研究的思路"学术论文集.北京：[出版者不详]，2008：252-255.

[12] 朱莹，殷克敬，张宏印.对比针刺阴郄、郄门、内关穴对家兔实验性急性心肌缺血的疗效观察 [J].陕西中医学院学报，1994，1：22–24.

[13] 殷克敬，苏同生.针刺对乳腺癌病理状态调逆的实验研究 [J].针灸学报，1992，4：20–22.

[14] 吴鎏祯，崔彩莲.针刺对老年小白鼠胸腺超微结构的影响 [J].中医杂志，1990，12：38–40.

[15] 杜元灏.腧穴活血化瘀特异性的初步研究 [J].陕西中医学院学报，1993，1：36–39.

[16] 韩旭，艾炳蔚，藏杰东.中医药治疗失眠症的方法与思路研究述评 [J].云南中医中药杂志，2009，8：63–65.

[17] 艾炳蔚，雷正权.针灸大家郭诚杰 [J].中医学报，2012，8（8）：953–954.

[18] 程蔚蔚，胡修全.乳腺疾病 [M].北京：中国医药科技出版社，2009.

[19] 孙秀军，赵永庆.集安市区妇女乳腺疾病普查状况分析 [J].中国煤炭医学杂志，2011，14（11）：1687–1688.

[20] 黎国，王松鹤.应用临床乳腺病学 [M].北京：中国医药科技出版社，2002.

[21] 王晋，杨胜利.佛山地区 6542 例乳腺普查结果分析 [J].中国现代医学杂志，2011，21（22）：2783–2784.

[22] 沈镇宙，陆劲松，邵志敏.乳腺疾病综合诊断学 [M].上海：上海科学技术出版社，2012.

[23] 吾伟.乳腺病临床诊治 [M].北京：人民卫生出版社，2002.

[24] 张卫华，李芳琴，李艳，等.乳腺增生病症状量化积分研究 [J].陕西中医学院学报，2011，34（2）：9–11.

[25] 郭诚杰，郭英民.针药并治乳房病 [M].上海：上海中医药大学出版社，2001.

[26] 王新华.中医学对人体生命活动物质基础的认识 [J].江苏中医药，1992，13（7）：38–40.

[27] 郭英民，郭诚杰.针刺治疗乳腺增生病 1067 例临床疗效观察 [J].陕西中医，2001，24（2）：30.

[28] 张卫华，陆健，刘娟，等.郭诚杰教授临床诊断乳腺病经验 [J].陕西中医学院学报，2013，5（3）：33–34.

[29] 陆健，张卫华.郭诚杰教授养生经验介绍 [J].新中医，2010，10（10）：142-144.

[30] 安军明，李迎真，吕静，等.郭诚杰教授学术成就与思想述要 [J].上海针灸杂志，2012，6（6）：371-372.

[31] 王亚渭.郭诚杰教授针药结合治疗乳腺增生病的经验 [J].陕西中医，2009，30（9）：1362-1363.

[32] 殷克敬.郭诚杰教授治疗乳癖经验简介 [J].陕西中医，1990，11（8）：337-338.

[33] 刘坚.郭诚杰教授学术经验介绍 [C]// 中国针灸学会.中国针灸学会全国中青年针灸推拿学术经验交流会论文汇编.北京：[出版者不详]，1999：9.

[34] 殷克敬，孙福生.针灸道路上的探求者 [J].陕西中医学院学报，1983，12：50-54.

[35] 刘坚.郭诚杰针灸治疗乳腺病经验 [J].中医文献杂志，1999，8：28-29.

[36] 赵娴，张卫华.郭诚杰教授针药并用治疗乳腺增生病经验介绍 [J].新中医，2011，43（5）：166-167.

[37] 陆健，李瀛均，张卫华.郭诚杰教授诊治乳腺增生病临证思维的研究 [J].现代中医药，2013，33（3）：5-6.

[38] 刘娟，张卫华.郭诚杰教授治疗乳癖伴乳房发热症经验总结 [J].陕西中医学院学报，2013，36（4）：35-36.

[39] 郭英明.郭诚杰教授诊治乳癖经验介绍 [J].上海针灸杂志，1994，13（4）：147-148.

[40] 郭英民，郭向阳.郭诚杰教授学术思想述要 [J].陕西中医学院学报，2002，25（2）：22-23.

[41] 张卫华.著名针灸学家郭诚杰教授临床经验精粹 [M].西安：西安交通大学出版社，2013.

第六章

张　缙

一、成才之路

张缙，原名张国梁，男，汉族，1930 年 10 月 25 日生，辽宁省黑山县人，国内外著名针灸专家、研究员、博士研究生导师，享受国务院政府特殊津贴，全国针法灸法学科带头人。曾任中国针灸学会资深常务理事、中国针灸学会针法灸法分会主任委员、中国东北针灸经络研究会会长、中国国际针灸考试委员会委员、国家自然科学基金委员会评审专家。张缙穷其毕生精力致力于运用针刺手法提高针灸临床疗效的研究，从医 50 余年，从实践到理论，完善了针灸技术的基本功训练、单式手法、复式手法、针刺得气和针刺补泻等理论，并通过实验反复验证，在针刺手法研究方面取得了丰硕成果。

1. 幼承庭训，长遇名师

张缙 1930 年出生于辽宁省黑山县半拉门镇，在颠沛流离之中，就读于民国时期的大学。由于解放战争形势的发展，国民党当局把东北部分大中院校迁到北平（今北京）。北平教育当局视东北学生为异邦之士，所给的教室是残垣断壁，课桌是折腿少臂，几乎无老师授课。就在这几乎露宿街头沿街乞讨的悲惨境界中，国民党当局叫东北学生"投笔从戎"，激起了广大进步学生的愤慨。张缙受到这些进步学生的影响。

2. 机缘巧合，西医转行成为中医

1951 年，张缙毕业于中国医科大学，毕业后参加抗美援朝战争，在东北军区的二十六后方医院做了一名外科大夫。在做西医大夫的过程中，一个偶然的机会，他得到了一本针灸家朱琏写的《新针灸学》。每当得闲，张缙便认真阅读、仔细揣摩，在不知不觉中就走进了中医的世界、针灸的殿堂。回忆起那段时光，张缙掩饰不住激动的心情，人也仿佛年轻了许多。张缙曾回忆说："葛春胜是当年我在尚志医院工作的同事，是药剂科的主任。一天，他突然得了重症胃痉挛，吃了许多药，毫无效果，医生们都束手无策，医务科的金科长对我说给他用针灸试一试，我立刻找来《新针灸学》，按上面写的方法，先针中脘、梁门、足三里，结果不见效，我又改刺脾俞、胃俞二穴，奇迹发生了，他的胃竟然完全不疼了。这件事给了我极大的信心。"无独有偶，葛春胜的母亲得了急性结膜炎，老太太特信针灸，所以坚持要求张缙为她针灸。这次张缙在她的睛明、鱼腰、瞳子髎、合谷四个穴位上行针，然后留针 1 个多小时，出针后，眼睛的肿痛感就大有好转；第二天，又用同样的方法给老太太扎了一次针，这次出针后，不适的症状就几乎完全消失了；第三天，再次施针结束后，老太太的眼睛就完全好了。"张缙会针灸"的这个名声就在本院、本系统医药管理局里传开了。

1954 年 7 月，卫生部在北京举办了全国医学院校高级针灸师资培训班，张缙被省里指名送去学习。由北京学习归来后，他就在省里办了为期 1 年的黑龙江省针灸师资训练班，为省里培养出100 多名针灸人才。

3. 艰难岁月，成就针灸精湛技艺

1952 年张缙到亮河乡去工作，他向当地一位针灸大夫问如何才能学好针灸，这位王老大夫说："你就苦练，熟能生巧。"他记住了"苦练"二字。他的一位同学有一顶皮帽子，一开会他就顺手扔到一边，因为动物的皮与人的皮肤有某些相似之处，所以他每次一扔，张缙就把他的皮帽子拿过来，在皮帽子上练针。当时的办公桌都是松木的，红松质地松软，抽屉梆上又不刷油漆，他就在抽屉梆上练针，扎得像筛子孔一样，他说他苦练 2 年指力，成全一生针灸。

1956 年，张缙被调入黑龙江省祖国医药研究所担任建所筹备组成员兼秘书，并负责针灸经络研究室工作。正当他励精图治之时，却于 1957 年被划为"右派"，下放到黑龙江省林口县刁翎乡。

从 1957～1962 年的 4 年半时间里，张缙一直给病人扎针治病。张缙回忆说："当时就凭一根针，方圆百十里的人都来找我针灸，每天都要扎，少则十几个，多则几十个，当时没有药，我只能用这一根针。先是影响我干活，后来就只能扎针灸不干活了，患者什么病都来找我，我在给他们治病的同时，也积累了大量的全科针灸经验，为我以后的研究提供了非常好的实践基础。"

张缙在给病人看病的同时，特别注意运用在北京向名医们学到的针刺手法。张缙说针灸是中医的精髓之一，而针刺手法又是针灸的精髓。1963 年，张缙调回了原单位。他在以后的研究中，对针刺手法进行了全面的研究，包括针刺手法基本功训练的研究、进针法的研究、二十四式单式手法的研究、复式手法的研究、针刺补泻的研究、针刺得气的研究、针感和经络理论的研究等。其中单式手法经过长达 12 年的研究，张缙把它归纳成 24 法，一是讲它的术式，二是重点讲方法，三是把它有序地配对分类成 24 个字的口诀，使之能在对比中了解手法的真谛。对于复式手法，张缙也有自己独特的见解，他认为，基本手法一个是"烧山火"，一个是"透天凉"，阴中隐阳、阳中隐阴就是"烧山火""透天凉"的颠倒配对。再一个是飞经走气，气至病所，这两套知识完全掌握后，所有手法也就都学会了。张缙根据文献的记载及自身的实践，研究出针刺手法关键在于"力"的运用，针是"力"的载体，要"力贯针中，力在针前，针随力入"，按照这套程序进针，针入穴内，可立刻得气。

4. 实事求是，总结循经感传规律

张缙认为："中医研究不能离开临床，离开临床为主的研究就没法研究中医。这不是想出来的，这是从无数次失败中，总结出来的。"经络理论是指导针灸临床的最重要的理论，究竟怎样用经络理论去具体指导针灸临床，特别是指导针刺手法，在针灸史上一直是最大的难题。20 世纪 70 年代研究针麻时，一开始就把经络研究提到议事日程上来，1975 年 1 月在西安召开的全国针麻工作

会议上，张缙领导的黑龙江团队，参加了循经感传的研究，并且是主力团队之一。黑龙江的循经感传研究是 1972 年开始的，先是在 1000 例患者身上调查，总结了循经感传的现象；接着又在 2014 例患者身上进行较为深入的研究，这次研究总结出循经感传的 8 个规律性，即循经感传的普遍性和潜在性（即隐性），可激性和可控性，趋病性和效应性，循经性和变异性。循经感传规律性的提出是大事，为了慎重起见，他们又组织了 1717 例的追试，又一次证实了这些规律性是可以重复的。在这些研究的基础上张缙提出了"肯定现象，掌握规律，提高效果，阐明本质"的十六字循经感传研究方略。

作为循经感传研究的主力之一，黑龙江针灸界还是继续了自己的探索，张缙和他的 50 位博士、硕士研究生课题几乎都是循经感传、针刺手法与疑难症的交叉验证，在海外招收的二十几名研究生，也多是同类的题目。张缙在 20 年前就提出《灵枢》里面有关感传方向的记载，有两套不同理论来说明经气循行和营血循行，讲经气循行的有《灵枢·本输》《灵枢·根结》和《灵枢·卫气》，他把这 3 篇的向心循行称之为"井合流注"（五输穴讲的是所出为"井"，所入为"合"），把《灵枢·经脉》上讲十二经周而复始的循行称为"肺肝流注"，因为这套循行的规律是从手太阴肺经开始至足厥阴肝经为止。井合流注的核心是要激发四末经气向腹部、胸部和颈项以上的脏腑四官的循行，而其最终目的是使经气传至病所，而肺肝流注讲的是人身营血周而复始如环无端的循行，以营人的正常生理功能，这样一分，两者就清清楚楚，由这一点上也可以看出离开经典医籍，离开了临床是没办法把问题搞清楚的。张缙结合针刺手法研究循经感传，从古典文献研究到临床的针灸手法实际验证，才使这一两千年来的难题得到破解。

张缙和他所领导的循经感传研究团队，从 1972 年开始研究循经感传，历经 30 多年，他们取得了丰硕的成果。张缙经过规律性研究之后再升华，按照张仲景研究《伤寒论》的路子，用了 30 年的时间，将其归纳成一套理论：循经感传是人体机能的调节系统。

5. 著书立说，针灸经典泽被后世

张缙坚持每天早晨5点起床，50多年来从未有过懈怠，编著校释了针灸专著6部，撰写学术论文100多篇，有13项科研工作获得了国家、省等各级科研成果奖和科技进步奖。

张缙早年在北京全国高级针灸师资培训班学习时，听到当时北京针灸名家高凤桐和孙振寰两位老先生讲授《针灸大成》。《针灸大成》一书是明代针灸大师杨继洲撰写的37万字的针灸专著，清代和民国年间针灸界几乎是人手一册，置之于案头，成为针灸医生身份的象征，是针灸医生所必备的。他在林口县刁翎乡被改造的时候，在劳动和看病之余，他把时间几乎全放到学习《针灸大成》上。1962年调回原单位后正赶上国家制定1963年医学科学研究十年规划，他报上了《针灸大成》的研究课题，被批准定为1963年国家医学科学研究十年规划第三十六项课题。经过20年的时间，张缙和他领导的团队完成了《针灸大成》的校释工作。原书为37万字，经过校勘、注释、提要、语译、按语等工作后，成书《针灸大成校释》将近百万字，由人民卫生出版社1984年出版，成为针灸古典医药中海内外畅销书之一，1989年获国家中医药管理局科技进步二等奖，1991年获国家出版总署古籍整理三等奖。在中医古籍研究室获此双奖殊荣的仅《针灸大成校释》与南京中医药大学的《本草纲目》二书。

在这一版中校释610处，注释2999条，语译345段，提要132条，按语337条，在注释中引用书目293种，其工作量之大可想而知。在2000年张缙又执笔对第1版《针灸大成校释》进行了修订。第2版的第一个看点在卷二和卷四上，按体例在按语一项中增加了有关针刺手法的多条卓见。张缙在负责起草国家标准《针灸技术操作规范毫针针刺手法》时，按规范的体例，只能写具体的做法而不能讲其立论依据、操作要领、技术关键和有关理论等问题。在体例允许的情况下，张缙就把这些不能写入《国家毫针针刺手法规范》之中的重要手法资料，分别写入《针灸大成校释》卷二、卷四的相关部分之内。这就为学习针刺手法规范提供了最佳的参考资料。

6. 让科技转化成生产力

张缙不但钻研针灸技艺，言传身教，而且求真务实，致力于把科学技术转化成生产力，在中医药新产品开发上也做了一系列工作，最重要的就是"北药"开发事业。张缙认为，黑龙江省是药材资源大省，这个资源应该得到更好的开发和利用。于是，在1986年，张缙联合朱有昌提出了七千言的"北药开发建议书"，并首次提出"北药"的新概念，认为药材是黑龙江省继煤、粮、木、油之外的另一个具有现实意义的支柱企业。

水有源，木有本，北药开发的源头还要从张缙"右派"时期说起。那时的张缙到制药厂进行过劳动，下乡搞过满山红的研究，当时国家要求，要用土法制药给农民解决问题。那时候，张缙所在的黑龙江省祖国医药研究所里就选择了兴安杜鹃治咳嗽，经过反复临床试验杜鹃酊治咳嗽效果很好。张缙为其命名"满山红"，后来"满山红"成了黑龙江省的一个著名的品牌，再后来经医药管理局审批后投产，改为"消咳喘"，出口到马来西亚、新加坡等国家。至于北药的命名，因为北药在北方的北寒温带，从它形成的那天开始，气候、地理条件就造就了这些植物药和动物药为"补益药"。地理环境因素决定了"补益药"南方没有，只有北方寒温带才能形成。这些在别的领域叫植物，在医学人手里就是药，把植物变成药，体现了中医文化的极大作用。到现在为止，由黑龙江省中医研究院牵头研制的满山红、刺五加双黄连剂还是黑龙江省重要药物资源。

1988年3月，张缙与助手李尔强医生一同首次正式赴匈牙利讲学。

1989年11月1日，匈牙利卫生部还邀请黑龙江省中医研究院院长、中国针法灸法研究会会长、黑龙江省针灸学会会长张缙作为匈牙利卫生部主考人，主持了匈牙利首届针灸专科医生资格考试，并将中国中医针灸作为医学科学的组成部分，列为匈牙利医学研究生教学内容。所有这些，为中方针灸医师在匈牙利进一步开设合资经营针灸项目铺平了道路。

7. 育人心得

张缙多年来致力于针灸教育事业，重视人才的培养。早在1956年他就办了黑龙江省第一期针灸师资训练班。20世纪60年代下放到农村劳动时，在艰苦的环境里，他也利用业余时间培养针灸人才。1979年以后，以他为首的黑龙江省针灸学会和黑龙江省中医研究院举办了多期针灸专科班、师资训练班，这批人才的培养与黑龙江省针灸学术的优势有直接关系。在他的努力下，在黑龙江省中医研究院建立了卫生部针灸经络进修教育基地，继之办了全国首届二年制的针灸研究班。又与中国中医研究院合办了第一、二、三期攻读硕士学位的针灸研究生班。在他的努力下，在全国研究生招生紧缩的情况下，将黑龙江省中医研究院（现为黑龙江省中医药科学院）研究生招生名额由3名扩大到15名，由本院自筹资金办教育，连续3年共招收针灸、中医、中药3个专业的40余名硕士研究生全部毕业并获得了硕士学位。张缙在黑龙江中医药大学培养了13名博士研究生，还在本单位培养了1名博士后。

张缙还在瑞士、匈牙利、罗马尼亚等国举办了针灸提高班，有500多人参加学习，并有多名外国医师拜他为师，还有日本、美国、新加坡、韩国、俄罗斯和西班牙等国派人来黑龙江省学习。这大大提高了黑龙江省针灸学术的世界地位，促进了针灸学术的发展。

张缙认为，时代的发展要求中医药界必须培养和造就一大批对本专业具备深邃的学术理论造诣、过硬的诊疗技能和科研能力的人才队伍，如此才能充分发挥中医药学特色，适应21世纪发展的要求，承担起振兴和发展中医药的重任。

在我国古代教育史上，师传徒受的方法几乎是唯一的方法。

师带徒，师传徒受，是我国几千年来一直延续下来的一种成功的教育方法，并且把古代的文学艺术、科学技术流传至今，而且代代有所发展。

现在国内外的教育体系中，都有导师带研究生这一教学方法。一个导师带一个或至多两三个研究生，无论从学习方法还是从师生比例来看，都和我国传统的师带徒方法一模一样。各国名牌大学的教授强调要通过带研究生发扬导师风格，来保持学科的优良传统。

二、学术思想与学术成就

1. 针灸的"大临床"

（1）针灸"大临床"提出的缘由

"临床"有广义和狭义之分。广义的临床，张缙借鉴农业科学用语，把它叫作"大临床"（相当于"大农业"）；而狭义的临床就是指一般的临床，是以治疗为直接目的的医事活动。

几十年来的针灸临床研究，都没有离开狭义临床这个小圈子。与临床直接有关的各学科，诸如经络、腧穴、刺灸等方面要是没有一定的进展，临床研究就将孤立无援，提高疗效就将毫无保证。临床研究的重要目的之一就是要提高疗效。疗效不能提高，临床研究岂不等于一句空话。要想临床疗效能较有把握的提高，要想对临床治疗有关规律能比较系统而深入地予以阐发，就必须改变狭义的临床观念，走"大临床"的研究道路。

"大临床"的针灸研究就是把针灸诸学科中四根顶梁柱《经络学》《腧穴学》《刺灸学》和《针灸治疗学》都纳入到"大临床"的范畴内，结合为一个"大临床体系"，形成以"大临床"为中心，以针灸的其他诸学（如实验、医史文献等）为辅助的一个完整的针灸临床研究学术网络，当然这要再下一番宏观调控的工夫。张缙认为，真正形成一套以大临床为中心的多学科协同攻关的体系，我们的临床研究才有可能取得突破性进展，才能改变过去一直不很景气的针灸临床研究局面。而这种协同翻转过来，以经络、腧穴、刺灸为中心时，则经络、腧穴、刺灸诸学科也必然会有所突破。各学科既要为本学科的发展进行研究，又要为大临床协同攻关服务，为临床疗效的敲定提供多方面的有力支持。大临床的研究是一个系统工程，要多兵种协同作战才能攻克这一关。

（2）经络研究、刺灸研究和腧穴研究

针法与灸法是临床治疗的主要手段，没有这个手段也就无法称之为针灸，这是针灸临床赖以维系的一条链带。现在临床主要施治手段是用毫针，而毫针的使用方法通常被称为针刺手法。针刺手法是针灸学术中的高精尖技术，是体现针灸医生水平的一个标志，针刺手法是博大精深的，是针灸学术中的瑰宝。因此想通过毫针治病，使之成为临床上的有效手段，必须对针刺得气、针刺补泻、毫针的单式手法及复式手法进行深入的研究，对手法要厘定术式，对连动手法制定操作程序，对补泻得气亦均需有相对的规范。这样，大家才能有个共同遵循的标准，也才能有共同的语言。

在十四经理论架构内，腧穴与十四经紧密地结合着。近年来在临床上出现了许许多多的部位针法，有人把它叫作"微针系统"。这些针法中有口针、眼针、腕踝针、手针和足针等，大有泛滥之势。暂不论其科学性及其存在价值，只从腧穴学角度看，由于有了这些名目繁多的针法，有人竟把原来的十四经腧穴定名为"体穴"。在临床甚至在教学上，很多人跟着宣传这种提法。如果我们真的把"体穴"默认下来，试问十四经理论岂不是被"砍下头来"，"去掉四肢"，只剩下一个"躯干"？如果没有十四经理论的支撑，"腧穴"将无理论可言，"腧穴配方学"亦将不复成为一个学科体系。在临床使用腧穴时，张缙认为首先就应该正本清源，别人叫什么由他去叫，是否科学，能否发展，自有历史来做结论。但我们从大临床角度来考虑，从经络理论角度来衡量，"体针"一词是绝对不能被接受的。提出"体针"之人的本意就是不承认经络理论，把经络理论从理论高度、学术高度上拉下来站在"疗法"

水平上，让其只成为一个"针灸疗法"，以对应"手针疗法""腕踝针疗法"等。从大临床，也就是从宏观上、从大视角上、从发展趋势上权衡这个问题，就不难看出，这是一个原则问题，是万万不能接受的。

由于腧穴学的发展，已经有了腧穴配方学和腧穴解剖学两个新的学科。针法微型外科就是建立在腧穴解剖学的基础之上，而腧穴配方学的涉猎面就更广，涉及经络理论即循经取穴，还涉及气反理论，这也是一种配方的原则。至于几千年来针灸医生在配穴方面的经验及其升华了的规律就更多，如五输穴、俞募穴、六合穴、十二原穴、交会穴及马丹阳十二穴、四总穴等。至于这些腧穴在不同的临床情况下应当怎样用，应该说都还没有进行深入的研究。在临床上腧穴学与针灸治疗学一交叉，更是一个十分复杂的问题。

从大临床角度看，经络研究、刺灸研究和腧穴研究一样是离不开临床的。经络学、刺灸学和腧穴学来源于临床，经过和临床结合进行研究，或与其他学科结合进行研究，一方面发展了各自的理论，更重要的是回过头来，经络学在新的高度上还要作为理论来指导临床，刺灸学和腧穴学作为方法又为临床所应用。

（3）针灸学术分科

张缙的《论针灸学术分科》是1977年发表的。在当时的历史阶段，根据需要和可能，依据针灸学术发展的水平，把针灸学分为"中国针灸医学史""经络学""腧穴学""腧穴配方学""刺灸学""针灸治疗学""各家针灸学说""实验针灸学""针刺麻醉学""腧穴解剖学"和"古典针灸医籍选讲"。这样分当时是为了举办全国针灸研究班，张缙在参与《甲乙经校释》稿审定时形成思路，在编著《针灸大成校释》中完成的构思。

针灸学术分科既直接促进针灸教育的发展，也必然促进针灸学术的全面发展。20世纪的这次针灸学术分科，不仅为"大临床"观念的提出埋下了大伏笔，也奠定了基础。针灸的分科是针灸学术发展的必然，而源于针灸临床的各个针灸分支学科的发展目的还是为大临床服务，离开这个目的，分科就没有任何意义了。针灸虽然分科了、发展了，但仍需还以新的综合过程。这个综合在今天是显得薄弱了，我们必须通过宏观调控来解决这个问题，来纠正发展方向的偏离。我国近代的经络研究、腧穴研究、针法灸法（包括针刺手法）研究及针灸临床研究都被这个问题困扰着，致使研究者常进入误区。这也是现代流行的"微观趋势""分析趋势"的一个负面影响。现在应当大声疾呼要正视"综合"，在任何一个环节都要有大大小小的系统工程观点，既要有微观的分析，又要有宏观的综合，两者要根据具体情况来调换使用，使宏观建筑在微观的基础上，使微观处于宏观的调控中。通过这种哲学观点的转变，"大临床"的观念才有活力。

（4）针灸"大临床"理论的意义

中医学具有两个突出的特点：一是从机能着眼来描述人体的脏腑器官和生理病理过程，在针灸领域内，举凡经络、腧穴、刺灸法等，几乎无一例外。二是以临床为中心，从事一切医事活动。而这两个特点又是相辅相成地存在着、应用着和发展着。

1974～1975年在西安召开的全国针麻研究专业会议上，提出穴位针感的研究、经络感传的研究的原理题目，这也能从另一个侧面说明"大临床"的意义和价值。

首先，在《灵枢》第一篇就开宗明义地提出腧穴的本态，曰："节之交，三百六十五会，知其要者，一言而终，不知其要，流散无穷，所言节者，神气之所游行出入也，非皮肉筋骨也。"这里"节"指的是"穴"。张缙认为，"穴"是一个经气游行出入的部位，用今天的语言说就是一个机能位置。《黄帝内经》还特地提示人们，"非皮肉筋骨也"，说"穴"不是一个解剖学位置。汉和帝的御医郭玉对针灸临床上经气活动的规律摸得很透，他说："腠理至微，随气用巧，针石之间，毫芒即乖，神存心手之际，（心）可得解，而（口）不可得言也。"如果在执行题目之前深入地学习这些中医的著名论断，真正掌握经络、经气的活动规律，并通过临床捕捉到针感，就不会再去动物身上比照人的穴位做组织学的观察。穴位针感的研究一题，在动物身上搞出来的"二重结构说""三重结构说"已随时间的推移，早被人淡忘了。这个题就这样不了了之，钱白花了，时间也白搭了，从未看见学术界对它有什么总结，真是花了钱连"教训"都没买到。

其次，现代经络研究始于 20 世纪的中叶。1958 年北京的张协和提出来"经络测定仪"，用电脉冲来测穴位的电阻。20 世纪 60 年代初期受外来经络研究伪科学的影响，继之又受特殊历史时期的影响，经络研究中断了。20 世纪 70 年代初因针麻研究的需要，经络研究又重新被提上议事日程，仍然是继张协和的"经络测定仪"开始的。1972 年在上海举办的第二期针麻学习班上，由解放军 309 医院放映了一个记录短片，记录了患者李兵（男，19 岁，眼病）的沿十二经出现的淡红色带状物，当时名之为皮丘带，像一条蚯蚓趴在皮肤上。它是用直流电以圆板电极放置于十二经井穴，固定强度、频率和时间，在 13 ～ 16 小时后出现的。这在当时引起了轰动，以此为契机极大地推动了全国的循经感传研究大协作。到 1977 年在合肥召开的第二次全国穴位针感与循经感传经验交流会上，与会专家共同认定循经感传的研究有了较大的进展。1979 年第一届全国针灸针麻学术讨论会上，正式在国内外发表的经络方面的 50 多篇论文，基本上都是这次会议上的资料。当时这些研究几乎全部来自临床，就是有些搞基础研究的，也是以临床为基地进行研究，而其课题执行者也多为针灸医生。应该说所取得的"较大的进展"基本上是从临床上得来的，是全国以临床为主的循经感传研究大协作的结果。应该说这是一次成功的"大临床"协作。为什么前 10 年没有这样的基础，循经感传研究却有了"较大进展"，后 10 年有了较好的基础，而循经感传研究反倒没有可拿到桌面上的真正学术进展。人们不禁要问，1977 年全国的循经感传研究已经有了"较大的进展"，又经过 10 年的攻关和攀登，循经感传研究反而萎缩了，这究竟是为什么？这里有许多原因，其中原因之一就是没有汲取 20 世纪 70 年代全国搞循经感传"大临床"研究的协作经验。

循经感传理论，实际上是十四经理论。而十四经又仅是经络的体表循行部分，而不是经络的全部。我国 20 世纪 70 年代循经感传研究、"七五"攻关项目、"八五"攀登项目是对十四经的研究，从未涉及经络的全部。没有研究经络的全部，怎么可能从中得出经络本质的答案。这就是我们忽视了古典经络史和现代经络史研究的结果。我们如果按"大临床"的观念去考虑，经络史与古典经络文献的研究这一块就不能丢掉。我们不但没有下力气去研究经络史，就连对几十年经络研究的得失也没有认真地进行总结。循经感传研究在过去较长时期陷入误区中，与此不无关系。没有循经感传的理论，这个大临床的理论框架是搭不起来的。

张缙在从事针灸古典文献研究、编著《针灸大成校释》时（1957 ～ 1984 年），将古典文献研究与针灸临床研究相结合；在从事经络研究中（1958 ～ 1990 年），将循经感传研究与针刺手法及针灸文献研究相结合；在从事针刺手法研究时（1957 ～ 1999 年），又将针刺手法研究与循经感传研究及针灸古典文献研究相互照应，并将几个方面得出的规律性东西在相互照应中升华。

近 15 年在带博士研究生过程中，张缙又将这 3 个方面的研究与研究生做毕业论文工作结合起来，在 11 个博士研究生的论文中，每个课题都用针刺手法来印证循经感传，用古典文献校正针刺手法，也印证了循经感传理论指导针刺手法的实效。

张缙从 1977 年提出循经感传规律性的理论以来，又连续多年进行了追试，证明结果是可以重复的。在这样交叉研究中逐渐形成了"大临床"的观念，而反复的多方位和多层次的交叉，多方面的验证，也客观地说明了"大临床"的研究思路是行之有效的。

2. 经络理论研究

众所周知，经络理论是中医学的指导理论。从《黄帝内经》及更早的《足臂十一脉灸经》和《阴阳十一脉灸经》（1957 年湖南马王堆汉墓出土的帛书）来看，中医学最早发展的是"灸"，继之是"针"，合称为"针灸"。与此同时以临床实践为基础的"经络理论"也就成形了。针灸与经络理论的形成和发展是同步的。张缙指出，作为指导针灸临床的经络理论，包括今天大学教材里的整个"经络系统"，与《伤寒论》中的"六经"是两回事。《伤寒论》虽然也使用"太阳""阳明""少阳""太阴""少阴"和"厥阴"，但与《黄帝内经》中不同，它仅是疾病的分类和传变的理论，而针灸则指的是经气传导的途径。

我们在针灸临床上怎么用经络理论来指导呢？需要根据"度量切循而得之"，由在体表循行的十二经和奇经八脉而定。张缙提出，经脉在人体体表循行有两个系统，一是肺肝流注，即由手太阴肺经起至足厥阴肝经止，如此周而复始，这主要是指营血循行；二是井合流注，即按五输穴（井、荥、输、经、合）由井穴开始向心而行，直至脏腑器官的病所，主要用于指导在临床运用针刺手法。这也在现代循经感传研究中得到了充分的验证。

其中"井合流注"被张缙首次提出，这在中医针灸历史上，是一次具有"正本清源"意义的学术突破，对今后的针灸临床产生了极其深远的影响。

3. 循经感传规律性的研究

张缙强调临床，是因为循经感传来源于针灸临床，是古人在针灸治疗中发现的机体功能现象。中医学把这种功能现象纳入"经络学"的体系之中，现代医学则把人的功能分属于神经系统、循环系统、消化系统、泌尿系统等，其中神经系统为主导。在"经络"研究中分歧如此之大，主要由于研究者自身知识结构不同，看问题的角度各异。张缙认为，研究中医经络理论用"对号入座"的方法不行，不懂得中医经络理论也不行，不明白经气循行规律更不行。他认为有些研究者因为不具备这样的自身条件，所以研究的过程中容易走弯路。

（1）通过中医学理念整合现代科学来研究经络循经感传规律

张缙强调在经络规律性研究中要贯彻"洋为中用"的方针，

应用现代手段去研究，将获得的准确信息通过中医学理念进行整合，进而与现代科学接轨，从而形成自己的术语体系，再反复到实践中去验证，最后形成自己完整的理论体系。因此若要研究经络必须先学经络，熟习经络的来龙去脉，绝不能仅靠书上所标明的几条线、几幅图、几篇文章去研究。

中医和西医是两个不同文化体系所派生出来，所研究的结果不是单纯的解释而是实际应用，且用之有效，要"经络化"而不是"化经络"。张缙所提出的"经络化"是指所研究的结果要融合于中医经络学中，使经络学更丰富、有更大的发展。

以"循经感传规律性"理论的研究为例：①以854例循经感传的调查研究为依据，肯定了循经感传具有传导、双向、循经的特性，且多见于病人群体，感传路线易受疾病影响。感传路线可以控制，反复刺激可以使感传强化。②2107例病案的研究结果提出了循经感传的规律性，包括普遍性和潜在性（隐性）、可激性和可控性、趋病性和效应性、循经性和变异性。③通过1717例可以验证循经感传的8个规律性。④研究声电针，用以激发感传。⑤在牡丹江、佳木斯、哈尔滨深入地研究了"气至病所"。这项循经感传规律性的研究获得国家中医药管理局科技进步二等奖。

张缙不但使循经感传理论与古典经络理论接轨，使之成为经络理论的一个组成部分，而且能够解释在针刺手法应用中所发生的临床现象，并补充了"井合流注"和"肺肝流注"这两个新概念。循经感传规律性理论的提出，丰富了针刺手法的理论，而针刺手法的发展又为循经感传理论提供实践。循经感传理论是源于古典经络理论，又发展古典经络理论。循经感传规律性的理论是用现代思维方法归纳出来的，与国家制定的毫针基本手法操作规范能完好的对接。循经感传规律性的理论研究也说明循经感传是"模式图"，感传的本质是机体机能的调节系统。

（2）以针刺手法调动经气为比较研究循经感传规律

张缙在循经感传研究上的显著特点是以"针刺手法"这把尺

子来比较循经感传。比如在"循经感传可激发性"的研究中，他就联系《金针赋》的"以循摄爪切无不应矣"和《针灸大成》下手八法中的"揣"法研究，于是"联动激发经气"的手法得以有效的验证。研究"循经感传可控性"时他就利用《针灸大成》里"按之在前，使气在后，按之在后，使气在前"的论述来研究，验证对控制针感方位的研究。再比如在"循经感传效应性"的研究中，紧扣气至病所，同时又将激发经气、控制经气联系起来，使得聋儿的气至病所率高达 91.8%。

（3）形成完整的循经感传规律理论术语体系

张缙和他带领的循经感传规律性课题组在关于循经感传术语方面提出：循经感传具有普遍性、潜在性（隐性感传）、可控性、可激性（激发感传）、趋病性、循经性、变异性及气至病所、循经感传显著者、循经感传较显著者、循经感传不显著者、肺肝流注、井合流注等。如果没有这套术语，循经感传的理论体系是建立不起来的，也无法对针灸临床进行指导，无法说明手法是如何取得疗效的，也无法主动利用这些规律去提高针刺手法的技巧。

张缙认为针灸经络建立术语体系、完善术语内涵，和针灸学术分科一样，是推动针灸学术发展的强大动力。在术语体系建立中要注意历史的传承、流派的特点，也要照应西医术语，以便于相互沟通和借鉴，还要考虑本学科术语和现代科学各相关学科的渗透。比如整体理念、阴阳对立理念、五行生克理念、综合功能理念、天人合一理念、补虚泻实理念、正治理念、反治理念等，这些都是中医学的基本理念，其中很多为现代医学所吸取，丰富了现代医学，这就是中医学术对现代医学发展的贡献。

4. 针刺手法形成发展研究

针刺手法始创于《黄帝内经》，其内容可概括为"针刺得气""针刺补泻""寒热手法"，而以"针刺得气"最为详尽，得气乃针刺手法取效之要。《黄帝内经》中针刺补泻，只是理论而非方法。寒热手法乃《灵枢·九针十二原》之"徐而疾则实""疾而徐则虚"，其实质为取热、取凉，若欲解析此点需与《灵枢·小针解》《素问·针解》3篇合参才能明白。《黄帝内经》时期已明确寒热手法之运针方向与速度，《难经》时期则讲明其用针方向与力度，《针经指南》时期窦氏则阐明用针方向、力度与综合趋势，张缙认为应集准其相关原文（经文），锁定其关键所在，验证于临床实践。通过精研细读《黄帝内经》《难经》《针经指南》《金针赋》和《针灸大成》，张缙终获各家凉热手法之共性规律，使手法精髓得以阐释（表6-1）。

表 6-1 各家凉热手法的寓意及其内涵

书篇名	取热（"烧山火"）	取凉（"透天凉"）	寓意及其内涵
《灵枢·九针十二原》《灵枢·小针解》《素问·针解》	徐入则实（针下热）	徐出则虚（针下寒）	用针之方向用针之速度
《难经·八十一难》	推而内（热补）	动而伸之（凉泻）	用针之方向用针之力度
《针经指南·标幽赋》	推内进搓（热补法）	动退空歇（凉泻法）	用针之力度，术式之组合，从组合规律看行针之趋势
《金针赋》	"烧山火"定名、定术式	"透天凉"定名、定术式	"烧山火""透天凉"定名定术式，阐明技术关键及主治
《针灸大成》	杨氏"烧山火"术式	杨氏"透天凉"术式	源于《金针赋》但有重要补充

1963～1984年的20年间，张缙主编了《针灸大成校释》，同时对针刺手法进行正本清源研究。第一是"补泻"，第二是"得气"，第三是"寒热"，第四是单式手法。《黄帝内经》涉及此四项，"得气"最要，阐述详尽；"寒热"即"徐疾"，为最重要之手法，必须合读《灵枢·九针十二原》中"徐而疾则实，疾而徐则虚"与《灵枢·小针解》及《素问·针解》中"徐疾"才能洞悉其原意。至于"补泻"，《黄帝内经》后被赋予众多新义，后世著

述比比皆是，令人眼花缭乱，无所适从。

张缙认为，"补泻"应归属于治则，应该把补泻集中起来，做妥善处理。《黄帝内经》以后所形成的"补泻"，流传在教科书上的有"徐疾补泻""迎随补泻""呼吸补泻""开阖补泻""提插补泻""捻转补泻""九六补泻"，这些都是从方法角度上提出的。记载在《针灸大成》等书籍上的有"《内经》补泻""《难经》补泻""《神应经》补泻""南丰李氏补泻""四明高氏补泻""三衢杨氏补泻"，这是从名著和名家手法的角度提出的。也有的书籍上写成"焦勉斋针刺补泻手法""楼百层针刺补泻手法"，这是一种把补泻和手法加到一起的提法，可能是一种习惯用法，或者是想说明手法是为达到补虚泻实目的的。

张缙根据他多年来对补泻的研究，建议用以下原则来处理：①以教材上7种补泻为重点逐一进行研究；②重视临床上的实用，难以应用的或尚未阐明的待后人研究；③后人解释有误的，有根据的恢复其本来面目。

张缙认为对针刺补泻应当有以下的认识：①通过针刺达到补虚泻实的目的；②针刺补泻指具体的补泻操作方法，如提插补泻、捻转补泻、徐疾补泻；③针刺补泻亦称针刺手法。

"补泻"是指通过针刺来达到补虚泻实。因此《黄帝内经》的"补泻"不是方法而是治则。《黄帝内经》上本无"徐疾补泻""迎随补泻""呼吸补泻"和"开阖补泻"。"补泻"原本是单一的治则，就是"虚则补之，实则泻之，宛陈则除之"。由于实际临床需要具体的行针方法，即"术式"，而《黄帝内经》里缺少这方面资料，于是各有观点，例如《素问·离合真邪论》曰："吸则内针，无令气忤，静以久留，无令邪布，吸则转针，以得气为故，候呼引针，呼尽乃去，大气皆出，故命曰泻。"又曰："呼尽内针，静以久留，以气至为故，如待所贵，不知日暮，其气以至，适而自护，候吸引针，气不得出，各在其处，推阖其门，令神气存，大气留止，故命曰补。"

《灵枢·官能》曰："泻……摇大其穴……补……推其皮，盖其外门。"《素问·刺志论》曰："入实者，左手开针孔也，入虚者，左手闭针孔也。"以此经文订立出"呼吸补泻"和"开阖补泻"。《针灸大成》亦有"《黄帝内经》补泻"，现代针灸教材又补充"《黄帝内经》补泻"项下"徐疾补泻""迎随补泻""呼吸补泻"和"开阖补泻"。"徐疾"属于取凉取热方法，要讲明确这一点，也必须将《灵枢·九针十二原》中的"徐疾"，对照《灵枢·小针解》与《素问·针解》中有关"徐疾"的原文，3篇合才能弄明白"徐内"是取热，"徐出"是取凉。请参阅图6-1：

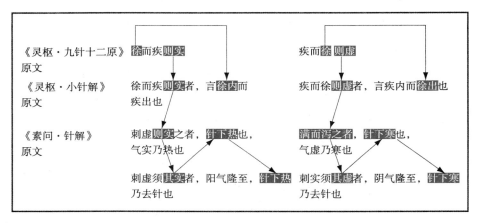

图 6-1 针刺补泻的研究

5. 针刺补泻的研究

自有《黄帝内经》以来，从无人这样串读《黄帝内经》，张缙这种别开生面的读法，才使我们看清徐疾的真实含义，这样的研究可以说是前无古人的。

（1）系统研究 7 种补泻，阐明其实质意义

针刺补泻是针灸学术中最难落实在临床上的问题。高等中医院校教材上对"徐疾补泻""迎随补泻""呼吸补泻""开阖补泻""提插补泻""捻转补泻"和"九六补泻"只是定义，尚未说清临床的具体使用。绝大多数专家认为像"迎随补泻""呼吸补泻""开阖补泻""九六补泻"不是独立的补泻方法，无法脱

离整体而独立存在。在《黄帝内经》里"补泻"二字从未和"徐疾""迎随""呼吸"和"开阖"相连。这些补泻，看来排列得很整齐，其实是后人加的。

张缙认为"徐疾"是源于《灵枢·九针十二原》的"徐而疾则实，疾而徐则虚"，这两句须与《灵枢·小针解》和《素问·针解》合读，对照之下，明显看出这是取凉取热手法理论上的阐述。"迎随"是对"补泻"的一种解释。明代张世贤的《图注难经》说"迎随"是针尖顺经、逆经的一种补泻，这是不对的。"呼吸"和"补泻"没有什么必然的联系，根本无法用于临床。明代针灸家高武、杨继洲赋予呼吸以新义，即用闭口吸气使病人口腔感觉凉，张口呼气使病人口腔感觉热来诱导病人的凉热针感。至于"开阖"补泻，乃是古人的一种理念，以为摇大针孔可以使邪气外出，速闭针孔勿令真气外泄。"九六"是一种模糊的量化概念，与提插捻转结合为用来说明提插与捻转力度的强弱。古代的理论不一定完全正确，迎随是一个很典型的例子。明代张世贤的《图注难经》上说迎随是针尖顺、逆经的一种补泻，而且又是按照十二经循行的方法来布阵行针的。他的说法在临床上无法应用，在行针时必须按根结和标本的循经方向来行针，目的是集中四末的经气使其向上而行到胸腹与头面去治病。

为了把《黄帝内经》上按十二经顺序回环循行和依据根结标本理论的向心性循行区别开来，张缙把十二经的如环无端的反复循行称为"肺肝流注"（即起于手太阴肺经，终于足厥阴肝经），把根结、标本、五腧穴的规律向心循行称为"井合流注"。"井合流注"是说明用针刺激发经气让其向心而行，有时可达病所；"肺肝流注"则是用以说明机体的整体气血运行功能。"井合流注"与"肺肝流注"表面上看来是矛盾的，其实并不矛盾，因为现代循经感传研究已经证明经气的循行是双向性的。经气还可被"激发"（循经感传的"可激性"）和可被"控制"（循经感传的"可控性"）。当用针刺手法治病时，可用"根结"理论，用可控的特点使其向心而行；当说明机体生理功能或病理变化的整体情况时则用"肺肝流注"理论。因为循经感传理论已研究明确：①循经感传是功能性的；②循经感传可以控制激发；③经气流注是双向的。

张缙在20世纪70～80年代的循经感传研究中看到许多循经感传显著者，在行针刺手法中有四肢经气向心而行的病例，结合古医书上的事例也是如此，现代公认比《黄帝内经》还早的马王堆汉墓出土的《阴阳十一脉灸经》中多数的（经）脉是向心而行的。而到《黄帝内经》，既有向心而行的本输、根结、标本的理论，也有回环流注的论述（即肺经至肝经终，是营血的流注）。这亦可以表明现代对循经感传规律性理论研究所取得的成果的重要价值。在研究中医理论时只有把这些基本问题研究清楚，经络理论才得以发展，才能更妥当地解释许多临床上的问题。

张缙在针刺手法的研究中，将教材上的7种补泻做了系统的研究，把"徐疾补泻""提插补泻""捻转补泻""九六补泻"与"烧山火""透天凉"手法相联系，使之各得其所。另外3种补泻，"迎随"是对补泻的解释和说明，"呼吸"和"开阖"都不是独立的方法，故不纳入规范。"补泻"在《黄帝内经》时期，治疗原则共有3项，即"虚则补之""实则泻之""宛陈则除之"。这里的补虚泻实是原则，不属于手技操作。

张缙认为：①从机体机能状态立论，虚则补之，实则泻之，补虚泻实是通过调气体现的；②具体的操作方法有徐疾补泻、提插补泻、捻转补泻等；③古代针灸名家的针刺手法有明·高武的补泻手法，明·李延的补泻手法，明·杨继洲的补泻手法；④"补泻"也是"针刺手法"的同义语。

（2）关于"迎随补泻""徐疾补泻"的纠正

关于补泻，从《难经》起就试图解释成针刺方法。以"迎随"为例，《难经·七十九难》上说"迎而夺之者，泻其子也，随而济之者，补其母也"，此关于"补母泻子"的说法一直流传至今。明·张世贤《图注难经》上说"迎随补泻"是以十二经大循行为基础，以针尖方向与十二经脉循行方向相顺相逆为标准组成了迎随补泻。

从 1956 年开始，张缙在这个项目的研究中，有许多创新之处，但这些创新都没有离开中医的理论。他是从临床治疗观察中、从临床实验研究中找规律，而这两项研究他都已纳入他的针刺手法研究体系之中。前者针感研究是针刺手法研究的预试验，后者循经感传规律性研究则是经络理论的研究。最终他得出以下结论：①把"徐疾补泻""提插补泻""捻转补泻""九六补泻"与"烧山火""透天凉"手法相联系，使之各得其所；②"迎随"是对补泻的解释和说明；③"呼吸"和"开阖"都不是独立的方法，不应纳入规范。

（3）对"九六补泻"的研究

"九六"是《易经》上的一个哲学概念。《汉书·律历志》上说："九六，阴阳，夫妇，子母之道也。"《中文大辞典》上说："九与六谓阳与阴也。"《汉语大辞典》上说："九六是泛指阴阳刚柔。"元明之际针灸学家们用"九六"这个概念给针刺手法一个抽象的量化标准，使之在针刺手法中运用指力时能有个量的分寸。泉石心在《金针赋》里设计"烧山火""透天凉"两种手法时，就提出了天、人、地三部行针，和"一进三退"与"三进一退"的分层操作，以及如何在一层中用"九阳"和"六阴"之数等。这是一整套量化思维的理念。极大地方便了我们对"烧山火""透天凉"手法术式的理解和指力力度的运用。在临床上做"烧山火"手法时，要用"九阳"数，做"透天凉"手法时要用"六阴"数。这里的"九阳"数有偏大、偏多之意，"六阴"数有偏少、偏小之意，若用"九六"结合提插、捻转时，"九"是重插、重捻之意，"六"是轻提、轻捻之意。张缙强调，有了数字，就有了规范，有了数的区别就有了各自的遵循，重要的是，要解其理而无拘其数。"九六"一直困扰着我们，不少的复式手法的组合都有"九六"的成分。看来讲手法"九六"这一关是不可逾越的。

当前著作中有两种倾向，一是具体查数，二是含糊其辞，这两种均不可取。张缙根据《易经》的原则和《医学入门》中九六分组的启发，结合他自己多年之研究，提出"九六"具体应用的原则。"九六"本来是手法创造者给使用者以量化的方便，由于传承中，不少人理解错了，以讹传讹，反而把后来的手法使用者的手脚给捆住了，临床实践证明这种"解其理而无拘其数"的认识是正确的。查数扎针是不符合"九六"原意的。最终他得出以下结论：①"九六补泻"手法应"解其理而无拘其数"；②为临床"九六补泻"的操作提供了理论支持。

上海交通大学博士生导师朱训生教授在 2008 年出版了一本《中医模糊方法导论》。张缙给此书写了一篇序言，序言中说："在针灸学术中的'九六补泻'、天地人三部行针等古典量化思想，就属于'中医模糊方法'的范畴。针灸是一直在寻找现代的描述手段，因此朱训生教授的《中医模糊方法导论》的出版必将嘉惠于针灸界，为我们解决针灸学术量化方面的问题提供一种有效的方法。"

张缙精于《黄帝内经》《难经》学说，对元明时期及现代各家的学术理论研究精深，其中对窦汉卿、泉石心、杨继洲的学术思想研究较为深入。他认为中医学博大精深，历代医家都不断有所创新发展，必须博读兼收并蓄，纳百川以汇海，才能思路广阔，临证胸有成竹。

6. 针灸古典文献整理的研究

以对《针灸大成》及中医文献研究为代表，张缙主编的《针灸大成校释》在国内外影响很大，这是他为黑龙江省祖国医药研究所（即今黑龙江省中医药科学院）正式承担的第一个国家课题。该题为 1963 年国家医学科学研究十年规划第三十六项 [三] 题七本古医书《灵枢》《素问》《难经》《脉经》《甲乙经》《诸病源候论》及《针灸大成》的整理研究工作。[三] 题负责单位为当时的江苏新医学院即现在的南京中医药大学，当时黑龙江省祖国医药研究所具体执行《针灸大成》的校释工作。

张缙在自学"校勘学""版本学""目录学""训诂学""辨伪

学"等国学基础课后，与自己研究的专题结合写出了《针灸大成的编著者究竟是谁》《略论〈针灸大成〉的版本》《针灸大成目录的研究》《针灸大成经络部分的研究》等共约 7 万字的论文，为《针灸大成校释》的研究工作积累了资料，打下了基础。又用这些学习的心得，写了"《针灸大成》校释之科研设计书"。

1977 年 7 月 12 日在南京召开了第二次工作会议，在会上制定了《七本中医古书校释工作执行计划》，以便更好地指导本题的科研工作。"《针灸大成》校释之科研设计书"得到了与会者的一致好评，这份"《针灸大成》校释之科研设计书"开创了中医文献整理研究规范化的先河。张缙在这份科研设计书中，对此进行了初步归纳，他认为要对原文、原注通过注解和语译等方式进行解释，这是研究的主要方法之一，可以用"释"来代表。而要想进行解释又必须通过"校勘"先拿出一个相对准确无误的底本，这是释的前提，这方面可以用"校"字来概括。《针灸大成》就是用"校释"来命名，原来设计中校释是在《针灸大成》之外，叫《针灸大成》校释，这既有别于《针灸大成》原书，又属于《针灸大成》一类。

张缙在《针灸大成校释》上投入了近 50 年的精力，他撰写了27 篇专题研究论文，校勘 1109 处，注释 2563 条，提要 124 条，按语 363 条，语译 336 段。这项国家课题从 1963 年开题，到 1984年人民卫生出版社《针灸大成校释》第 1 版出版，又至 2009 年修订第 2 版出版，到 2013 年他又撰著了《针灸大成研究》（人民卫生出版社约稿，已脱稿）。他又从《针灸大成》中辑出来《卫生针灸玄机秘要》，从《针灸大成》出书以来迄今已 400 多年，从来没人对此进行过系统研究，这 3 部书足可树立张缙在古典医学文献《针灸大成》研究领域中之学术权威地位。他对《针灸大成》所下的功夫、所付出的辛勤及所获得的成就实难为他人所超越。

张缙认为研究工作的本身就是在创新，没有创新成分为主要内容的科研，就不能算是科研。可以说他的这个主张，引领了他科研的方方面面。

7. 音乐电针的研究

电针是针灸的重要手段之一，国内各医院、国外各种针灸医疗机构的针灸医生都在普遍使用。可以说，在中医医疗器械中，"电针仪"的应用是最为普遍的。现在的"电针仪"主要是脉冲电针仪，它是一种周期性重复的波形，在治疗后期因机体对其适应而出现效果衰减的情况。在我国 20 世纪 70 年代推行针刺麻醉的过程中，这个问题就更突显出来了。为了防止出现机体因适应而致的疗效衰减，人们一直对电针仪的脉冲波形、脉冲幅度和频率进行新的组合，但无论怎样组合，依然改变不了它的周期性重复的弱点，针刺疗效仍会减弱。

为了彻底摆脱脉冲电针仪的弱点，更好地提高电针的临床疗效，波形参差不齐但和谐的音乐电针仪应运而生。这是电针发展的需要，同时也是传统针灸发展的必然。音乐电针经过 4000 例的针麻手术和多种疾病的临床治疗，以其针感舒适克服了脉冲电针麻醉后期和治疗后期的疗效衰减问题而获得成功，并于 1975 年 3 月 6 日通过了黑龙江省的省级鉴定。

张缙及其科研小组在研制音乐电针时，发现其不仅针麻效果好，而且治疗疾病时效果亦佳。还发现不同音乐对不同的疾病有其独特疗效，失眠时用轻音乐乐曲、夜尿症则用铜管乐乐曲等。于是他们组织力量，一方面进行不同疾病的不同乐曲的筛选，另一方面他们又对音乐电针仪进行了多次改进。音乐电针仪最初被命名为"声电波刺激发生器"，1975 年进行省级鉴定时又改名为"声（音乐）电针"。张缙及其科研小组于 20 世纪 80 年代末在已有的技术资料基础上，由中国针灸学会针法灸法分会再次组织技术力量进行研制时，将样机最后定名为"音乐电针仪"。音乐电针的声源开始时是采用收音机收来的广播电台随机音乐，后又改成"录音磁带"，最后又改用 CD 光盘。历经多年，终于研制出新一代的音乐电针治疗仪。

三、临证特色

1. 针刺手法的基本功训练

针灸学是一门知识型与技术型相结合的学科。在针法方面，操作技术的比重犹大。举凡技术项目，没有不强调练基本功的。有扎实的基本功，才能不断提高技巧水平。张缙认为，古代是把针灸的技术与学识分开的，在书上只详论腧穴、经络和对疾病的治疗；操作技术层面则由师徒间面对面的传承，因而针灸书籍少有关于基本功的记载。

1）基本功训练要从四个方面着手

① 练气

调理医者自身气机，练会运用丹田之力。

② 练指

练习医者的指感与指力。

③ 练意

医者要先守内心，神随针入，才能以意领气。

④ 练巧

汉·郭玉说："腠理至微，随气用巧。"因为"针石之间，毫芒即乖"（《后汉书》）。要静而不滞其机，动而不见其迹，这时"巧"才能得到体现。

针刺手法就是针具的使用技巧，像武术一样，是讲"功夫"的。张缙认为，行针的过程就像艺术表演一样，手、眼、心、法都到位了，才能使针技达到炉火纯青的境界。使用针刺手法的过程，就是用毫针来驾驭经气的过程，这个过程也是一个技术表演过程。一般而论，经气是"其来也不可逢，其往也不可追"。但当你手技娴熟，功力纯厚的时候，也就是掌握了经气的活动规律，你就可以较为自如地去驾驭经气。古人为此创造出一系列的守气、调气、行气等方法。要想掌握经气，运用经气，必须有扎实的基本功。否则，既无指感来体察经气变化，又无指力来激发与驾驭经气。

2）守神练针要能达到"三合"

① 力与气合

医者要使针力与患者经气相合。

② 气与意合

以针驾驭之经气与医者之意念相合。

③ 意与指合

医者之意念与医者之手指相合，这样才能够以意领气，即以医者的意念来驾驭患者的经气。从"三合"也可以看到"得气"的重要意义。

只有做到"三合"，在行针时才能达到：寓动于静，即在静中施针，医者的行针仪态应文静端庄；寓快于稳，即在稳中求快，医者的行针风格应敏捷洒脱；寓巧于微，即在微中见巧，医者的行针技巧应轻盈灵活。

3）守神练针的内涵

① 增强指力，力贯针中，形成调控系统。

② 练好指感，体察经气，形成反馈系统。

③ 守神定志，意、力、气相合，形成调控反馈系统。

总之，要神随针入，力伴针行，意力合一，才能以意领气。

4）练针的方法

张缙认为"扎纸板"是最有效的练针方法，具体操作如下。

① 用包装纸箱之纸板（俗称纸壳）。纸板中间层为瓦楞，薄者为一层瓦楞，中者为两层瓦楞，厚者为三层瓦楞。

② 将纸板裁成 10cm×15cm 之长方形。

③ 先用 0.5 寸 26 号或 28 号针，较熟练后改为 1.0～1.5 寸针。

④ 按行扎针，其间距要相等，两针之间（针距）不得大于 0.3cm，两行之间（行距）为 0.5cm 或 0.7cm。

⑤ 针要直刺，要刺透。从正反两面可透视出练针者刺针时之心态是否认真，是否正指直刺，是否意念集中。

⑥ 练针时应当环境安静、意念集中、心态平和，方能收到守神练针之效果。

⑦ 过去正规练针用粗纤维之糊窗纸（也叫呈文纸），用扎花撑子绷紧，先两层后多层。

⑧ 用纸板练针的好处是通过扎纸板来练指力，通过感受针穿过瓦楞时一层实一层虚的不同感觉来练指感。

2. 进针法

张缙认为进针法在针刺手法里非常重要。进针时达不到"无痛"的要求，会直接影响到针刺手法的疗效。如果手技纯熟，基本上可以进针无痛。要想手技纯熟，只有靠"练"。

进针法在针灸书籍里写了很多种，张缙归纳起来基本上分为两大类：缓慢捻进法和快速进针法。

1）缓慢捻进法

① 对初学者最适宜，即用右手之拇、食二指持针（或拇、食、中三指持针），将针置于穴上，轻轻捻转（左右不超过180°），同时向内加力。

② 要注意避开痛点。在人体的皮肤上，每平方厘米里有若干不同的感受器，其中有痛觉感受器，如能避开这一点，进针时就可以减轻疼痛，乃至于不痛。

③ 避痛点的方法是：腧穴经消毒后，用针尖寻找，遇痛点即躲开另找，至不痛或轻痛的点立即捻转刺入。

2）快速进针法

古人多选用"爪切速刺法"，即用爪甲掐住穴位，将针沿爪甲所掐的爪痕迅速刺下。此法现在已少用，因有碍消毒。张缙强调要想做好手法必须用速刺法进针，为此他提出：

① 投针速刺法

将针由距穴 10～15cm 处迅速投刺入穴。要求力度要适宜，投入位置要准确，深浅要合适，以针入得气为佳（需带力进针），将针刺入穴之浅表部位后再行插入亦可。这是用速度克服疼痛，是指力与腕力的结合。主要用于四肢大穴上，眼部穴位不宜用。对皮肤的韧度要判断清楚，并依此来用力。刺入时尽量做到轻巧自如。

② 推按速刺法

将针由距穴 5 ～ 10mm 处，或将针直接按于穴上用力捏住针柄，要力贯针中，将针带力推入或按入穴内。貌似徐缓，术式自如，但力度大，速度快。细皮嫩肉者宜用此法。

3. 针刺得气

1）针灸临床中得气的重要意义

张缙认为，经络之气是沟通针灸与疾病之间的桥梁，信息的传媒，毫针的治疗必须建立在得气的基础上。调整经络之气是毫针治疗的唯一手段，是毫针取效别无选择的依靠，因此不得气就无效。使针下得气是对针灸医生的起码要求。《灵枢·九针十二原》明确指出："上守神，上守机。""守神"是指诊病而言，是说高明的医生在诊病时能注意到病人机体的功能和气血、情志的变化；"守机"是指高明的医生能用针激发起穴内的经气并用针调控经气的性质，使之或凉或热，用针驾驭经气的传导方位，有时还能气至病所，这是指针刺手法而言。若要给针刺手法下个定义的话，"守机"这段话是合适的。

2）有关"气至病所"的研究

"气至病所"源于《灵枢·九针十二原》，曰："刺之要，气至而有效，效之信，若风之吹云，明乎若见苍天，刺之道毕矣。"张缙认为，这里的"气至"不是得气。"气至"是指"气至病所"而言。古人行文言简意赅，如果仅仅是局部得气，针刺的效果肯定有，但绝不会是"若风之吹云，明乎若见苍天"，更不会是"刺之道毕矣"。把"针"道全部说清楚才能叫"刺之道毕矣"，只有"气至病所"才能有这样的效果。张缙在 20 世纪 80 年代提出了"枢机启动假说"，他认为针刺得气是用针刺（包括灸法在内）启动了患者自身的枢机调节功能。当枢机启动之后，就全靠患者自身来调节，而不是医者插针就是补，提针就是泻，或者医者拇指向前捻转就是补，拇指向后捻转就是泻。插针是取热的重要环节之一，针下有热就是热补，提针是取凉的重要环节之一，针下有凉就是凉泻。取热取凉也不是只靠提插、捻转就可以完成的，还要加入其他许多因素才能凉，才能热。同时张缙指出，"针刺得气"和"气至病所"是启动机体自身调节机制的必经之路。如果说针刺得气是启动枢机之始，则气至病所是对枢机的终极启动。"得气"是针刺获效的最基本的要求，而"气至病所"则是取得针刺最佳效果的无可替代的手段。

张缙和他的团队用声电针激发感传在特殊病人（牡丹江聋哑学校学生）身上能使手少阳三焦经、手阳明大肠经的气至病所率提高至 91.8%，并在另 3 个聋哑学校（佳木斯、哈尔滨、北京）完全重复出现，他们在聋哑、冠心病、肺癌等患者身上实测并绘制了 40 幅气至病所图。用这 40 幅图与《阴阳十一脉灸经》《灵枢·本输》《灵枢·根结》和《灵枢·卫气》中之标本，对应起来看，给我们的启示是《灵枢》这 3 篇和《阴阳十一脉灸经》应该是临床实测的记录。这就是这些内容记载的终结点不一的原因所在。

3）得气的临床应用

① 候气

《黄帝内经》曰："静以久留，以气至为故，如待所贵，不知日暮。"《针灸大成》曰："用针之法，气为先。"未中穴则另针，经气不足则用揣、爪、循、摄之法，捻转、提插分层候气，气始终不至或气迟至而不治。候气的要领是以候为主，候中有催。

② 催气

通过手法以催气之速至，主要有揣爪、循摄、推力连动催气法、震颤捻转催气法。《神应经》曰："用左手大指及食指持针，细细动摇，进退搓捻其针，如手颤之状，是谓催气。"用刮、摇、循、摄、动亦均可。以得气为原则。催气的要领是以催为主，催中有候。

③ 守气

指守住已至之气，使其勿从针下散去。《素问·宝命全形论》曰："经气已至，慎守勿失。"《灵枢·小针解》曰："上守机者，知守气也。"又曰："机之动，不离其空中者，知气之虚实，用针之徐疾也，空中之机，清静以微者，针以得气，密意守气勿失也。"方法：左手食、拇指压住穴位，手指逐渐加力，从一个点上行弧形之力度，压穴之周围，力的作用点是针尖部。力度要掌握均匀（以保持住针感）。守气的要点是针勿离位，力勿离针，指勿离穴。

④ 行气

得气后使气循经而行，进而达到病所。要领：得气；用揣爪循摄之常规手法；针尖向心；按闭穴之一方：按之在前使气在后，按之在后使气在前，按时向针尖一方作力，应慢慢操作；当气至关节不行时，以苍龙摆尾及白虎摇头二法并施以循摄；或用接力法（激发感传法）。成方：运气法、纳气法，亦有提插行气法、捻转行气法。

⑤ 调气

《灵枢·刺节真邪》曰："用针之类，在于调气。"《灵枢·终始》曰："凡刺之道，气调而止。"《灵枢·根结》曰："用针之要，在于知调阴与阳，调阴与阳，精气乃光，合形与气，使神内藏。"《难经·七十二难》曰："调气之方必在阴阳者，知其内外表里，随其阴阳而调之。"《金针赋》上的调气法包括直插入地，后提人部，行捻转法，使气上行、下行，往往用呼吸来配合。

⑥ 辨气

《灵枢·终始》曰："邪气来也紧而疾，谷气来也徐而和。"谷气即正气，性质徐而和，针下沉紧，如鱼吞钩，针下不松不紧，不吸不顶，不急不涩。邪气在《素问·通评虚实论》为"邪气盛则实"。针感紧束其针，不得捻动，即紧而急的邪气。寒邪兼见吸针入内，热邪则顶针外出；针下极虚，如插豆腐样，此胃气已绝也，其预后多不良。《难经·七十八难》曰："不得气，是谓十死不治也。"王节斋曰："明得个中趣，方是医中杰。行医不知气，治病从何据。"

⑦ 气反

《素问·五常政大论》曰："气反者，病在上，取之下，病在下，取之上，病在中，傍取之。"《灵枢·终始》曰："病在上者，下取之；病在下者，高取之；病在头者，取之足；病在腰者，取之腘。"反其病所的部位来取穴，叫气反。气反理论的应用有巨刺和缪刺，此为《黄帝内经》中的两种重要方法。

关于缪的读音问题。"缪"有 5 个读音：其一，móu，当"绸缪"讲，事先准备之意；其二，miù，当纰缪讲，即错误、乖误；其三，mù，当和悦讲，亦当虔诚讲；其四，miào，用作姓氏；其五，liáo，通缭，当缠绕讲，缠绕不休之意。以往多读 miù，为缪刺。读 miù 音是当"纰缪"讲，即错误之意。"左刺右，右刺左"不是错误的刺法，而是一种正确的根据针灸学中"气反"的理论而提出的一种有效的治疗方法。

张缙认为影响得气的因素有取穴失准、浅深失宜、反应失灵、手法失熟、用心失专和环境因素。认为气至病所是行气的主要目的，是气至的最高表现，是提高针灸疗效的关键所在。因此需要运用综合方法来达到目的，选择时要因人因病而异，视机体机能状态来灵活组合参量，同时根据术者的习惯和经验来选择方宜，关节阻涩者用龙虎大段之法。用龙虎大段之法时必须如《金针赋》所言："仍以循摄爪切，无不应矣，此通仙之妙。"龙虎大段之法指青龙摇尾法和白虎摇头法。行此法应分两步：一步是摇，一步是循摄爪切。单用摇是收不到效果的。

4. 单式手法的研究

《黄帝内经》里有 8 种单式手法：爪、切、扪、循、推、按、弹、弩。《灵枢·周痹》曰："刺痹者必先切循其下之六经。"《灵枢·阴阳二十五人》曰："切循其经络之凝涩。"《灵枢·官针》曰："以左手随病所按之。"《素问·离合真邪论》曰："扪而循之，切而散之，推而按之，弹而怒之，爪而下之，通而取之。"

窦汉卿的《针经指南》描述了单式手法：动、退、搓、进、盘、摇、弹、捻、循、扪、摄、按、爪、切，包括了《黄帝内经》的六法和自己的八法，共十四法。

泉石心的《金针赋》描述了单式手法：爪、切、摇、退、动、进、循、摄、搓、弹、盘、扪、按、提。两者相比，窦氏无提有捻，泉氏有提无捻。

陆瘦燕提出的单式手法有：爪、切、循、摄、扪、按、弹、刮、进、退、动、摇、搓、盘、飞、弩。朱琏提出的有：进、退、捻、留、捣。

张缙的二十四式单式手法有：揣、爪、循、摄（穴上经上）；摇、盘、捻、搓（左右动作）；进、退、提、插（上下动作）；刮、弹、飞、摩（针柄上）；动、推、颤、弩（针身上）；按、扪、搜、拨（进出针后穴位上）。

张缙的二十四法与各家关系：①《黄帝内经》之八法收其七，只收爪而不收切，因为爪是因而切是果，明代全是爪切并提，如两者全用，显然重复；②窦氏十四法，用其十三（去切留爪）；③《金针赋》十四法，用其十三（去切留爪）；④陆氏十六法，用其十五（去切留爪）；⑤刮、搜、摩、飞来源于《琼瑶神书》及其他古代文献；⑥"揣"来源于《针灸大成》下手八法之第一法；⑦"拨"来源于《针灸大成》拨内障法及郑氏之《针法集锦》。单式手法已够繁多，不宜再创新项。进行古法整理，厘定术式，制定标准，才是当务之急。

5. 专病论治

（1）眼科疾病的针刺治疗

眼科常用穴位及其刺法与注意事项：①睛明，用弹针速刺，要求带力进针。治外眼病进针 3 ～ 5 分，治内眼病进针 0.8 ～ 1.0 寸，要一次到位，万不可提插与捻转。出针时一定防止出血，必须用消毒棉球压穴 2 分钟，压穴时不可揉动。②丝竹空，此穴亦直针刺入 3～5 分，得气即可。③选用攒竹与瞳子髎，主治外眼病。④球后穴是现代之新穴，在眶下缘中外 1/3 交界处，原为现代医学眼科进行球后注射之位置，此处血管少，刺后不易出血。针刺此穴，进针后直弩针并将针球向上推，针沿眼球外下方，抱球而进，直向眼底。⑤风池，为治内眼病之主穴，在颈后大筋外完骨下陷中（即胸锁乳突肌与斜方肌上端之间的凹陷中，与督脉之风府平）。针刺方向为同侧眼底，深度应为 1.5～2.0 寸。临床上通过风池取热手法，使针感循足少阳胆经和足太阳膀胱经达眼区（病所），然后送热眼底，以治疗视神经萎缩。其具体操作术式如下：患者取坐位。风池穴位常规消毒后，以食指尖仔细揣穴。揣准穴位后，右手持 1.5 寸 28 号不锈钢毫针，针体朝向同侧眼底，以按针速刺法刺入。左手拇指闭其下气，押手四指排开置于足太阳膀胱经上，刺手及押手手指依次用力，使针感由风池沿足太阳膀胱经经头顶至上眼睑，用同样方法再使针感沿足少阳胆经经侧头部将针感送至目外眦。如针感不传可沿经应用循摄法，从近穴向远穴端。此两经一通，再将针感送到眼底就容易了。然后用"烧山火"法取热，并将热送至眼底，留针 30 分钟即可出针。

【针眼】

本病是指胞睑近睑弦部生小疖肿，形似麦粒，易于溃脓的眼病，称为针眼。相当于西医学的睑腺炎。

常用穴有眼周穴，刺后得气即可。亦可在太阳穴放血。配穴为合谷，最好使针感上行。大骨空、小骨空亦可配用。也可运用针挑法在肺俞或膏肓穴附近的皮肤上，找出红点一个或数个，若不明显，可轻刮之后再找。消毒后，用毫针挑破，挤出黏液或血。

【上胞下垂】

本病是指上胞提举无力或不能自行提起，以致睑裂变窄，甚至掩盖部分或全部瞳神而影响视物的眼病。相当于西医学之上睑下垂。

常用穴为攒竹透睛明，鱼腰透丝竹空，太阳透瞳子髎，并配用足三里、三阴交等，每日或隔日 1 次，10 次为 1 个疗程。针下得气好者，其效更佳。

【胞轮振跳】

胞睑不自主地搐惕困动的病症称为胞轮振跳,俗称眼皮跳或眼眉跳。本处讨论的是严重的、久跳不止的眼皮跳,类似肌纤维颤抽现象,也包括面神经痉挛所致的眼睑抽搐。

常用穴为攒竹透睛明,鱼腰透丝竹空,太阳透瞳子髎。可用风池穴,使针感如前法,沿膀胱经传至上睑部。配用穴为合谷、大骨空、小骨空、外关等。

【冷泪症】

冷泪症是指清稀泪液经常外溢、泪无热感及目无赤痛的眼病。冷泪症与西医学的泪点位置异常、泪道阻塞或排泄功能不全引起的泪溢症相类似。

常用穴为风池、睛明、攒竹、承泣、四白、丝竹空等,每日或隔日1次,10次为1个疗程。此症可用风池取热气至病所手法。泪窍未受阻而冷泪者,用针刺疗法效果甚佳。方法是取同侧睛明穴,进针5～8分深,轻度捻转,以出现酸麻胀感为度,留针10～15分钟,每日或隔日1次。如泪液较多,可用温针灸法。古代还有用灸法治疗本病的记载。《银海精微·充风泪出》说:"久流冷泪,灸上迎香二穴,天府二穴,肝俞二穴,第九骨开各对寸。"又曰:"治肝虚迎风泪出不止,宜灸睛明二穴,系大眦头,风池二穴,临泣二穴。"

【暴风客热】

本病为因外感风热猝然发病,且有明显红肿热痛的眼病,故名暴风客热。本病类似于西医学的急性结膜炎。

常用穴为风池、睛明、合谷、曲池、攒竹、承泣、四白、丝竹空等穴,每日或隔日1次,病愈即止。选用风池,取气至病所手法,待针感至前眼后即可用赤凤迎源法将凉送至病所收效更快。随证取寒热以补泻。

此外,还可以点刺眉弓、眉尖、耳尖、太阳放血。

【胬肉攀睛】

本病为目中胬肉由眦角横贯白睛,攀侵黑睛,故名胬肉攀睛。

相当于西医学的翼状胬肉。

常用穴为睛明、瞳子髎，可在眶内侧缘进针。针刺风池，使激发起之经气沿足太阳膀胱经或足少阳胆经路线至前眼。

太阳放血，配刺合谷。

【绿风内障】

绿风内障是以眼珠变硬，瞳神散大，瞳色淡绿，视力严重减退为主要特征，并伴有头痛眼胀、恶心呕吐的眼病。相当于西医学之闭角型青光眼急性发作期。

常用穴为睛明、攒竹、瞳子髎、阳白、四白、太阳、风池、翳明、合谷、外关等。恶心呕吐时可配内关、足三里。每次局部取 2 穴，远端取 2 穴。用风池取气至病所手法。

耳针可取耳尖、眼等穴。太阳放血可有效。

【青盲】

青盲是指眼外观端好，而视力渐降至盲无所见的眼病。相当于西医学之视神经萎缩一类疾病。

用患侧风池穴取气，使气至病所，然后针下取热再送至眼底。在中西医治此病时，此法最佳。也可用复方丹参注射液做穴位注射。每次局部选 1 穴，远端配 1～2 穴，每穴注入药液 0.5mL 左右，每日或隔日 1 次，一般 5～10 次为 1 个疗程，疗程之间休息 3～5 日。

【风牵偏视】

风牵偏视是以眼珠突然偏斜，转动受限，视一为二为临床特征的眼病，重者黑睛几乎不可见者，称为瞳神反背。

常用穴有风池、睛明、瞳子髎、承泣、四白、丝竹空、太阳、攒竹、颊车、地仓、合谷、太冲、行间。每次局部取 2～3 穴，远端循经配 1～2 穴。每日针 1 次, 10 次为 1 个疗程。久病阳虚者，远端穴位可施灸法，或针灸并用。用风池取气至病所手法。采用针灸能缩短疗程，提高疗效。

（2）妇科疾病的辨证施针

1）妇科常用穴位及其主治疾病：脏腑功能失调与冲、任、督、带损伤是妇科疾病的基本病理机制，脏腑中以肝、脾、肾三脏关系最为密切。足少阴肾经常用经穴为大赫、四满、复溜、然谷、照海、太溪、交信、涌泉。因肾藏精，主封藏，"任之本在肾""胞络者系于肾"，肾与胞宫、胞脉关系密切。肾阴亏损或肾阳衰微以致肾阴阳失调，影响冲任二脉的调节，而致月事不调、崩漏、闭经、不孕、流产诸症的发生。

足厥阴肝经常用经穴为大敦、行间、太冲、蠡沟、曲泉。因肝藏血，主疏泄，肝脉环绕阴器，肝气疏泄太过与不及，均可导致妇人诸多疾病，如经闭、崩漏、白浊、月水不通等。

足太阴脾经常用经穴有隐白、公孙、三阴交、地机、阴陵泉、血海等。因脾主运化，司统血，脾胃为后天之本，气血生化之源。若脾胃功能衰减，则妇人百病皆生。《铜人腧穴针灸图经》曰："三阴交，主女子漏下不止。"《医宗金鉴》曰："血海主月事不调。"

奇经经穴以中极、关元、气海、水道、膻中等多用。因冲、任、督三脉，同起而异行，一源而三歧，皆络于带脉。《黄帝内经》曰："任脉为病……女子带下瘕聚。"又曰："冲脉为病，逆气里急。"又曰："督脉为病……其女子不孕。"冲为血海，任主胞胎，妇人疾病均发生在带脉以下而当冲任二脉经过之处，故调养冲任为治妇科病的一大要则。冲任等脉功能太过与不及均可导致妇人诸多疾病，如经闭、崩漏、白浊、月水不通等。《铜人腧穴针灸图经》曰："关元治月水断绝，下经冷。"《针灸甲乙经》亦记载中极主治"女子禁中痒""乳余疾""绝子""子门不端""阴痒及痛""经闭不通"等症。

2）妇科疾病常用针刺手法：腹部穴位在妇科非常常用，具体操作术式举例如下：患者排空膀胱后，取仰卧位，关元穴位常规消毒后，以左手拇指尖仔细揣穴，揣准穴位后，右手持1.5寸26～28号不锈钢毫针，针体垂直朝向背侧，以按针速刺法刺入，左手拇指闭其下气，使针感由关元沿任脉至阴部。将针刺入关元穴，押手要按在关元穴上以守气，也是闭其上气。要在针上加力，并用弩法使针尖朝向下方，此时针感多可下传至阴部。然后用取热法取热，使热至病所后留针40分钟后出针，日行针1次，10次为 1 个疗程。

【月经先期】

月经周期提前 1 ~ 2 周者，称为"月经先期"，亦称"经期超前"或"经早"。

常用穴有关元、血海、气海。虚热配足三里、脾俞、肾俞、三阴交、太溪；实热配太冲；肝郁热证配行间、期门；心烦配神门；月经量多配隐白。关元用气至病所手法。

【月经后期】

月经周期错后 7 天以上，甚至错后 3 ~ 5 个月一行，经期正常者，称为"月经后期"，亦称"经期错后""经迟"。本病相当于西医学的月经稀发。

常用穴有关元、血海、气海。虚热配足三里、脾俞、肾俞、三阴交、阴陵泉、地机。在任脉下端穴用气至病所手法，使针感传至阴部。

【崩漏】

妇女不在行经期间阴道突然大量出血，或淋沥下血不断者，称为"崩漏"，前者称为"崩中"，后者称为"漏下"。

常用穴有关元、血海、气海。虚热配足三里、脾俞、肾俞、三阴交、太溪；实热配太冲；肝郁热证配行间、期门；心烦配神门；月经量多配隐白。关元、气海取气至病所手法。

【闭经】

女子年逾 18 周岁，月经尚未来潮，或月经来潮后又中断 6 个月以上者，称为"闭经"，前者称原发性闭经，后者称继发性闭经，古称"女子不月""月事不来""经水不通""经闭"等。本病属难治之症，病程较长，疗效较差，因此，必要时应采用多种方法综合治疗以提高疗效。

常用穴有关元、血海、气海。配足三里、脾俞、肾俞、三阴交、太溪、太冲。关元、气海取气至病所手法。

【痛经】

凡在经期或经行前后，出现周期性小腹疼痛，或痛引腰骶，称为"痛经"，亦称"经行腹痛"。

常用穴有关元、血海、气海。配足三里、脾俞、肾俞、三阴交、太溪。月经量多配隐白。

【子宫脱垂】

子宫从正常位置向下移位，甚至完全脱出于阴道口外，称为"子宫脱垂"，又称为"阴脱""阴癀""阴菌""阴挺""子宫脱出"等。

常用穴有关元、血海、气海、足三里、脾俞、肾俞、三阴交、太溪、太冲、行间、期门。心烦配神门；月经量多配隐白。关元、气海取气至病所手法。

（3）脾胃疾病的辨证施针

脾胃病常用穴位：局部常选用天枢、中脘、上脘、下脘、建里、大横等。远端取常与局部穴位配用，常用的有内关、神门、合谷、曲池、然谷、三阴交、太冲、肝俞、脾俞、胃俞。儿科常配用四缝点刺。

【胃痛】

胃痛，又称胃脘痛，以胃脘部疼痛为主症，可见于西医学中的急性胃炎、慢性胃炎、消化性溃疡、胃痉挛、胃神经官能症等疾病。

常用穴有足三里、内关、中脘、梁门、脾俞、胃俞。

【便秘】

便秘是指由于大肠传导功能失常导致的以大便排出困难、排便时间或排便间隔时间延长为临床特征的一种大肠病证。便秘既是一种独立的病证，也是一个在多种急慢性疾病过程中经常出现的症状。针灸对本病证有着良好的疗效。

常用穴有大肠俞、天枢、支沟、照海、左水道。大肠俞为大肠背俞穴，天枢为大肠募穴，俞募相配，以疏通大肠腑气，腑气通则传导功能复常，便秘可止；支沟为三焦经火穴，可泻三焦之火以通便；照海穴滋肾水以增液润肠，左水道是治疗便秘的经验穴。曲池、合谷泻大肠腑气以泄热通便；中脘疏通三焦，太冲疏肝理气以通肠腑；补脾俞、胃俞、足三里，扶助中气，脾胃气旺，则能生化气血，为虚秘治本之法；灸神阙、气海，温下焦理气滞以通便。

热盛加曲池、合谷；气滞加中脘、太冲；气血两亏加脾俞、胃俞、足三里；下焦虚寒灸神阙、气海。

【泄泻】

泄泻是以大便次数增多，粪质稀薄，甚至泻出如水样为临床特征的一种脾胃肠病证。本病可见于西医学中的多种疾病，如急慢性肠炎、肠结核、肠易激综合征、吸收不良综合征等。

① 急性泄泻

治法：取足阳明经穴为主。寒湿证针灸并用（或隔姜灸）以温中利湿；湿热证针刺用泻法，以清热利湿；饮食所伤，针刺用泻法，以调中消导。

处方：天枢、足三里。

随证配穴：寒湿，加中脘、关元；湿热，加曲池、阴陵泉；饮食所伤，加内关、梁门。

② 慢性泄泻

治法：取任脉及脾胃经穴为主。针用补法及灸法，以温补脾肾，固肠止泻。

处方：中脘、天枢、关元、足三里、地机。

随证配穴：脾虚，加脾俞、太白；肾虚，加肾俞、太溪。

【腹痛】

腹痛是指胃脘以下，耻骨毛际以上部位发生的以疼痛为主要表现的一种脾胃肠病证。内科腹痛作为临床上的常见症状，可见于西医学的许多疾病当中，如急慢性胰腺炎、胃肠痉挛、不完全性肠梗阻、结核性腹膜炎、腹型过敏性紫癜、肠易激综合征、消化不良性腹痛等。当这些疾病以腹痛为主要表现，并能排除外科、妇科疾病时，均可参考本部分辨证论治。

① 寒痛

治法：散寒祛痛。

处方：关元、下巨虚。腹痛病位多在下焦，温灸关元可消下焦之积寒，则阳气得伸；下巨虚属胃经而为手太阳之下合穴，太阳主表，取是穴可达祛寒邪，通腑气。阴寒散，气机利，则腹痛可止。

② 热痛

治法：清热通腑。

处方：内关、气海、行间、建里。内关为心包经之络，别走少阳三焦，配气海可通调腹内之气机，理气镇痛；行间为肝之荥穴，刺之可清下焦之邪热；建里，泄腑热而通腑气。

③ 实痛

治法：利气活血止痛。

处方：中脘、足三里。气滞加期门，血瘀加地机。实痛病机在于经脉瘀阻，腑气不通，取中脘、足三里，意在调整气机之升降，逐腑通肠。气滞为主者，加取肝募期门，疏泄郁结之气；血瘀为主者，加取脾郄地机，活血通瘀。祛瘀开闭，气通血活，腹痛可止。

四、经典验案

1. 月经先期

病案 1：王某，女，29 岁。

主诉：月经周期提前已半年。

现病史：月经提前已半年余，经量多，质稀色深，神疲乏力，气短懒言，小腹空坠凉感，纳少便溏，舌淡，苔薄少，脉细弱。

中医诊断：月经先期。

西医诊断：功能失调性子宫出血。

处方：关元毫针速刺进针，得气，使气下行至阴部，押手守气，同时刺手紧握针用力推针缓缓向下，热至，将热送至病所。血海毫针直刺0.8寸，得气后留针30分钟。三阴交毫针直刺1.0寸，得气后留针 30 分钟。

治疗经过：经治 5 次后，月经准时而来。

病案 2：李某，女，20 岁。

主诉：月经先期而至已 6 个月。

现病史：患者 6 个月前开始出现月经先期而至，经来腹痛，伴神烦，头痛，每次持续 4～6 天。曾服药无效。现月经第 2 天，量多色鲜红，质黏稠，小腹阵痛，口苦口干，便结尿黄。舌红苔黄腻，脉滑。

中医诊断：月经先期。

西医诊断：功能失调性子宫出血。

处方：关元毫针直刺 0.8 寸，得气，闭其上气，针尖向下，针感送至阴部，留针 30 分钟。归来毫针直刺 0.8 寸，得气，留针 30 分钟。血海毫针直刺 1.0 寸，得气后留针 30 分钟。三阴交毫针直刺 1.2 寸，得气后留针 30 分钟。

治疗经过：经治疗后小腹痛改善，口苦口干减，便畅尿清，舌淡红苔薄黄，脉滑。又针 2 次后，神情清爽，气息调和，诉治后腹痛缓解，口中和，便畅尿清。舌淡红苔薄，脉滑。嘱下月行经前 10 日起再隔日针刺 1 次，共 5 次，月经准时而来。

病案 3：王某，女，30 岁。

主诉：月经提前 7 日以上已有半年。

现病史：已婚 3 年，未孕，月经先期，量多色紫，少腹乳房胀痛。平日心胸烦闷。苔黄，脉滑数。

中医诊断：月经先期。

西医诊断：功能失调性子宫出血。

处方：关元毫针直刺 0.8 寸，得气，闭其上气，针尖向下，针感送至阴部，留针 30 分钟。气海毫针直刺 1.0 寸，与关元穴同手法，留针 30 分钟。血海毫针直刺 1.0 寸，得气后留针 30 分钟。三阴交毫针直刺 1.5 寸，得气后留针 30 分钟。太冲毫针直刺 0.8 寸，得气后留针 30 分钟。

治疗经过：下月行经前 10 日起隔日针刺 1 次，共 5 次治愈。

2. 闭经

病案1：沈某，女，23岁。

主诉：1个月前因惊吓，在行经中，经血骤停。

现病史：正值经期，因被犬咬伤惊吓，致闭经，后渐发头晕耳鸣，少寐健忘，心悸烦躁，噩梦，少食纳呆，双下肢乏力，经药物治疗未效，而求治于针灸。就诊时，除见上症外，尚形体消瘦，两颧发红，舌淡嫩尖红，苔薄白，脉弦滑数。

中医诊断：闭经。

西医诊断：继发性闭经。

处方：关元毫针直刺0.8寸，用盘法得气，闭其上气，针尖向下，针感送至阴部，留针30分钟。气海与关元穴同手法，留针30分钟。内关毫针直刺0.5寸，得气后留针30分钟。三阴交毫针直刺1.0寸，得气后留针30分钟。血海毫针直刺1.0寸，得气后留针30分钟。

治疗经过：每日针1次。3日后夜寐转安，心烦消失，双下肢乏力减轻。按上法又针3次，月经来潮，诸症消失。

病案2：依某，女，26岁。

主诉：小腹痛、经闭6月余。

现病史：半年前，曾与他人发生争吵，致行经不畅，后又出外工作，饮食生冷食物及凉酸奶，遂致经闭腹痛。经多方治疗，效不明显，故专程来院就诊。形体稍胖，小腹部按之有硬块、疼痛憋胀，面部发青，舌暗苔白，脉弦而涩。

中医诊断：闭经。

西医诊断：继发性闭经。

处方：关元毫针直刺0.8寸，得气，闭其上气，针尖向下，针感送至阴部，留针30分钟。气海毫针直刺1.0寸，手法同关元，得气后留针30分钟。三阴交毫针直刺1.0寸，得气后留针30分钟。足三里毫针直刺1.0寸，得气后留针30分钟。

治疗经过：经连续治疗10次后，腹胀痛减轻，小腹部硬块变软，面部红润，舌淡苔白，脉弦。宗上方、上法，又继续施术治疗 10 天，小腹胀痛基本痊愈，小腹部柔软，硬块消失，舌淡苔白，脉弦。8 天后，行经，量中等，颜色鲜红。

3. 痛经

病案 1：闵某，女，27 岁。

主诉：痛经 2 年，加重 3 个月。

现病史：2 年来，每次经前三四天或经期小腹胀痛，时而加重，经卧床休息或服用"去痛片"（索米痛片）可得暂时缓解。行经量少，淋沥不畅，血色紫黑有块，块下则痛稍减，少腹凉胀，憋闷不适，胸胁乳房作胀，经多方治疗疗效不明显。近 3 个月来，诸症明显加重，故来院诊治。舌质紫暗，脉沉弦。

中医诊断：痛经。

西医诊断：继发性痛经。

处方：中极毫针直刺 1.0 寸，用虚搓、实搓交替之搓法得气，将针尖斜向下，取气至病所手法，将针感送至阴部，后用取热法取热，此例局部有较强热感，留针 30 分钟。三阴交毫针直刺 1.2 寸，得气后留针 30 分钟。悬钟毫针直刺 1.0 寸，得气后留针 30 分钟。地机毫针直刺 1.0 寸，得气后留针 30 分钟。

治疗经过：月经来潮前 5 天用针治疗。经连续施术治疗 5 次后，月经来时诸症减轻大半。宗上方、上法，继续在第 2 次月经前 5 天施术治疗，又经 5 次治疗后，诸症完全消失。

【按语】

中极穴为膀胱经之募穴，又是任脉与足三阴经之交会穴，并能统治足三阴经所主治病证，可调肝脾，和气血；绝骨（悬钟）穴为八会穴中之髓会，可泻肝胆郁火；地机穴为脾经之郄穴，可调脾利湿，通络活血。诸穴相配合用，可达到活血化瘀、理气止痛之目的。此例少腹凉胀，舌质紫暗，脉沉弦，一派寒凝之象，故用取热法奏效。

病案 2：王某，女，34 岁。

主诉：痛经 11 个月。

现病史：11 个月前，因正值月经期生气而得。此后每次月经期间小腹胀痛，两胁窜痛，严重时小腹呈阵发性剧痛、拒按。行经量少，淋沥不畅，经色紫黑夹有血块，经前白带量多。平时易怒，遇事易于激动生气。面部色素沉着，舌有瘀点，脉沉涩。曾用药治疗无效。妇科检查：子宫大小正常，子宫后倾，左侧附件增厚呈条索状，右侧正常。

中医诊断：痛经。

西医诊断：附件炎，继发性痛经。

处方：关元毫针直刺 0.8 寸，得气，闭其上气，针尖向下，针感送至阴部，留针 30 分钟。间使毫针直刺 0.5 寸，得气后留针 30 分钟。三阴交毫针直刺 1.0 寸，得气，闭其下气，开其上气，针尖向上，用白虎摇头手法，通关节，将针感送至少腹部，留针 30 分钟。

治疗经过：针 2 次后第 1 次月经期间小腹及两胁胀痛减轻，月经过后又针 2 次，至第 2 次月经期间小腹及两胁胀痛明显减轻，仍腰部酸痛，月经量多已无血块。共治 12 次痊愈。

【按语】

痛经的治疗原则，根据"痛则不通"的机理，主要是以通调气血为主。间使穴乃厥阴经之经穴，三阴交穴乃足三阴经之交会穴，二穴合用可起到行气活血、祛瘀止痛之效。

4. 便秘

病案 1：魏某，男，39 岁。

主诉：便秘 5 年。

现病史：5 年前开始大便干燥，2～3 天解大便 1 次，渐渐 5 日解大便 1 次。近 1 年来，每 7 日排便 1 次，且不服用泻药不能排便。腹部柔软，唯左侧腹部切诊时，可触及硬块一条或数个，口干口渴，形体消瘦，脉弦大，舌红苔黄燥。

中医诊断：便秘。

西医诊断：习惯性便秘。

处方：足三里毫针斜刺 1.2 寸，得气，闭其下气，针尖向上，使针感过膝关节，留针 30 分钟。承山毫针直刺 1.2 寸，得气后，留针 30 分钟。天枢毫针直刺 1.2 寸，得气后，留针 30 分钟。腹结毫针直刺 1.2 寸，得气后，留针 30 分钟。

治疗经过：施针治疗时，停用一切泻药。经 3 次治疗后，自动排便 1 次，便质干燥，似羊粪蛋状。宗上方、上法，又经 5 次连续治疗后，大便自动排出，屎质变软。宗上法，施术，又连续治疗 10 次后，排便恢复正常，口干口渴愈，舌淡红苔薄，脉沉。

病案 2：马某，男，63 岁。

主诉：便秘 8 个月。

现病史：8 个月前出现便秘，排便费力，4 天排便 1 次。患者大便稍干，面色无华，头晕心悸，神疲气短，舌淡苔薄，脉细无力。

中医诊断：便秘。

西医诊断：习惯性便秘。

处方：足三里毫针斜刺 1.2 寸，得气，闭其下气，针尖向上，留针 30 分钟。承山毫针直刺 1.2 寸，捻转法，得气后，留针 30 分钟。天枢毫针直刺 1.2 寸，得气后，留针 30 分钟。腹结毫针直刺 1.2 寸，得气后，留针 30 分钟。

治疗经过：经 10 次针治后，大便 2 日一行，头晕心悸、神疲气短皆减轻。后又宗上方、上法继续施治第 2 个疗程，大便即 1 日一行，不干不稀，头晕心悸、神疲气短皆愈，面色无华好转。

【按语】

天枢穴为大肠经之募穴，可理肠导滞；承山穴系马丹阳天星十二穴之一，并有治"痔疾大便难"之记载。两穴配用是治疗便秘之特效穴，故施术之，效果之奇，妙在手法之功上。

5. 泄泻

病案 1：熊某，男，38 岁。

主诉：腹泻已 20 多天。

现病史：20多天前，因吃甜瓜后即出现腹痛，2天后出现泄泻。大便下坠，腹痛（脐周痛）肠鸣，腹痛即泻，泻后腹痛肠鸣即止，大便日行 4 ～ 5 次，粪便带白黏冻。不思饮食，食后腹胀。左侧天枢穴压痛明显，身瘦，面色苍白，舌苔薄白滑润，脉象沉细而数。大便常规检查：黄色，糊状，皂体少许。曾注射黄连素（小檗碱）等无效。

中医诊断：腹泻。

西医诊断：功能性腹泻。

处方：天枢毫针直刺 1.2 寸，盘法得气后，留针 30 分钟。足三里毫针直刺 1.2 寸，得气后，使针感过膝关节，留针 30 分钟。

二诊：泄泻已止，腹痛减轻。针穴手法同一诊。

三诊：2 天未泄泻，腹痛腹胀减轻，仍食欲不振。针穴手法同一诊。

四诊：泄泻、腹痛腹胀治愈，仍食欲不振，饮食减少。针中脘、足三里，和胃散滞。

病案 2：陈某，男，57 岁。

主诉：患腹泻已 8 年。

现病史：8 年来腹泻常反复发作。此次因半个月前饮食失节而复发。大便日行 3 ～ 5 次，时稀时溏，便无秽臭，腹无痛胀，饮食如常，精神不振，倦怠乏力，时而头晕。身瘦，面色萎黄，语音低微，腹部无压痛，舌淡无苔，脉象虚缓。既往有风湿性腰痛和坐骨神经痛病史。

中医诊断：泄泻。

西医诊断：胃肠神经功能紊乱。

处方：天枢毫针直刺 1.2 寸，得气后，留针 30 分钟。足三里毫针直刺 1.2 寸，搓法得气后，留针 30 分钟。阴陵泉毫针直刺 1.2寸，捻转法得气后，留针 30 分钟。

二诊：昨天下午一诊后至上午 10 点二诊未解大便。精神好转，倦怠乏力明显改善。针穴手法同上。

三诊：泄泻治愈。无其他不适症状。

【按语】

《景岳全书》曰："泄泻之本，无不由于脾胃。"阴陵泉穴为脾经合穴，具有健脾利湿之功；足三里穴乃足阳明胃经合穴和下合穴，有补益脾胃、调和气血、疏通经络、和胃止痛的功效，能疏通阳明胃经，通调胃腑之气并鼓舞中气，使气机得通，清浊得分，升降功能得以恢复。临床上素有"实则阳明（胃），虚则太阴（脾）"的说法。

病案 3：曹某，男，36 岁。

主诉：泻水样便 1 月余。

现病史：平素胃寒，因过食生冷，遂下利水样便，日 4～5 次，逾月不止。患者精神萎靡，面色无华，腹痛绵绵，喜温喜按，口不渴，大便中有不消化食物，舌质淡红，苔白腻，脉濡缓。

中医诊断：泄泻。

西医诊断：慢性肠炎。

处方：天枢毫针直刺 1.2 寸，盘法得气后，留针 30 分钟，针后加艾灸。气海毫针直刺 1.0 寸，盘法取气后，用"烧山火"手法使腹部全有温热感。足三里毫针直刺 1.2 寸，搓法得气后，留针 30 分钟。太白毫针直刺 0.5 寸，捻转法得气后，留针 30 分钟。阴陵泉毫针直刺 1.2 寸，捻转法得气后，留针 30 分钟。针后灸神阙。

二诊：便稀日一行，大便中未见不消化食物，腹痛愈。

三诊：便质成形，日一行。精神好转。

【按语】

太白穴为脾经输穴，又是原穴，五行属土，为脾经本穴，《黄帝内经》云："治脏者治其输。"此穴有健脾和胃化湿之功。天枢穴为大肠经募穴，大肠传导功能与脾胃有关，治肠有益于脾胃，调理脾胃有益于治肠，二者关系较为密切。足三里穴为胃经合穴，五行属土，为胃经本穴，故为主治胃病之要穴，同时又能治大肠、小肠疾患，故前人有"肚腹三里留"的明训，此穴有健脾和胃、助肠化食之功能，为治脾虚泄泻之要穴。阴陵泉穴为脾经合穴，具有健脾利湿之功。本例正如张景岳所说"阳气未复，阴气极盛，命门火衰，胃关不固而生泄泻"的肾阳虚衰型泄泻，故针气海用"烧山火"手法，温补真阳以益脾阳。艾灸神阙穴温运中阳；因夹有肠腑虚寒，故配取天枢穴，针后加艾灸，温阳散寒，涩肠止泻。俾真阳得复，脾阳得运，肠腑寒邪既去，传化正常，则泄泻即愈。

五、传承谱系

1. 嫡传系列

嫡传系列者，为家族血亲传承。长子张庆滨，博士，教授，主任医师；长女张忆翎，硕士，教授，主任医师；女婿吴滨江，博士，教授，主任医师；次女张忆虹，硕士，主治医师。

2. 研究生系列

研究生系列者，均为张缙亲自指导下，进行临床和科学研究，并因此而获得医学博士和硕士学位者。国内 40 名，海外 29 名，总计 69 名。

（1）国内 40 位研究生名单

以获学位时间先后为顺序：王洪博、刘万成、李尔强、张跃民、张亚平、张庆玉、高滨昌、黄显辉、冀平、周子洋、刘立安、刘春玲、张维新、李淑芝、王凤艳、邹伟、蔡子微、徐江、钟奇、王坚、曲齐生、姜娜薇、张宝文、李志刚、张忆虹、张庆滨、王顺、谈太鹏、张忠平、李晓雷、蒋轶男、许婧、李元鑫、梅成、乔斌、王朝碧、张国贤、李璇、刘高峰、张鸿麟。

（2）海外 29 位研究生名单

新加坡博士研究生：王宝芳、许振益。

奥地利硕士研究生：王东风、玛丽亚、李捷飞。

加拿大博士／硕士研究生：单自强、毛国云、张忆翎、杨运娣、张玉英、刘劲华、周国平、巫育辉、杨千慧、宋春生、刘东、李汉文、周张淑棠、蔡岳云、王方、张佩琳、杨日松、刘连成、陈诚实、李彤、高竟、吴殿科、夏扬、吴琼。

3. 拜师系列

拜师系列者，指其申请书被张缙所接受，并举行过传统拜师仪式的入室弟子。但需若干年跟师学习，要研读和撰写《针灸大成》等针灸典籍学习心得，完成业师安排的学业的要求，经考核合格后才可出师，并被颁发"人类非物质文化遗产'中医针灸'代表性传承人张缙亲传出师证书"，传承针刺手法。

（1）国内拜师弟子名单

① 河南（22名）

2012年6月：高希言、邵素菊、张淑君、任珊、李晓雷、赵欲晓。

2012年12月：王飞、杨宗保、孙曙霞、孙婵娟、李茂林、赵书明。

2013年5月：范雅丽。

2013年12月：胡斌、马巧琳、周艳丽、刘静、张玉峰、范雅丽、姚新乐、杨旭光、刘伟。

② 辽宁（12名）：王鹏琴、白丽、周鸿飞、王恩龙、鞠庆波、刘俊、车戬、于秀、黄春元、邵妍、刘娟、崔聪。

③ 山西（10名）：王荣、贾跃进、王海军、程艳婷、乔云英、张小平、郭霞、李万婷、李建兰、关芳。

④ 黑龙江（8名）：白妍、蔡玉颖、张倩、马连江、杨淑娟、颜世亮、杨树山、魏志巍。

⑤ 云南（1名）：施静。

⑥ 广西（1名）：张云。

⑦ 北京（2名）：吴殿科、吴汉卿。

⑧ 上海（6名）：东贵荣、王顺、沈卫东、陈跃来、裴建、周爽。

⑨ 广东（3名）：张新斐、李世安、何儒林。

⑩ 中国台湾（18名）

2007 年 10 月 14 日：薛宏昇、林建雄、林炜澝、谢逸雯、杨云明。

2014 年 3 月：孙茂峰、蔡馥光、曾国烈、曾怡嘉、陈冠仁、黄敬轩、黄明正、施如珊、唐远云、魏怡嘉、张家琦、张胜钧、郑淑臻。

（2）海外拜师弟子名单

① 新加坡（16 名）

2005 年 8 月 14 日：陈水兴、何宝岩、陈国全、陈美娥、陈家旭、吴友贤、汪国智、夏誉微、余思颖、佃仁森、林财碟、卢金玉、陈秋梅、林关吟、周双印、曹素华。

② 马来西亚（12 名）

2005 年 8 月 22 日：崔秀琼、季金菊、戴锦森、郑良勇、陈金保、洪慧娇、曾玉珠、卢锦燕、朱桥穗、刘星、蒋恬、李睿。

③ 美国（33 名）

2006 年 11 月 11 日：林榕生、金鸣、元钟哲、刘宝库。

2009 年 8 月 15 日：陈静、关秉慧、彭肖岩、石刚、陈大志。

2011 年 8 月 7 日：陈德成、赵丽娜、高美玲、张兴、韩金城、王彦皎、赵丰宇、韩露、何瑞莲、杜戈冰、许小玲、程麒贤、刘君怡、梁静煌、天海春玲、张伟英。

2011 年 9 月 13 日：傅迪、李东成、佟欣、华咚、丁佐泓。

2011 年 9 月 22 日：何红建、陈永坚。

2012 年 8 月 28 日：邵志刚。

④ 加拿大（35 名）

2011 年 8 月 7 日：单自强、周国平、周张淑棠、陈雄辉、罗芳、刘东、张玉英、杨日松、张佩琳、潘江、李彤、刘连成、王方、巫育辉、陈实成、刘美华、杨千慧、杨运娣、阙穗凤、辛自良、区冰玲、毛国云。

2011 年 9 月 23 日：吴秀梅、郭兆起、夏扬、刘娟、康晓角、李秉莹、王彦皎、妙赞、周肇晋、Chun Philip。

2015 年 6 月 17 日：卢万强、陈书帆、陈思蓉。

⑤ 匈牙利（10名）

2012年10月5日：于福年、陈震、赵晓梅、邵百君、夏林军、冯笑萍、修卫、王丽芬、邢启宏、易晓白。

⑥ 奥地利（1名）

2012年10月5日：李洁。

⑦ 英国（1名）

2012年10月5日：张丹凤。

⑧ 澳大利亚（1名）

2012年10月5日：于莹。

4. 国际传承班

世界针灸学会联合会人类非物质文化遗产"中医针灸"首届国际传承班（针刺手法项目）：

（1）首期（2014年6月入学——2016年6月出师）

郭忠福（新加坡）、刘宝库（美国）、李继东（美国）、郭兆起（加拿大）、吴殿科（加拿大）、周肇晋（加拿大）、于莹（澳大利亚）、张彬彬（澳大利亚）、薛宏昇（中国台湾）、曾怡嘉（中国台湾）、蔡馥光（中国台湾）、唐远云（中国台湾）、谢逸雯（中国台湾）、许惠菁（中国台湾）。

（2）第二期（2015年6月入学——2017年6月出师）

卢万强（加拿大）、陈书帆（加拿大）、陈思蓉（加拿大）、吴汉卿（中国北京）、张新斐（中国广州）。

参考文献

[1] 邱德文，沙凤桐，熊兴平．中国名老中医药专家学术经验集 [M]．贵阳：贵州科技出版社，1999．

[2] 张缙．针余诗草 [M]．北京：中国中医药出版社，2010．

[3] 刘澄中，张永贤．扁鹊经脉医书 [M]．沈阳：辽宁科学技术出版社，2012．

[4] 周楣声．灸绳 [M]．青岛：青岛出版社，2006．

[5] 朱训生.中医模糊方法导论 [M].上海：上海交通大学出版社，2008.

[6] 王顺.中医临床家张缙 [M].北京：中国中医药出版社，2010.

[7] 张缙.非物质文化遗产"中医针灸"项目代表性传承人 [N].中国中医药报，2014-11-21（03）.

[8] 吴滨江.中医手法传承与发展的战略思考 [J].世界中医药，2012，6：524-526.

[9] 李晓雷，程延安，高希言，等.针灸大师张缙 [J].中医学报，2012，27（4）：416-418.

[10] 张缙.中医学术发展讨论 [J].中医杂志，1987，11：63-65.

[11] 王顺，胡丙成，白妍.有胆识通古今的针刺手法名家张缙 [C]//中国针灸学会.首届皇甫谧故里拜祖大典暨《针灸甲乙经》学术思想国际研讨会论文集.北京：[出版者不详]，2012：3.

[12] 胡丙成，梅成，桑鹏，等.五十年来针灸主要研究成果回顾——黑龙江省中医研究院针灸研究成果 [C]// 中国针灸学会针法灸法分会，黑龙江省针灸学会.针灸技术规范及学术发展研讨会论文集.[出版者不详]，2005：7.

[13] 张缙.试论"大临床"——针灸临床研究的必由之路 [J].中国针灸，2000，20（1）：5-8.

[14] 朱训生.论张缙针法及针刺手法的第三个高峰 [C]// 中华人民共和国国家中医药管理局，世界卫生组织.国际传统医药大会论文摘要汇编.北京：[出版者不详]，2000：1.

[15] 蔡玉颖.著名针灸学家张缙研究员学术思想探微 [C]// 中国针灸学会针法灸法分会，黑龙江省针灸学会.针灸技术规范及学术发展研讨会论文集.[出版者不详]，2005：3.

[16] 张缙，裴延辅，李永光，等."气至病所"现象的初步研究 [J].中国针灸，1981，1：24-27.

[17] 刘荣平，张缙，李永光.声电针激发感传"气至病所"临床的初步探讨 [J].中国针灸，1984，4：25-27.

[18] 张缙，李永光.循经感传规律性的研究 [J].黑龙江中医药，1984，3：24-35.

[19] 解玉庆，赵泉林，温福生，等.声电针循经感传治疗甲亢疗效分析 [J].针灸临床杂志，1996，Z2：54-55.

[20] 李永光，张孟香，姜淑明 . 循经感传与疾病关系的初步探讨 [J].
    黑龙江中医药，1981，2：34-36.

[21] 刘万成 . 循经感传"激发"的再次观察 [J]. 黑龙江中医药，1985，3：
    34-37.

[22] 张文娟，李永光，赵泉林，等 . 循经感传效应性的研究 [J]. 针灸
    学报，1991，2：16-23.

[23] 李永光，赵泉林，张文娟，等 . 循经感传趋病性的研究 [J]. 针灸
    学报，1991，2：11-15.

[24] 祝总骧，于书庄，徐万鹏，等 . 隐性循经感传线和循经低阻线的
    初步研究 [J]. 中国针灸，1987，3：40-43.

[25] 赵平平 . 循经感传现象与微血管自律运动 [J]. 北京中医，1987，6：
    53-55.

[26] 胡翔龙 . 十五年来我国经络研究的主要成就和基本经验 [J]. 针刺
    研究，1987，3：165-175.

[27] 王顺，刘军，王威岩，等 . 张缙教授论针刺补泻 [J]. 长春中医药
    大学学报，2012，28（4）：629.

[28] 张缙 . 练针的意义及二十四式单式手法 [J]. 中国针灸，2014，34
    （3）：253-256.

[29] 张亚平 . 张缙教授练针方法介绍 [J]. 中国针灸，1995，S2：165.

[30] 蒋轶男 . 张缙教授毫针进针法研究 [J]. 中国校医，2012，26（4）：
    309-310.

[31] 尚艳杰 . 张缙教授针刺单式手法精要 [J]. 中国针灸，2010，30
    （10）：853-855.

[32] 尚艳杰 . 张缙临证验案举隅 [J]. 中国中医药信息杂志，2010，17
    （10）：85.

[33] 周国平，吴滨江 . 张缙教授针刺手法捻、搓、进、退、搜、拨名
    称的英译文研究 [C]// 世界针灸学会联合会，世界卫生组织，中
    国中医科学院，等 . 世界针灸学会联合会成立 20 周年暨世界针
    灸学术大会论文摘要汇编 . 北京：[出版者不详]，2007：2.

[34] 蒋轶男 . 张缙教授针刺手法影音资料研究 [D]. 黑龙江省中医研
    究院，2012.

[35] 刘婧，张桂波，王凡，等 . 东贵荣教授治疗小儿多发性抽动的临
    床经验撷要 [J]. 中国中医急症，2012，21（12）：1925-1926.

[36] 夏林军 . 在欧洲运用"青龙摆尾、白虎摇头"针刺手法治疗原发性高血压临床观察 [J]. 长春中医药大学学报，2012，4：659-661.

[37] 徐媛，王超，康婧青，等 . 盘针手法古今考 [J]. 上海针灸杂志，2015，2：173-175.

[38] 薛宏昇，张缙 . "龙虎交战"与"子午补泻"针法的操作和综合应用 [J]. 中国针灸，2013，9：809-813.

[39] 钟奇，张缙 . 通经接气针刺手法治疗急性脑梗塞的临床观察 [J]. 针灸临床杂志，1997，6：24-26.

[40] 邹伟，王珑，于学平，等 . 浅谈张缙教授烧山火手法操作术式及其精髓 [J]. 针灸临床杂志，2014（9）：70-72.

[41] 李艳，沈特立 . 热刺法针刺风池穴为主临证举隅 [J]. 湖南中医杂志，2011，27（5）：76-77.

[42] 邵百军，邢启洪 . "烧山火、透天凉"手法操作技术关键及相关问题分析 [J]. 长春中医药大学学报，2012，4：646-648.

[43] 李晓雷 . 烧山火针刺手法治疗糖尿病周围神经病变 50 例 [C]// 中华中医药学会 . 第四次全国民间传统诊疗技术与验方整理研究学术会论文集 . 北京：[出版者不详]，2011：3.

[44] 杨千慧，吴滨江 . 张缙教授针刺手法动、推、颤、弩、按、扪名称的英译文研究 [C]// 世界针灸学会联合会，世界卫生组织，中国中医科学院，等 . 世界针灸学会联合会成立 20 周年暨世界针灸学术大会论文摘要汇编 . 北京：[出版者不详]，2007：2.

[45] 巫育辉，吴滨江 . 张缙教授针刺手法提、插、刮、弹、飞、摩名称的英译文研究 [C]// 世界针灸学会联合会，世界卫生组织，中国中医科学院，等 . 世界针灸学会联合会成立 20 周年暨世界针灸学术大会论文摘要汇编 . 北京：[出版者不详]，2007：2.

[46] 杨运娣，吴滨江 . 张缙教授针刺手法揣、爪、循、摄、摇、盘名称的英译文研究 [C]// 世界针灸学会联合会，世界卫生组织，中国中医科学院，等 . 世界针灸学会联合会成立 20 周年暨世界针灸学术大会论文摘要汇编 . 北京：[出版者不详]，2007：2.

[47] 张晶，田思胜 .《针灸大成》作者考证 [J]. 江苏中医药，2012，8：58-59.

[48] 张晶 .《针灸大成》的文献研究 [D]. 山东中医药大学，2012.

[49] 张晶.《针灸大成》研究现状分析 [J].山西中医，2012，2：38-40.

[50] 张缙，张一民.对《针灸大成》的研究 [C]// 中国针灸学会.杨继洲《针灸大成》学术思想研讨会论文汇编.北京:[出版者不详]，2005：7.

[51] 张缙.略论《针灸大成》的版本 [C]// 中国针灸学会.杨继洲《针灸大成》学术思想研讨会论文汇编.北京：[出版者不详]，2005：9.

[52] 梁繁荣.简评《针灸大成校释》[J].黑龙江中医药，1985，3：52-53.

[53] 张缙.刁翎杂咏 [J].中医药文化，2007，2（2）：18-19.

[54] 王雪苔，焦国瑞，魏稼，等.我国三十年的针灸研究概况（续）[J].中医杂志，1980，3：42-80.

[55] 黄龙祥.针灸名著集成 [M].北京：华夏出版社，1996.

图书在版编目（CIP）数据

传承集粹 / 杨金生，王莹莹主编 . 一北京：中国
中医药出版社，2020.1
（中医针灸传承保护丛书）
ISBN 978 - 7 - 5132 - 5681 - 0

Ⅰ . ①传⋯　Ⅱ . ①杨⋯　②王⋯　Ⅲ . ①针灸疗法
Ⅳ . ① R245

中国版本图书馆 CIP 数据核字（2019）第 174181 号

中国中医药出版社出版

北京经济技术开发区科创十三街 31 号院二区 8 号楼
邮政编码　100176
传真　010-64405750
保定市西城胶印有限公司印刷
各地新华书店经销

开本 710×1000　1/16　印张 23　彩插 1　字数 360 千字
2020 年 1 月第 1 版　2020 年 1 月第 1 次印刷
书号　ISBN 978 - 7 - 5132 - 5681 - 0

定价　120.00 元
网址　www.cptcm.com

社 长 热 线　010-64405720
购 书 热 线　010-89535836
维 权 打 假　010-64405753

微信服务号　zgzyycbs
微商城网址　https://kdt.im/LIdUGr
官 方 微 博　http://e.weibo.com/cptcm
天猫旗舰店网址　https://zgzyycbs.tmall.com

如有印装质量问题请与本社出版部联系（010-64405510）